解消！ポリファーマシー

編集 今井博久　徳田安春

上手なくすりの減らし方

じほう

本書を Mark Howard Beers 氏に捧ぐ

　古くからポリファーマシーの問題は指摘されていた。近年では医師や薬剤師の間で7～8年毎に時事的なテーマとして取り上げられていた。しかしながら，ごく一部の医師，薬剤師がこの問題に取り組む程度であった。また施策上でも本格的に対策が取られることはなかった。しかし，今回の一連の力強い動きはこれまでとは本質的に違う。

　臨床のリーダーらが率先してポリファーマシー問題に積極的に取り組み，若手中堅の医師も活発に動いている。薬剤師の取り組みにも非常に勢いがある。平成28年度診療報酬改定ではポリファーマシーで適切に減薬した場合に点数が付くことになり，政策的な支援も整った。ポリファーマシー対策は一時的なものではなく医療者の中に確実に定着し，徐々に改善の方向に進むのは間違いない。わが国が超高齢社会になり，また国民医療費が膨大な額になった状況を鑑みれば，これは必然的な流れといえるだろう。

　本書は，薬剤師のためのポリファーマシー対策テキストである。これまでは主に医師のための，医師視点で書かれた症例提示の本はあった。しかし，必要なのは薬物治療のマネージメントを担当する薬剤師向けの実践的な本である。実際の現場で薬剤師が，処方した医師とどのようにやり取りし，どのように減薬し，どのように患者アウトカムが変化したか等について詳細に書かれた本はなかった。薬剤師との交流の場で，私が何度もリクエストされたのは，薬剤師の視点が加わった解説書がほしい，というものであった。

　そこで，徳田安春先生に相談し薬剤師と医師のコラボレーションによるテキストを作成することとなった。薬剤師と医師がペアを組み，実際に遭遇したポリファーマシー症例を題材に取り上げ，解決へのプロセスを解説する内容にした。必ず薬剤師の観点や考え方が入るようにした。この点が類書にないオリジナリティーであり，拙著ながらも最も誇れるものと考えている。

　私と徳田先生は，本書の企画を練る時期にお互いに研修教育や海外出張などが続き多忙を極めていたため，時間をやり繰りしながらある時はスターバックスコーヒーで，またある時は喫茶室ルノアールで打ち合わせを繰り返した。徳田先生は「闘魂外来」などで医学生や研修医の教育に従事されており，私との会話で「プロレスラーの強靭な基礎力は，何度も何度も繰り返すスクワットで

養われる。同じようにポリファーマシー改善力も数多くの症例を繰り返し学ぶことで養われる。」という点で意見が一致した。本書では，20という数多くの症例を掲載し，その中身はリアルな現場の姿を再現したものである。読者の薬剤師はひとつひとつをじっくりと読み，もしこの症例の実際の薬剤師だったら，こうしたかもしれない，あのようにしたかもしれない，というように臨場感を持って学んでほしい。患者は多様であり，正解はひとつではないのだから。私たちは，本書を通じて薬剤師がポリファーマシー改善力を身に着けられ，ひいては「処方の再設計力」および「多職種連携力」を身に着けられると信じている。

　ポリファーマシーや不適切な処方に関する問題意識を持ち始めてから20年近くが過ぎた。関連する国内外の論文を漁り，現状の分析などをちまちま進めていたが，些末なものでしかなかった。その後，米国留学中にMark H.Beers先生に出会い，それ以来長きにわたりご指導を賜ったことで非力な自分を伸ばしていただいた。帰国後も米国のご自宅に何度も伺って研究指導を受け，時には街中の散歩をご一緒にさせていただいた。現在，世界中で作成されている様々なポリファーマシーや不適切な処方の対策ツールは，ほとんどすべてがBeers Criteriaに端を発している。Beers先生は，適切な処方薬剤の研究において先駆的で画期的な業績を積み上げた医学界の泰斗である。にもかかわらず，私との研究の打ち合わせでは少しも偉ぶった態度はなく，いつも柔らかい物腰でかつ明確で論理的な説明をしてくださった。幼少期から1型糖尿病と闘い両足を切断されながらも超一流のお仕事をされた。そうしたご自身の境遇もあって，四肢切断した方々の組織でボランティアとして参加されご尽力もされていた。残念ながら2009年に急逝された。本書がBeers先生の理念である「適切な薬剤処方の推進」に少しでも貢献できたら最高の喜びである。

2016年8月

編集者を代表して

今井 博久

執筆者一覧

【編集】

今井博久	国立保健医療科学院　疫学統計研究分野　統括研究官
德田安春	独立行政法人地域医療機能推進機構（JCHO）　本部総合診療顧問

【執筆】

青島周一	医療法人社団德仁会中野病院　薬局
安藤哲信	吉備高原ルミエール病院　薬剤科
今井博久	国立保健医療科学院　疫学統計研究分野
大谷壽一	慶應義塾大学　薬学部
梶　有貴	筑波大学附属病院水戸地域医療教育センター 総合病院水戸協同病院　総合診療科
北　和也	医療法人やわらぎ会やわらぎクリニック
小林正樹	国立病院機構栃木医療センター　内科
菅原健一	国立病院機構栃木医療センター　薬剤科
多田耕三	グリーンメディック薬局
辰己晋平	国立病院機構栃木医療センター　薬剤科
西山順博	医療法人西山医院
平野道夫	まい薬局未来堂
保坂　恒	ハーモニー薬局西小学校前店
保井洋平	うさぎ調剤薬局浜大津店
矢吹　拓	国立病院機構栃木医療センター　内科
山本洋光	医療法人社団健育会西伊豆健育会病院　薬剤科
吉岡睦展	宝塚市立病院　薬剤部（前　地域医療連携部　地域医療室）
吉田英人	医療法人社団健育会西伊豆健育会病院　内科
渡辺智康	吉備高原ルミエール病院　薬剤科

（五十音順）

解消！ポリファーマシー 上手なくすりの減らし方 目次

第Ⅰ部　ポリファーマシーの背景と問題点（今井博久）

1. ポリファーマシー問題の背景 …………………………………………………… 2
2. ポリファーマシーの概念と有害事象 …………………………………………… 4
3. 不適切処方と有害事象との関係 ………………………………………………… 6
4. 有害なポリファーマシーが生じる原因 ………………………………………… 6
5. ポリファーマシー等の薬剤疫学 ………………………………………………… 9

第Ⅱ部　実例による処方対策と提案

レベル★

低血糖症状をかぜと勘違いした症例 ……………………………（小林正樹，保坂　恒）16
ドグマチールの増量がもたらした処方カスケードの症例 ……（西山順博，保井洋平）24
施設入所時の薬物調整により認知症が改善した症例 …………（山本洋光，吉田英人）36

レベル★★

NSAIDsが惹起した症例 ……………………………………………（平野道夫，今井博久）44
入院中の寝たきり患者に介入した症例 …………………………（安藤哲信，渡辺智康）54
NSAIDsとワソランによる心不全の症例 …………………………（安藤哲信，渡辺智康）64
23種類の薬を服用していた在宅医療の高齢者の症例 ……………………………（多田耕三）70
ケアマネジャーと地域医療室が連携した症例 …………………………………（吉岡睦展）76
入院で増えた薬剤を減薬した症例 ………………………………（菅原健一，矢吹　拓）86
複数受診による薬効が重複した糖尿病症例 ……………………（小林正樹，保坂　恒）96
NSAIDsが惹起した痛風の症例 ……………………………………（小林正樹，保坂　恒）104
一元管理により薬剤を半減させた症例 …………………………（山本洋光，吉田英人）112
アルツハイマー型認知症の寝たきりの高齢者の症例 ……………（北　和也，青島周一）120
薬剤による低血糖と低血圧が懸念される症例 ……………………（北　和也，青島周一）132

レベル★★★

在宅療養中の認知症の老夫婦に介入した症例 …………………（西山順博，保井洋平）146
薬剤により惹起された転倒の症例 ………………………………（辰己晋平，矢吹　拓）162

整形外科を受診している認知症高齢者の症例 ………… （菅原健一, 矢吹　拓）174
　　処方カスケードの11剤を改善して2剤にした症例 …… （山本洋光, 吉田英人）184
　　尿道カテーテル留置中の無症候性膿尿を呈する症例 …（北　和也, 青島周一）192
　　多数の消化器系薬剤を服用している心房細動の症例 …（北　和也, 青島周一）206

第Ⅲ部　多剤処方における有害事象を理解するための臨床薬理学（大谷壽一）

　1．はじめに ……………………………………………………………………… 220
　2．高齢者における生理機能の変化とその評価 ……………………………… 220
　　　1）加齢に伴う腎排泄過程の生理的な変化 ……………………………… 220
　　　2）腎機能の定量的な評価 ………………………………………………… 222
　　　3）代謝過程 ………………………………………………………………… 224
　　　4）吸収過程 ………………………………………………………………… 226
　　　5）分布過程 ………………………………………………………………… 227
　　　6）薬剤感受性（薬力学） ………………………………………………… 230
　3．高齢者における薬物相互作用の捉え方 …………………………………… 231
　　　1）高齢者におけるポリファーマシーのリスク ………………………… 231
　　　2）薬物相互作用のメカニズムとリスク ………………………………… 233
　　　3）高齢者において問題となる薬物相互作用 …………………………… 235
　　　4）有害事象, 薬物相互作用の評価 ……………………………………… 237
　4．まとめ ………………………………………………………………………… 242

第Ⅳ部　ポリファーマシー対策～対策ツールと実践例～（今井博久）

　1．適切な薬剤処方に向けた基準 ……………………………………………… 246
　2．正解は1つではない：全人格的医療の実践 ……………………………… 248
　3．実践事例 ……………………………………………………………………… 250
　　　1）地域のチーム医療 ……………………………………………………… 251
　　　2）薬剤師の役割：地域医療連携部・薬剤部から発信
　　　　　～多剤投薬の適正化に "退院時薬剤情報提供書" を！～ ………… 253
　　　3）「薬剤鑑別報告書」および「薬剤情報提供書」を活用した試み ……… 256

コラム（梶　有貴）

　①薬以外の治療は正解じゃないのか？ ……………………………………… 14
　②配合剤は本当に "救世主" たるのか？ …………………………………… 218
　③薬剤性QT延長症候群への挑戦 …………………………………………… 244
　④認知症の "お手軽" な介入とは？ ………………………………………… 266

　索引 ……………………………………………………………………………… 267

本書で使用する医薬品の略称

略称	医薬品名
ACE阻害薬	アンジオテンシン変換酵素阻害薬
AChE阻害薬	アセチルコリンエステラーゼ阻害薬
ARB	アンジオテンシン受容体拮抗薬
BZ	ベンゾジアゼピン
Ca拮抗薬	カルシウム拮抗薬
DPP-4阻害薬	ジペプチジルペプチダーゼ4阻害薬
NMDA受容体拮抗薬	N-メチル-D-アスパラギン酸受容体拮抗薬
NSAIDs	非ステロイド性抗炎症薬
PPI	プロトンポンプ阻害薬
RAS阻害薬	レニン-アンジオテンシン系阻害薬
ST合剤	スルファメトキサゾール・トリメトプリム配合剤
SU薬	スルホニル尿素薬

第Ⅰ部

ポリファーマシーの背景と問題点

1 ポリファーマシー問題の背景

ポリファーマシーや不適切な処方（以下，「ポリファーマシー等」と記す）の問題は，これまでも問題意識のある医師や薬剤師からしばしば問題提起がなされ，学術雑誌の特集テーマとして扱われるなどしてきたが，残念ながら継続して大きく取り扱われることはなかった。ごく一部の臨床医や私たち薬剤疫学研究者くらいしか問題を強く認識していなかったと言っていいだろう。おそらく，あまりに問題が大きく複雑で困難を極めるために，問題解決への動きがほとんど浸透しなかったのであろう。

しかしながら，最近になってポリファーマシー等の問題解決への動きが本格的になってきた。これまでの打ち上げ花火的な扱いではなく，医療者の認識，学会の取り組み，厚労省の制度設定，メディアの報道などが軌一にして活発になっている。

このような動きが顕著になった本質的な理由は，実はわが国が急速に超高齢社会になったからである。人口構造は，1950年では典型的なピラミッド型の形をなし，65歳以上は4.9％で，生産年齢人口は約60％もいた。2000年には65歳以上が17.4％で，50年間で3倍以上増加した。さらに2050年には65歳以上が35.7％になり，生産年齢人口は50％近くに減ってしまう。こうした高齢者が急増してきている背景を明確に認識してから，ポリファーマシー等の問題を考える必要がある（**図1**）。

超高齢社会では根本的に「医療のあり方」が変化する。**表1**に超高齢社会の到来前後を比較したものを示した。平均余命は90歳近くになり，医療需要の中心をなす高齢者の疾病はほとんどが慢性期疾患であり，多くは薬物治療で対応する。高齢者は，加齢現象の帰結として必然的に単一ではなく複数の疾患に罹患する（**図2**）。複数の症候を示し，それに対して医師は症候別に複数の薬剤を処方する。高齢者に処方される薬剤量は右上がりになり，薬剤に要する費用も高騰する。その一方では国民医療費は四十兆円を超え，社会保障関連費は財政を逼迫させる。政府やメディアなどは繰り返し問題提起し，現場の薬剤師や医師はポリファーマシー等の問題が加速度的に増加している現実に対して否応なしに取り組み始めている。今回の動きは，過去数十年にわたってしばしばブーム的にポリファーマシー等の問題が惹起されたのとは本質的に違うことを，私たちは認識すべきである。すべての医療従事者がこうした問題に真摯に取り組み，解決に向けて連携し協働作業する必要がある。

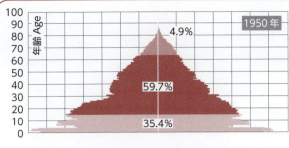
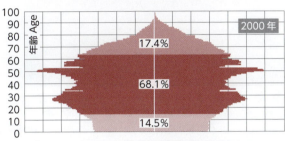
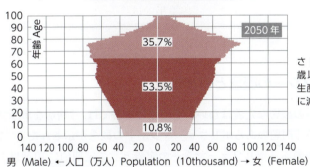

1950年は，典型的なピラミッド型。65歳以上は4.9％しかいない。約60％が生産年齢人口。

2000年には65歳以上が17.4％で，過去50年間で3倍以上に増加した。

さらに2050年には65歳以上が35.7％になり，生産年齢人口は50％近くに減ってしまう。

図1 人口構造の歴史

表1 超高齢社会前後の医療のあり方

超高齢社会以前の医療	超高齢社会以後の医療
60歳	90歳
急性期疾患　外科	慢性期疾患　薬物治療
単一疾患	複数疾患
完全治癒	不完全治癒
単職種の独立した活動	多職種の連携した活動
ホスピタル・ベースド・ケア	コミュニティ・ベースド・ケア

第I部　ポリファーマシーの背景と問題点

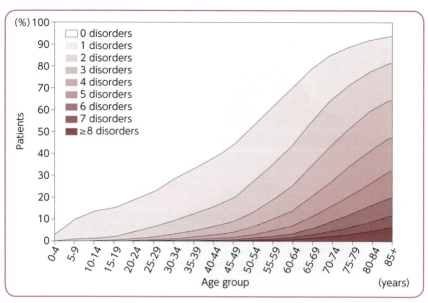

図2　年齢と疾病数
(http://www.thelancet.com/journals/lancet/article/PIISO140-6736(12)60240-2/fulltext?elsca1=ETOC-LANCET& elsca2=email より)

2　ポリファーマシーの概念と有害事象

　ポリファーマシーの厳密な定義はない．英国の報告書では，「適切なポリファーマシー」および「問題のあるポリファーマシー」の概念が示された[1]．この報告書では，問題のあるポリファーマシーの定義として定期的に10剤以上使用している場合および定期的に4〜9剤を使用し，いくつかの有害事象が伴う可能性がある場合としている（**表2**）．基本は薬剤数とし，薬剤にもたらされる害が利益を上回るときに（問題のある）ポリファーマシーとしているが，非常にわかりやすく，また妥当な定義と言えよう．わが国では5〜6種類以上の多剤処方で薬剤性の有害事象や転倒が生じやすいという報告があり[2,3]，「問題のあるポリファーマシーは6種類以上」の考え方が比較的普及している．

　なぜ，ポリファーマシー対策を講じなければならないのか．それは重大な薬物有害事象[4]を惹起し，患者に深刻な影響を与えるからである．ポリファーマシーのなかで最も注意しなければならないのは，薬物有害反応（表3-1）である．これは，説明するまでもなく予測することが困難である．もともと薬剤の薬効は老年症候群や多疾病罹患をもたない健常者の治験根拠に基づいているた

め，まったく想定できない有害反応が高い蓋然性で出現する。ポリファーマシーでは，服用する薬剤が多くなればなるほど薬剤間の相互作用による有害作用が生じるリスクの可能性が高くなる。処方の間違い（表3-2）や治療の失敗（表3-3）では，服用中の薬剤による有害事象の症状を新たな問題と誤解してその症状に対してさらに薬剤を処方してしまう処方カスケード（prescribing cascade）を惹起してしまうがことある。わが国ではBZ系薬剤の使用量が多いため，薬物中断による有害事象（表3-4）にも留意する必要がある。急に中断すると，不眠症や不安，パニックが現れ，筋弛緩は筋緊張や筋痙攣が出たりするため，時間をかけた漸減療法を行うなどして有害事象の出現を惹起しないようにする。

　表3にある項目は臨床的に非常に深刻であり，これらの薬物有害事象が生じてしまうために多くの患者が適切な薬物治療を受けられないでいる。しかし，臨床上の有害事象に留まらず，ポリファーマシー等が引き起こす問題は，広範囲にわたって好ましくない影響を与えている。例えば，ポリファーマシー等の薬物有害事象による患者病状の急性増悪で，救急隊が出動した挙句に集中治療室に収容される事例，在宅医療におけるポリファーマシーによるフレイル状態を引き起こした後に医師，薬剤師，看護師，管理栄養士らを巻き込んで長期間にわたって加療した事例，処方カスケードにより認知症状を引き起こし徘徊対

表2　「問題のあるポリファーマシー」の定義

定期的に10剤以上使用している
定期的に4〜9剤使用し ・不適切な処方の可能性のある薬を少なくとも1剤以上使用している ・よく知られている薬物間相互作用の危険性がある，臨床的禁忌がある ・アドヒアランスの問題を含む，服薬に関する困難さが確認されている ・カルテに診断の記載がない，または主要な診断名が1つしかない 　（⇒複数の病態がないのに多くの薬が使用されている可能性が示唆される） ・終末期ケア，緩和ケアを受けている

表3　薬物有害事象

1	薬物有害反応
2	処方の間違い
3	治療の失敗
4	薬物中断による有害事象
5	薬物過重

策で家族や地域に大きな人的労力を課すなど，国民医療費への膨大な経済的負担や国民への人的負担も看過できない．ミクロ的視点，マクロ的視点の両者からみて，超高齢社会を迎えたわが国においてポリファーマシー対策は緊喫の課題であり，すべての医療従事者が真摯に取り組む必要がある．

3 不適切処方と有害事象との関係

　ポリファーマシーと不適切な処方と有害事象は密接な関係にある．ポリファーマシーと不適切な処方と有害事象の関係を図3に示した．ポリファーマシー，すなわち処方薬剤が多ければ多いほど，Beers基準や高齢者ガイドラインに記載されている，いわゆる不適切な薬剤が高頻度で処方されるようになる．腎機能や肝機能が低下している高齢者では薬物による有害事象を惹起しやすい．さらに問題なのは，服用中の薬剤による有害事象の症状を新たな問題と誤解してその症状に対してさらに薬剤を処方してしまう「処方カスケード」を惹起してしまうことさえある．

　処方カスケードは，いったん引き起こされると発見することが簡単ではなく，しばしば長い経過をたどって深刻な問題に陥ってしまう．図4は，高血圧の患者に処方されたACE阻害薬によって引き起こされた処方カスケードである[5]．例えば，食欲不振の高齢患者にスルピリドを長期間にわたって過剰に処方し，錐体外路症状が生じてしまい抗パーキンソン病薬を新しく処方し，その新しく処方された薬剤により認知機能低下を認知症の発症と診断してアルツハイマー病治療薬を追加するという症例は少なくない．さらに，食欲が低下しフレイル状態に陥り寝たきりになり，誤嚥性肺炎などを併発して死に至る症例もあるだろう．ポリファーマシーと不適切な処方と有害事象の関係を常に念頭に置き，処方カスケードの有無を検討しなければならない．

4 有害なポリファーマシーが生じる原因

　では，なぜポリファーマシーが生じてしまうのか．ここでは薬物治療の当事者別に要因を検討したい（表4）．医師はある1つの疾病に対して薬剤を処方する．高齢者のように複数の疾病を有する場合には複数の薬剤を処方し，例えば血圧が高ければ降圧薬，血糖値が高ければ血糖降下薬，腰痛があれば鎮痛薬などと疾病別，症候別に薬剤を処方する．すなわち，患者の病や不調を治してよ

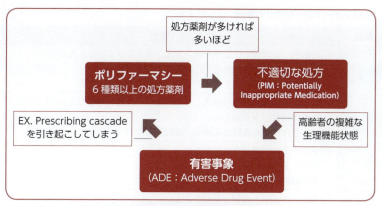

図3 ポリファーマシーと不適切な処方と有害事象の関係

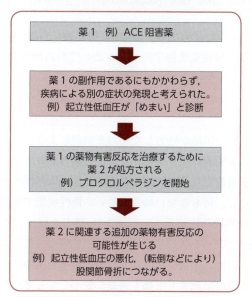

図4 処方のカスケード(The prescriding cascade)

り良い心身状況を実現するという，1つの治療ゴールを設定するのではなく，複数の疾病に対して複数の治療ゴールを別々に設定して治療する．また，それぞれの疾病や症候に対して別々な治療ガイドラインの単純な適用を行うことが少なくない．

　先進諸国で行われている現状の医学教育では，多疾病に対する適切な薬物治療の教育はほとんど実施されず，複数の症候で苦しみ，複数の訴えをもつ患者

表4　ポリファーマシーが生じる要因

当事者	要因
医師	□疾病別（症候別）に薬剤を処方する，ガイドラインの単純な適用 □他の医師の処方に触れない，無頓着になる □患者の求めに従い，また処方行為で満足（安心感）する
薬剤師	□医師が処方した薬剤に介入しない（しばしば盲目的になる） □処方の再設計を企画しない □処方されている複数の薬剤を一元管理しない
看護師	□患者の訴えで薬剤を追加したがる □医師に上申して追加処方 □薬剤関連の知識は多くない
患者	□薬剤への過剰な嗜好と期待がある □医師への遠慮から不必要な薬剤を受け取る □医療者に任せっきり（処方におけるパターナリズム）

モデルを描かずに1つの病態生理，1つの薬物動態からの治療アプローチの教育がなされている。単純な生物学的モデルとしてのみの視点から患者をみて，個性豊かでさまざまな生活実態がある実人間としてはみていない。近年，標準化治療やガイドラインの普及が進み，その負の効用がポリファーマシー出現に拍車をかけている。

　概して，医師は他の医師が処方した薬剤を検討しようとしない。他の専門家が処方した薬剤に無頓着になりやすい。多忙であるがゆえに，本当はポリファーマシーの改善を検討できるにもかかわらず，他の専門性への遠慮や現状肯定への回避が加わって，何もしない場合が多い。慢性疾患で症候の大きな変化がない場合には，漫然投与に陥り，いわゆるDo処方を続けて追加の薬剤が積み重なりポリファーマシーを生じさせる。また，患者の複数の訴え（しばしば執拗なことがある）には，薬剤を処方して問題の解決を図ろうとし，表面的にはその処方行為そのもので患者も医師も満足し安心してしまう。ポリファーマシーを生じさせる要因のなかで，処方権を有する医師によるものが最も大きな影響があることは明らかである。

　薬剤師における要因も大きい。薬剤師は医師が処方した薬剤（薬物治療）にほとんど介入していない。すなわち，薬剤師は処方せんに記載された薬剤を調剤し，形式的な説明後に患者に渡しているが，医師と患者の間に積極的に入って薬剤の効果や治療経過，副作用などに関して報告や相談などはほとんどしていない。また，患者が複数の診療科にかかり薬剤を処方されていても一元的に薬剤を管理することはほとんどない。例えば，内科，整形外科，精神科，泌尿

器科を受診し，それぞれから薬剤を処方されるため，服用する薬剤の数は往々にして十数剤以上になる．薬効の重複や相互作用（副作用）が懸念され，病態や症候などを勘案しながら処方医と連携して薬剤のマネジメント機能を果たすことはほとんどないため，ポリファーマシーを容易に生じさせてしまう．最近になって電子お薬手帳の活用で一元管理が進められているが，端緒に就いたばかりである．

　病院薬剤師ならば患者の臨床データへのアクセスが比較的容易であるが，市中の薬局薬剤師は患者の病名や臨床データが不明な場合がほとんどであるため，積極的な関与は困難になっている．わが国では欧米に比べて医薬分業が非常に遅れた．現状では，医師と薬剤師の間の機能分化の認識が十分に育たず，両者の間における薬物治療に関する信頼関係が構築されていない．現状の薬学教育も旧態依然とし，高齢者の薬物治療，ポリファーマシー対策，フレイルの薬理動態などはほとんど教育されず，また現場でも調剤専科の業務が多いため臨床能力を育成できない．すなわち，①医師と薬剤師の間で患者情報の共有ができていない，②医師と薬剤師の相互理解や信頼関係が構築されていない，③薬剤師の臨床能力が不十分である――などの要因により，薬剤師が積極的に関与できていないのである．

5　ポリファーマシー等の薬剤疫学

　本来ならば，わが国の薬剤疫学から得られたエビデンスに基づいたポリファーマシー対策が実施されるべきであるが，残念ながら国内を対象にしたポリファーマシー等の薬剤疫学の大規模な調査研究はほとんどない．また，薬剤による有害事象のデータは，大学附属病院や大病院から収集されたもので，圧倒的に多い市中の医療現場からのデータは乏しい．わが国の医療事情や医療環境にある患者を対象にした本物のデータからリスク要因の解析や施策実施を行うべきだが，こうした事情があるため実質的に難しい．そのため，ポリファーマシー等の薬剤や有害事象はほとんどすべて海外の文献（エビデンス）に基づいて検討されているが，エビデンスの適用に関しては慎重な態度で臨まなければならない．

　例えば長期作用型BZ服用と短期作用型BZ服用を比較して転倒・骨折の頻度に差がない，というメタアナリシスの論文が1本ある[6]．それを金科玉条に引用し，さらに自分の経験知を加えて「長期型と短期型における骨折や転倒の

危険性に差はないと判断することが妥当である」といい張る人がいる[7]。まず，この論文の対象は米国人を中心とした外国人であり，家屋内に高い敷居はなく，また二階への階段も緩やかで，風呂の湯船は浅いなどの環境がある。一方，わが国では，玄関からトイレや風呂に至るまで多くの段差があり，階段も急勾配，湯船も深いなど，家屋内は米国と比較してまったく異なり，高齢者が転倒しやすい環境である。したがって，この場合，外国人を対象にした研究論文の「差がない」という結果（エビデンス）をそのまま日本人の患者に適用して薬剤を処方することが，如何に無深慮であるかが理解できるであろう。しかも，長期作用型BZ服用と短期作用型BZ服用では，前者でせん妄のリスクが有意に高いという論文が数多くある[8-10]。要約すれば，当然エビデンスの有無は重要であるが，患者にとっての危険性を可能な限り避けることが望ましいという考え方こそが最も重要である。賢明な読者は，功名心のための発言や揚げ足を取る不毛な論争に惑わされてはいけない。エビデンスを正しく活用し，かつ患者にとって最適解を探求し，薬剤師の専門性と誇りから適切に薬剤を判断すべきである。

　薬剤疫学の知見を活用すべきであるが，残念ながら，海外で開発されたSTOPP/STARTやその他のガイドラインをわが国の患者に適用した大規模な疫学調査結果はまったくない。バイアスがかなり生じてしまう病院ベースドの調査や数十人から100名程度の調査しかないのが現状である。海外版のツールに盲目的に従うことはせず，かかりつけ薬剤師として目の前にいる患者についてきめ細かに臨床的な情報や生活情報を入手し，患者の健康関連QOL（HRQOL）の向上を総合的なゴールに据え，ポリファーマシー等の問題を検討すべきである。

　図5は，わが国で初めて全国規模で在宅医療における不適切な処方の薬剤疫学調査の結果である。こうしたデータをかかりつけ薬剤師（とりわけ在宅医療担当の薬剤師）として活用することでエビデンスに基づいたプレアボイドの実践が可能となる。この調査は筆者が代表責任者を務めた厚生労働科学研究班で実施したものなので若干詳細に説明する[11]。

　研究の目的は，在宅医療中の高齢患者における不適切な薬剤処方（PIM）に起因した有害事象のprevalence，有害事象（ADE）を惹起した薬剤，ADEとの関連要因，薬剤師によるADEへの対応とその効果について大規模な調査により明らかにすることにした。研究方法としては，北海道から沖縄に至るまでの全国の保険薬局3,321件を対象に調査票を郵送し，当該薬局において訪問サ

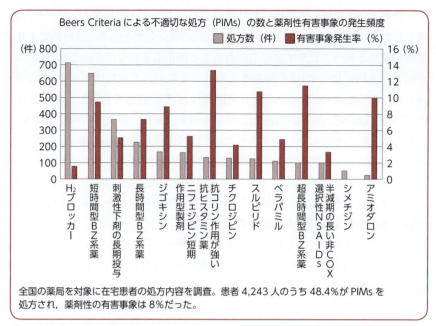

図5 薬剤別の処方数と有害事象発生率
(厚生労働科学研究費補助金「地域医療における薬剤師の積極的な関与の方策に関する研究(研究班代表：今井博久)」を基に作成)

ービスを実施している薬剤師に対して，在宅医療を受療し薬剤師が訪問業務を行っている患者のうち5名の患者を上限に，業務内容などに関する回答を依頼した。不適切な薬剤処方の基準はBeers Criteriaを使用した。その結果，不適切処方に該当する薬が1種類以上処方されていた患者割合は48.4%（2,053人），PIMに起因したADEの発生割合は患者数ベースで8.0%（165人）であった。ADEの原因薬剤として，抗コリン作用の強い抗ヒスタミン薬，BZ系薬剤，スルピリド，ジゴキシンが上位を占めた。高齢者を対象に，PIMに該当する抗コリン作用を有する薬剤の使用による身体機能や認知機能への長期的な影響を調査した研究では，「PIMあり」の治療を行っている患者は「PIMなし」の患者に比して身体機能や認知機能が有意に低下していたと報告され，またDiphenhydramineがハイリスクなADEの起因薬剤になるケースが多いとの報告もある。本調査では抗コリン作用の強い薬剤がADEの発見割合で最も多かったため，今後はPIMの指針に従った慎重な投与が要請されるべきだろう。

BZ系薬剤によるADEの発見割合は合計で28.7%であった。S.Fujiiらによると，抗精神病薬処方に関する国際比較では，わが国の催眠鎮静薬の処方割合お

よび睡眠薬の2剤以上併用症例数は比較した国々のなかでは第1位で，その背景として利用可能な薬剤の種類が多く，国民皆保険制度と出来高払い制により，薬剤が漫然と処方されやすい環境があることが指摘されている。とりわけ，わが国では米国に比べてBZ系薬剤を含む抗不安薬の処方件数は年々増加し，米国のほぼ6倍とのデータがある。在宅医療におけるADEを検討した本研究は，BZ系薬剤に起因した主なADEとしてふらつき，傾眠，眠気が高頻度で起きていることを明らかにした。先に述べたわが国の家屋内構造の環境にあって，これらの高頻度なADEは在宅療養中の高齢患者の転倒およびそれによる骨折リスクを非常に高めているのではないかと懸念された。したがって，BZ系薬剤の使用はふらつき，傾眠，眠気などの症状の有無の頻回なチェックを行い，また減量や単剤化を検討するなどが必要である。

これまで，PIMの要因としてポリファーマシー，中枢神経系用薬，抗炎症薬，家族構成，経済状態，年齢，うつ状態，処方医の専門が報告されている。しかしながら，PIMに起因したADEの要因に関してはほとんど検討されてこなかった。今回の研究により明らかになったADEの要因の1つは性別で，女性におけるADEの発生割合が高かった。この理由は主疾患において，認知症，変形性関節炎，骨粗しょう症の罹患割合が男性に比べて女性が高いからだろう。

薬剤別に処方数と有害事象発生率をわかりやすく図5に示した。この結果をエビデンスに基づいたプレアボイドに活用にするならば，処方頻度は小さいが，有害事象発生率は高い薬剤である「抗コリン作用が強い抗ヒスタミン薬」「超長時間作用型BZ」「スルピリド」「アミオダロン」「ジゴキシン」などの薬剤に留意すべきである。在宅医療における患者でこれらの薬剤を使用しているならば，患者の不利益を回避あるいは軽減し，安全な薬物治療管理を実践すべきである。

【参考文献】
1) 宮田靖志．ポリファーマシー．治療．2014；96（12）：1667．
2) Kojima T, et al. High risk of adverse drug reactions in elderly patients taking six or more drugs: analysis of inpatient database. Geriatr Gerontol Int. 2012；12（4）：761-762．
3) Kojima T, et al. Polypharmacy as a risk for fall occurrence in geriatric outpatients. Geriatr Gerontol Int. 2012；12（3）：425-430．
4) 宮田靖志．ポリファーマシー．治療．2014；96（12）：1678．
5) 今井博久．実践！　健康サポート薬局への道．日経ドラッグインフォーメーション．

2016；2月号．

6) Leipzig RM, et al. Drugs and falls in older people: a systematic review and meta-analysis: I. Psychotropic drugs. J Am Geriatr Soc. 1999；47（1）：30-39.
7) 戸田克広．編集者への手紙．日医雑誌．2008；137（7）：1496-1497．
8) Hsiao FY, et al. Dose-responsive effect of psychotropic drug use and subsequent dementia: a nationwide propensity score matched case-control study in Taiwan. J Am Med Dir Assoc. 2014；15（7）：509-513.
9) Zhong G, et al. Association between Benzodiazepine Use and Dementia: A Meta-Analysis. PloS One. 2015；10（5）：e0127836.
10) Glass J, et al. Sedative hypnotics in older people with insomnia: meta-analysis of risks and benefits. BMJ. 2005；331（7526）：1169.
11) 今井博久．地域医療における薬剤師の積極的な関与の方策に関する研究薬剤師が提供する在宅医療サービスのアウトカム検証 〜全国調査の結果から〜．平成26年3．

（今井博久）

コラム ①
薬以外の治療は正解じゃないのか？

Nickel-in-the-slot, press-the-button therapeutics are no good. You cannot have a drug for every malady.
"「スロットにニッケル銀貨を入れて，ボタンを押すだけ」，このような治療は好ましくない。全ての治療に必ずしも薬を用いる必要はないのだ。"

— Sir William Osler

　ある日の病院。入院している80歳の男性が毎日せん妄で暴れていると病棟看護師より報告があった。連日リスペリドン内服の頓用指示がでているため，定時での処方をだしてほしいとのこと。とりあえず，言われるがまま定時で処方したところ，徐々に患者は穏やかになっていった。一件落着…と思ってそのままの処方で様子をみていたら2週間後，患者は次第に体を動かさなくなり，診察すると歯車様の固縮，振戦が認められたのだった…。

*

　診断は？　そう，薬剤性パーキンソニズムだ。本病態を呈する薬は頓用処方や副作用対策として扱う薬剤に意外と多い。嘔気時のメトクロプラミドやせん妄時のハロペリドール，リスペリドンなどがその代表だろう。その他，SSRIやCa拮抗薬，抗てんかん薬など患者が慢性的に飲んでいるような薬も誘因となりうる。これらの薬剤は線条体のドパミン受容体をブロックする作用をもっているため，パーキンソン病と同様の症状が出現する。通常のパーキンソン病との大きな違いは週〜月単位で比較的早期に症状が出現する点で，しばしば長期入院中の患者に認められる。もし入院中に被疑薬を内服させてからADLが急に低下した場合，一度は薬剤性パーキンソニズムを疑ってみて欲しい。

　さて，しかし上記ケースではどうすれば正解だったのか…？　というと実際はけっこう悩ましいことも多い。高齢者は加齢に伴って黒質ドパミンニューロンが減少しているため症状を呈しやすく，治療域内に用量を調節するのは難しいことも度々経験する。ただ，こういう時に思い出していただきたいのは「薬以外を考えてみる」ということだ。せん妄は病室の照明やカレンダーの配置など周囲の環境を整えるだけで改善がいくらか見込まれる（そもそも早く退院させたいところだが）。また，嘔気の場合も食事の工夫や香水，花などの刺激を避けてみることから始めてみてもよい。これら薬以外の方法を使うのも一つの正解といえるだろう。薬に固執し過ぎず代替法を提案できることも，薬を扱う医療者としての"深み"ではないだろうか。

第Ⅱ部

実例による処方対策と提案

レベル ★★☆

低血糖症状をかぜと勘違いした症例

患者が持参した処方せん

〈最初の処方せん〉

A内科医院	B精神科
① ワーファリン錠1mg 　（ワルファリンカリウム）　　　1回2錠 ② ラシックス錠20mg 　（フロセミド）　　　　　　　　1回1錠 ③ アマリール錠1mg 　（グリメピリド）　　　　　　　1回1錠 ④ グラクティブ錠100mg 　（シタグリプチンリン酸塩水和物）1回1錠 ⑤ ブロプレス錠4mg 　（カンデサルタン シレキセチル）1回1錠 ⑥ タケプロンOD錠15mg 　（ランソプラゾール）　　　　　1回1錠 　　　　　　　　　1日1回　朝食後	① アリセプト錠5mg 　（ドネペジル塩酸塩）　　　　　1回1錠 　　　　　　　　　1日1回　朝食後

病歴と症状

〈患者情報〉

- **患者**　80歳，女性。身長145cm，体重55kg。
- **家族歴**　母と兄が糖尿病。
- **嗜好歴**　喫煙・飲酒特記事項なし。
- **アレルギー歴**　特記事項なし。
- **生活状況**　夫は2年前に他界し，現在は息子と二人暮らし。介護保険では要介護1だが，特にサービス利用は受けていない。主介護者の息子は自営業を営んでおり，職場と自宅は同じ敷地にある。薬の管理は息子が行っており，しっかり内服している。

〈既往歴〉
- 健診で糖尿病を指摘（40歳）
- 高血圧の指摘（43歳）
- 胃潰瘍（70歳）
- 急性心不全で入院（77歳）
- 慢性心房細動（入院時に指摘）（77歳）
- アルツハイマー型認知症（78歳）

〈現病歴〉
- もともと糖尿病，慢性心房細動，慢性心不全，高血圧，慢性腎臓病でA内科医院に通院している．2カ月前に慢性心不全の急性増悪のためにC病院へ1カ月ほど入院していた．2週間前にA内科医院へ退院後受診しており，HbA1cは6.6％とコントロール良好．
- B精神科には2年前頃から物忘れが目立つようになったために通院するようになり，アルツハイマー型認知症の診断で投薬をうけている．
- C病院退院後の調子はよく，食事なども気をつけるようにして心不全の悪化はなく過ごしていたが，この1週間ほど物忘れがまた目立つようになっている感じがあり，B精神科を受診．入院後のことでもあり様子をみることになった．

本日はB精神科受診の際に息子とともに薬局に来局した．その際に昨日は少し汗をかいており，かぜをひいているのかなという話があったが，このことはB精神科に受診したときは特に話はしていない．

検査値

2週間前のA内科医院の検査結果．
WBC 3,800/μL，RBC 327×10^4/μL，Hb 9.5g/dL，Ht 27.8%，Plt 20.5×10^4/μL，AST（GOT）24U/L，ALT（GPT）12U/L，LDH 254U/L，BUN 42.9mg/dL，Cre 2.74mg/dL，Na 143mEq/L，K 4.8mEq/L，Cl 104mEq/L，GLU 142mg/dL，HbA1c 6.6%（NGSP），PT-INR 1.64

処方薬剤の問題把握

〈保険薬局薬剤師による問題の把握〉

- A内科医院から6種類の薬剤が処方されているうえ，別医療機関からも薬剤処方がある。
- B精神科では体調変化の情報を伝えていない。
- 慢性腎臓病の既往から腎排泄型の薬剤を検討したい。
- 「1週間ほど物忘れがまた目立つ」，「少し汗をかいている」の情報から低血糖症状の可能性を考慮した。
- 胃潰瘍発症から10年間PPIを漫然と継続している可能性が高い。
- 息子は認知症進行による薬剤管理を不安視している。

処方解析と処方監査

1）医師の治療方針の推察

A内科医院：慢性心不全であり降圧薬と利尿薬で管理をしているものと考察される。心房細動についてはワーファリン内服でPT-INRを確認して処方量は調整している。HbA1cは6.6％でコントロールできていると判断している。胃潰瘍の既往があるため，PPIを服用しているものと考えられる。

B精神科：アルツハイマー型認知症のためアリセプトが処方されている。今回，物忘れが目立つようになったのは，入院の影響と判断したものと推察される。

2）処方されている各薬剤の検討

≫ワーファリン

- 脳卒中予防のためにCHADS$_2$スコアでは4点であり，予防の意味があると思われ，内服の意義はある[1]。家族もその意味を理解しているようである。PT-INRを確認しながら処方量が検討されているため，アマリールとの併用注意はあるが，このまま臨床検査値をフォローしながら継続が必要であろう。
- 一方でワーファリン内服による出血の観点でも注意を要する。現在血圧管理されており，HAS-BLEDスコアでは2点と中等度リスクとなっているが，高齢のため転倒などにも注意する必要があり，その点も説明していく[2]。

≫ ラシックス

・C病院の退院時より追加処方されている。心不全の悪化はなく過ごしており，腎機能が低下している場合でも効果は期待できる薬剤のため継続は必要だろう。

➤ アマリール

・患者は80歳の高齢者，認知症があり，HbA1cが6.6％と厳格なコントロールとなっているところで，現在低血糖が疑われる状態である。糖尿病の血糖管理については，逆に血糖管理が厳格すぎると死亡率が上昇するという研究がある[3]。また，日本糖尿病学会や米国糖尿病学会においても糖尿病長期罹患，虚弱高齢者や低血糖発症などのリスクがある場合はHbA1cが8％以下などの推奨もある[4]。今回のような腎機能低下患者へのSU薬は低血糖を起こすおそれがある。またDPP-4阻害薬との併用により低血糖のリスクも増大することから，減量・中止を検討する。

➤ グラクティブ

・腎排泄型薬剤のため，投与量は下記のように調整する必要がある。検査値から患者の血清クレアチニンは2.74mg/dLとなり，最大投与量の4倍になる。さらにSU薬との併用により低血糖症状が誘発される可能性が高いと考えられる。腎排泄型ではなく肝代謝型のDPP-4阻害薬としてトラゼンタへの代替を提案する。

腎機能障害	血清クレアチニン(Cr)値 (mg/dL)	通常投与量	最大投与量
中等度	男性：1.5＜Cr＜2.5 女性：1.3＜Cr＜2.0	25mg 1日1回	50mg 1日1回
重度・末期腎不全	男性：Cr＞2.5 女性：Cr＞2.0	12.5mg 1日1回	25mg 1日1回

➤ タケプロン

・胃潰瘍の発症は10年前であり，その後継続して服用している。胃の調子がわるいとの訴えはないことから中止できないか検討する。

➤アリセプト

- アリセプトはアルツハイマー型認知症の進行予防として内服しているが，心疾患があり，注意喚起は必要と思われる。B精神科へ現在の状態について情報提供する。

処方の再設計の提案

患者からの情報より低血糖を疑い，副作用が出ている可能性のある処方を検討した。薬剤師の視点から処方提案を行うこととして，以下の再設計を考案した。

- グラクティブはトラゼンタへ変更する。
- アマリールは中止する。
- タケプロンは中止する。
- アリセプトはA内科医院での心疾患の既往から中止する。

検討の結果，処方されていた7薬剤のうち以下の再設計を図った。

> 中止：3薬剤（アマリール，タケプロン，アリセプト）
> 変更：1薬剤（グラクティブ）

再設計後の処方せん

〈再設計の処方せん〉

A内科医院			B精神科
① ワーファリン錠1mg （ワルファリンカリウム）	1回2錠		なし
② ラシックス錠20mg （フロセミド）	1回1錠		
③ ブロプレス錠4mg （カンデサルタン シレキセチル）	1回1錠		
④ トラゼンタ錠5mg （リナグリプチン）	1回1錠		
	1日1回　朝食後		

低血糖の可能性を考慮し，A内科医院へ直接電話で情報提供した。すぐに受診するようにA内科医院の主治医の指示を受けたため患者，家族へ説明し，同日に受診してもらった。

また，A内科医院とB精神科に処方監査の詳細な理由とあわせて前記の提案を「服薬情報提供書」として文書作成し，FAXにて送信した。

　その後，A内科医院主治医より直接電話で返事をいただき，低血糖が疑われるものであったとの報告を受けた。提案どおり，まずアマリールを中止して血糖経過を確認してから段階的にDPP-4阻害薬をトラゼンタに変更することになった。タケプロンは特にトラブルなく中止する方針となった。

　B精神科主治医には，低血糖からの認知機能低下の可能性もあることを連絡した。また，心疾患の併存疾患の状態もあり，アリセプトの継続について検討してもらうことになった。

本症例における処方の再設計のポイント

　本症例は，認知症のある高齢者でmultimorbidity（多併存疾患）がある患者のポリファーマシー症例であった。また「物忘れ」，「汗をかく」との訴えから低血糖も考慮し，医師へ迅速に提案できた症例である。患者は「かぜだろう」との思い込みで処方医に報告しなかったが，たまたま薬剤師にその情報を告げたことで再検討・処方提案に至った。こういった情報を医師へフィードバックし，薬物の適正使用につなげることは有用であると考えられる。高齢者はmultimorbidity（多併存疾患）が薬剤有害事象になるリスクもあり，その観点からも注意しながらモニタリングを行う必要がある。

　また，今まで処方されていた薬剤の整理もあわせて行うことができた。1日あたりの薬剤費に関しても，変更前は699.7円が変更後265.7円となり，節約することに成功した。月では13,020円，年間では156,240円と決して無視できない金額である。

1日薬価の比較

初回処方		再設計後の処方	
薬剤名	1日薬価(円)	薬剤名	1日薬価(円)
ワーファリン錠1mg	19.2	ワーファリン錠1mg	19.2
ラシックス錠20mg	9.6	ラシックス錠20mg	9.6
アマリール錠1mg	17.1	トラゼンタ錠5mg	171.9
グラクティブ錠100mg	207.6	ブロプレス錠4mg	65
ブロプレス錠4mg	65		
タケプロンOD錠15mg	80.6		
アリセプト錠5mg	300.6		
	699.7		265.7

処方変更　効果と変化のフォローアップ

　最終的にアマリールは中止となり，提案どおり，現在はトラゼンタ単剤で低血糖症状なく糖尿コントロールは良好である。ブロプレスに関してはK値の上昇に留意しながら定期的に確認していくこととする。また，B精神科の認知症再評価ならびに併存疾患の観点からアリセプトも中止となった。一時的な物忘れもなくなり，息子と元気に過ごしている。

【参考文献】

1) Hylek EM, et al. Major hemorrhage and tolerability of warfarin in the first year of therapy among elderly patients with atrial fibrillation. Circulation. 2007；115（21）：2689-2696.
2) Pisters R, et al. A novel user-friendly score（HAS-BLED）to assess 1-year risk of major bleeding in patients with atrial fibrillation：the Euro Heart Survey. Chest. 2010；138（5）：1093-1100.
3) Action to Control Cardiovascular Risk in Diabetes Study Group, et al. Effects of intensive glucose lowering in type 2 diabetes. N Engl J Med. 2008；358（24）：2545-2559.
4) Thorpe CT, et al. Tight glycemic control and use of hypoglycemic medications in older veterans with type 2 diabetes and comorbid dementia. Diabetes Care. 2015；38（4）：588-595.

（小林正樹，保坂　恒）

memo

レベル ★☆☆

ドグマチールの増量が
もたらした処方カスケードの症例

患者が持参した処方せん

〈最初の処方（定期処方：毎月28日処方）（201X年7月1日）〉

A消化器内科医院	
① ブロプレス錠8mg（カンデサルタン シレキセチル）	1回1錠
② エディロールカプセル0.75μg（エルデカルシトール）	1回1Cap
③ バップフォー錠20mg（プロピベリン塩酸塩）	1回1錠
	1日1回　朝食後　28日分
④ ドグマチール錠50mg（スルピリド）	1回1錠
	1日1回　夕食後　28日分
⑤ ガスターD錠20mg（ファモチジン）	1回1錠
	1日1回　就寝前　28日分
⑥ トランコロン錠7.5mg（メペンゾラート臭化物）	1回1錠
⑦ ビオフェルミン錠剤（ビフィズス菌製剤）	1回1錠
	1日3回　毎食後　28日分
〔頓用〕	
⑧ ロペミンカプセル1mg（塩酸ロペラミド）	1回1Cap
	下痢時　30回分
⑨ デパス錠0.25mg（エチゾラム）	1回1錠
	不安時　20回分
⑩ エネーボ配合経腸用液250mL	1回1本
	食欲不振時　20回分

病歴と症状

〈患者情報〉

- **患者**　85歳，女性。体重35.1kg，やせ型，円背，杖歩行。
- **生活状況**　独居，数年前に夫と死別。
- **嗜好歴・サプリメント**　なし。

アレルギー歴 なし。

〈既往歴〉
- 尿路結石（201X.11）→体外衝撃波結石破砕術（ESWL）施行
- 高血圧症
- 過敏性腸症候群（下痢型）
- 過活動膀胱
- 骨粗鬆症
- 慢性胃炎
- 胃潰瘍
- 不安神経症

〈現病歴〉
- 毎回本人が来局。下痢などの消化器症状の訴えがあるも現在は落ち着いている。最近，食欲がなくなってきた話が増えてきた。

〈2回目の処方せん（201X年7月29日）〉

A消化器内科医院	
① ブロプレス錠8mg（カンデサルタン シレキセチル）	1回1錠
② エディロールカプセル0.75μg（エルデカルシトール）	1回1Cap
③ バップフォー錠20mg（プロピベリン塩酸塩）	1回1錠
	1日1回　朝食後　28日分
④ ドグマチール錠50mg（スルピリド）	1回1錠
	1日3回　毎食後　28日分
⑤ パリエット錠10mg（ラベプラゾールナトリウム）	1回1錠
	1日1回　就寝前　28日分
⑥ トランコロン錠7.5mg（メペンゾラート臭化物）	1回1錠
⑦ ビオフェルミン錠剤（ビフィズス菌製剤）	1回1錠
	1日3回　毎食後　28日分
〔頓用〕	
⑧ ロペミンカプセル1mg（塩酸ロペラミド）	1回1Cap
	下痢時　30回分
⑨ デパス錠0.25mg（エチゾラム）	1回1錠
	不安時　20回分
⑩ エネーボ配合経腸用液250mL	1回1本
	食欲不振時　20回分

検査値

身長を聞き取り，血液検査の結果を確認できた。

身長140cm，体重35.1kg，WBC 6,600/μL，RBC 307×10⁴/μL，Hb 9.3g/dL，Ht 27.5%，MCV 90fL，MCH 30.3pg，MCHC 33.8%，PLT 28.7×10⁴/μL，TP 7.2g/dL，AST 21U/L，ALT 11U/L，γ-GTP 14 U/L，UA 6.6mg/dL，BUN 26.2mg/dL，BS 104mg/dL，CRE 1.1mg/dL，eGFR 36.09mL/min/1.73m²，Na 144mEq/L，K 3.4mEq/L，Cl 102mEq/L，Ca 9.2mg/dL，CRP 0.13mg/dL

　腎機能は，患者が持参した血液検査結果に記載されており，推算系球体濾過量（eGFR）も記載されていたが体表面積1.73m²で補正されていた。体重が少ない高齢者では，eGFRが実際よりも高値に算出されるため，体重だけでなく身長を聴取することで体表面積が算出でき，正しい評価につながる。また，身長がわかればCCrも算出でき，両値をもって患者の腎機能を推測できる。

【eGFRの計算式（18歳以上が対象）】
　男性：eGFR（mL/min/1.73m²）= 194 × $Cr^{-1.094}$ × 年齢$^{-0.287}$
　女性：eGFR（mL/min/1.73m²）= 194 × $Cr^{-1.094}$ × 年齢$^{-0.287}$ × 0.739
【体表面積：DuBois式】
　（体重kg）$^{0.425}$ ×（身長cm）$^{0.725}$ × 7184 × 10^{-6}
【標準的な体型から外れている場合】
　体表面積未補正eGFR（mL/min）= eGFR（mL/分/1.73m²）× 体表面積 ÷ 1.73
【Cockcroft-GaultのCCr計算式】
　男性：CCr =｛(140-年齢) × 体重(kg)｝/｛72 × 血清クレアチニン値(mg/dL)｝
　女性：CCr = 0.85 ×｛(140-年齢) × 体重(kg)｝/｛72 × 血清クレアチニン値(mg/dL)｝
　患者の腎機能は補正eGFRではCKD重症度分類のG3b（中等度から高度低下）であったが，未補正eGFRではG4（高度低下）となり投薬への配慮がより一層必要となる。
　補正eGFR：36.09mL/min/1.73m² ⇒ 未補正eGFR：24.46mL/min
　CCr：20.72mL/min

処方薬剤の問題把握

〈保険薬局薬剤師による問題の把握〉

- 7月1日の処方せんと7月29日の処方せんより，消化器内科医は血液検査の結果にて患者の腎機能低下を認めたために，胃酸分泌抑制薬では腎排泄型を避けて，ガスターDからパリエットへ変更したものと考えた。
- 患者から食欲不振の訴えが強いため，消化器内科医はドグマチールを増量したと思われた（ドグマチール錠50mg　1錠→3錠）。しかし，85歳で体重が35kg，しかも腎機能低下がある患者にドグマチール錠（50mg）3錠は，錐体外路症状をはじめとする副作用が発現する可能性が高いことが予測できた。
- 副作用発現を懸念しながらも，翌月も同じ処方内容で28日分処方された（8月26日）。
- 9月に入ってから患者の家族が来局した。ドグマチールが150mg/日の服用で2カ月間が経過していた。
- 近所に住む家族の話によると，2週間前から徐々に動作が緩慢になり表情もなくなってきたので認知症を疑い，B総合病院の神経内科に受診させ，以下の処方せんを家族が持参した（この際，お薬手帳は自宅に忘れてきたとのこと）。
- いままでは本人が自立歩行していたが，現在は伝い歩きの状況で，患者本人は車の中で待たせて家族だけが来局。
- B総合病院の神経内科に受診させたことは，A消化器内科医には伝えていないとのこと。

第Ⅱ部　実例による処方対策と提案

〈9月9日の処方せん〉

B総合病院　神経内科	
① メマリー錠5mg（メマンチン塩酸塩）	1回1錠 1日1回　朝食後　7日分
② メマリー錠10mg（メマンチン塩酸塩）	1回1錠 1日1回　朝食後　7日分
③ メマリー錠5mg（メマンチン塩酸塩） 　 メマリー錠10mg（メマンチン塩酸塩）	1回1錠 1回1錠 1日1回　朝食後　7日分
④ メマリー錠20mg（メマンチン塩酸塩）	1回1錠 1日1回　朝食後　7日分
Rp①→②→③→④の順で服用	

　薬局よりB総合病院の神経内科医に電話にて未補正eGFRが24.46mL/minのため，メマリー10mgを維持量としてはどうかと提案し，神経内科医の了解を得てRp③，④は削除した。10mgを維持量として21日分処方となった。

　3週間後，家族から，患者がじっとしていられなくなり，常に口をくちゅくちゅ動かしていると24時間対応の電話に相談あり。薬剤によるアカシジアを疑い，「淡海あさがおネット」（多職種連携ICTシステム）にてA消化器内科医に相談，受診してもらうことになった。

処方解析と処方監査

1）医師の治療方針の推察
A消化器内科：高血圧症，骨粗鬆症，過活動膀胱，慢性胃炎，胃潰瘍，過敏性腸症候群（下痢型），不安神経症

2）処方されている各薬剤の検討
▶ガスター
- 慢性胃炎，胃潰瘍に対して使用されていると思われるが，中枢神経症状の発現報告もあり，腎排泄型H_2ブロッカーの本剤より，肝排泄型H_2ブロッカーか，PPIへの変更が望ましい。
  30mL/min＜CCr＜60mL/min：20mg/日，CCr≦30mL/min：10mg/日

🍃バップフォー

- 過活動膀胱，尿失禁に対して処方されているが，抗コリン作用を有し，口渇の原因となる。また，高齢者ではパーキンソン症状を誘発することがあり，その際は中止が望ましい。代替薬としてベタニスがあるが，腎機能障害のため25mgからの開始が必要である。

🍃トランコロン

- 過敏性腸症候群（下痢型）に対して処方されていると思われるが，抗コリン作用を有するため，口渇の原因となっている可能性がある。ロペミンカプセルの増量，もしくは，代替薬剤として本患者では使用歴があるため（効果不足であったことが予想されるが），セレキノンとイリボーが提案可能である。イリボーは女性への使用が可能だが，2.5μgから投薬を開始し，最大用量は5.0μgと男性とは異なるので注意が必要である。
- また，本患者は腎結石の既往があるため禁忌であるが，他の代替薬としてポリフルがある。

🍃ビオフェルミン

- 過敏性腸症候群に対して服薬している様子。外部から摂取するビフィズス菌は短命であるため定着しにくく，常時補給が必要となる。
- 患者曰く，飲み忘れることも多いとのことだが，排便症状が変わりないとのことであり，休薬して様子をみてみるのもよい。

🍃デパス

- 薬局で認識している病名にはあげられていないが，夫と死別してからはさらに不安要素が強くなっているために処方しているものと考える。
- 下痢型の過敏性大腸炎にも有効かもしれない。ただ，常用量依存も懸念される薬剤であり，高齢のため，頓服での使用が望ましいと考える。
- 口渇の原因となる可能性もある。

🍃ドグマチール

- 添付文書上は，「胃・十二指腸潰瘍にはドグマチール150mg/日を3回に分服。うつ病には150〜300mg（最大600mg）分服」となっている。「統合失調症には300〜600mg（最大1200mg）分服」となっている。

- 患者は不安神経症・うつ病とも聞かされておらず，食欲不振に対してと医師より説明を受けているようであり，食欲不振に伴い，50 mg/日から150 mg/日に増量したことで，パーキンソン症状（錐体外路症状）が出現したと考えられる。
- 食欲不振により食事量・水分量も低下し，脱水気味となれば，腎機能もわるいため血中濃度が上昇したことが予測される。ジスキネジア（舌のもつれ，言語障害，眼球回転）やアカシジアが出現することがある。徐々に減量していくことが望ましい。

▶メマリー

- 中等症以上のアルツハイマー型認知症に対するNMDA受容体拮抗薬である。腎排泄型（排泄率60％）であり，CCr＜30 mL/minの場合の維持量は10 mg/日となっている。
- 副作用として傾眠，めまい，不安，振戦などがあげられるが，アカシジアについては記載がない。
- アリセプトなどのコリンエステラーゼ阻害薬によって，特にレビー小体型認知症では錐体外路障害悪化の発現が高まるとされている。すでに錐体外路症状があり，神経内科医はメマリーを選択したものと考えるが，本薬剤についても必要性を再検討する必要があると考える。

処方の再設計の提案

- 薬局からは，処方薬のなかでバップフォーとトランコロン，デパスは口渇の副作用を有することをA消化器内科医に「淡海あさがおネット」にて報告し，処方変更の検討をお願いした。
- A消化器内科医から，現在の患者の落ち着きのない症状はドグマチールによるアカシジア症状であると診断された。口渇と食欲不振のために増量したドグマチールの影響でパーキンソン症状や認知度の低下が出現，これに対してメマリーが処方されるという「処方カスケード」の可能性があるので，B神経内科医と協議してドグマチールを減量し，メマリーも減量で様子をみるとの連絡があった。

こうした薬剤師を介した病診連携の話し合いにより以下のとおり，処方されていた11剤【追加されたメマリー含む】（17個/日内服）を10剤（12個/日服用）へ再設計を図った。

> 中止：2薬剤（トランコロン，ビオフェルミン）
> 減量：1薬剤（ドグマチール，メマリー）
> 変更：1薬剤（バップフォー）
> 追加・増量：2薬剤（ツムラ抑肝散，ロペミン）
> 継続：5薬剤

再設計後の処方せん

〈1回目の再設計の処方せん（9月30日）〉

A消化器内科医院	B総合病院　神経内科
① ブロプレス錠8mg 　（カンデサルタン シレキセチル）　　　1回1錠 ② エディロールカプセル0.75μg 　（エルデカルシトール）　　　　　　1回1Cap 　　　　　1日1回　朝食後　14日分 ③ ベタニス錠25mg 　（ミラベグロン）　　　　　　　　　　1回1錠 　　　　　1日1回　就寝前　14日分 ④ ドグマチール錠50mg 　（スルピリド）　　　　　　　　　　　1回1錠 　　　　　1日2回　朝夕食後　14日分 ⑤ パリエット錠10mg 　（ラベプラゾールナトリウム）　　　　1回1錠 　　　　　1日1回　就寝前　14日分 ⑥ ロペミンカプセル1mg 　（塩酸ロペラミド）　　　　　　　　1回1Cap 　　　　　1日2回　朝夕食後　14日分 〔頓用〕 ⑦ デパス錠0.25mg 　（エチゾラム）　　　　　　　　　　　1回1錠 　　　　　不安時　20回分	① メマリー錠5mg 　（メマンチン塩酸塩）　　　　　　　　1回1錠 　　　　　1日1回　朝食後　14日分

第Ⅱ部　ドグマチールの増量がもたらした処方カスケードの症例

⑧ ツムラ抑肝散エキス顆粒 2.5 g
　（抑肝散エキス）
　　　イライラする時（1日3回まで）　30回分
⑨ エネーボ配合経腸用液 250 mL
　　　　　　　　　食欲不振時　20回分

　その後，患者の口渇もなくなり，パーキンソン症状，アカシジア症状も改善したため，A消化器内科医とB神経内科医が協議した結果，徐々にメマリーを中止し，ドグマチールをさらに減量すると連絡があった．食欲も改善したことからデパス，エネーボも中止となり，2回目の処方の再設計は次の処方せんになった．

〈2回目の再設計の処方せん（2週間後）（10月14日）〉

A消化器内科医院	B総合病院　神経内科
① ブロプレス錠 8 mg 　（カンデサルタン シレキセチル）　1回1錠	処方なし　定期受診のみ
② エディロールカプセル 0.75 μg 　（エルデカルシトール）　1回1Cap 　　1日1回　朝食後　14日分	
③ ベタニス錠 25 mg 　（ミラベグロン）　1回1錠 　　1日1回　就寝前　14日分	
④ ドグマチール錠 50 mg 　（スルピリド）　1回1錠 　　1日1回　夕食後　14日分	
⑤ パリエット錠 10 mg 　（ラベプラゾールナトリウム）　1回1錠 　　1日1回　就寝前　14日分	
⑥ ロペミンカプセル 1 mg 　（塩酸ロペラミド）　1回1Cap 　　1日2回　朝夕食後　14日分 〔頓用〕	
⑦ ツムラ抑肝散エキス顆粒 2.5 g 　（抑肝散エキス） 　　イライラする時（1日3回まで）　30回分	

2回目の再設計の結果，11剤【追加されたメマリー含む】（17個/日内服）の処方が，7剤（8個/日内服）の処方となった。

> 中止：5薬剤（トランコロン，ビオフェルミン，デパス，
> 　　　エネーボ，メマリー）
> 減量：1薬剤（ドグマチール）
> 変更：1薬剤（バップフォー）
> 追加・増量：2薬剤（ツムラ抑肝散，ロペミン）
> 継続：3薬剤

本症例における処方の再設計のポイント

　高齢者に多い食欲不振。薬剤師として，「薬剤が誘因になっているのではないか」という観点が常に必要である。

　本症例では食欲不振の原因の一つが口渇であったことは，消化器内科医も認識していた。消化器内科医はドグマチールの唾液分泌促進作用にも期待してドグマチールを増量したが，足し算を考える医師に対して，薬剤師は引き算を提案すべきであったと考える。処方薬剤のなかに口渇を訴えるものがないのかを早い段階で示す必要があった。

　また，後の聞き取りで，患者はドグマチールを胃薬，食欲の出る薬との認識であったことが判明している。お薬手帳を持たずに神経内科を受診し，「胃腸薬を服薬している」と医師に説明はしたものの，ドグマチールを服用していることは伝えていなかったことがわかった。神経内科医はドグマチールの服薬・増量を認識しておらず，寡動（歩行中に手すりなどが目に入ると足がすくむ）や仮面様顔貌を抑うつ的と判断し，もの忘れなどの症状もあったため，メマリーの処方を開始したものと考える。

　本症例は，高齢者，高度の腎機能障害，低体重，そして脱水も加わっていたことにより，バップフォーやトランコロン，デパスにより口渇が出現し食欲不振となった。これに対してドグマチールを投与したため錐体外路症状が出現し，さらにメマリーの投与を開始したという処方カスケードであった。

　高齢者，腎機能障害，低体重の症例は薬剤代謝・排泄能力が低下しており，これに食欲不振が加わることで脱水となり，それまでは出てこなかった副作用が出現する（本症例も夏季の出来事であった）。薬剤師の目線で，病診連携

を橋渡しできればいいと考えている。

※処方カスケード：薬剤の副作用に対して別の処方がなされ，さらにその副作用に対して次の処方につながるという連鎖

【参考文献】

Kalisch LM, et al. The prescribing cascade. Aust Prescr. 2011；34（6）：162-166.

（西山順博，保井洋平）

memo

レベル ★☆☆

施設入所時の薬物調整により認知症が改善した症例

患者が持参した処方せん

〈最初の処方せん〉

A病院内科	B泌尿器科クリニック	C皮膚科医院
① アリセプトD錠5mg （ドネペジル塩酸塩） 1回1錠 1日1回　朝食後	① ハルナールD錠0.2mg （タムスロシン塩酸塩） 1回1錠 1日1回　朝食後	① ポララミン錠2mg （d-クロルフェニラミンマレイン酸塩） 1回1錠 1日3回　毎食後
② ツムラ抑肝散エキス2.5g （抑肝散エキス）　1回1包 1日3回　毎食前	② エビプロスタット配合錠DB （オオウメガサソウエキス・ハコヤナギエキス配合剤） 1回1錠 1日3回　毎食後	② クラリチン錠10mg （ロラタジン）　1回1錠 1日1回　朝食後
③ セロクエル錠25mg （クエチアピンフマル酸塩） 1回1錠 1日3回　毎食後	③ アボルブカプセル0.5mg （デュタステリド） 1回1Cap 1日1回　夕食後	③ 強力レスタミンコーチゾンコーワ軟膏 （ヒドロコルチゾン酢酸エステル・フラジオマイシン配合剤） 1日数回
④ ミカルディス錠40mg （テルミサルタン） 1回1錠 1日1回　朝食後		

病歴と症状

〈患者情報〉

患　者	84歳，男性。身長160cm，体重60kg。
家族歴	父が大腸がん，母が認知症。
サプリメント	なし。
嗜好歴	アルコールは機会飲酒程度。喫煙は20本／日を30年間，50歳頃まで。
アレルギー歴	甲殻類。
生活状況	・若いころは漁師をしていた。頑固な性格であったが，人情に厚く近所の人にも信頼されていた。8年前に妻と死別。長男夫婦は日中

仕事で不在になることが多い。
・高齢者総合機能評価：ADL；歩行は杖歩行，食事自立，着衣半介助，トイレ自立，入浴は半介助。IADL；ほぼ家族の介助あり，補聴器なし，眼鏡あり，部分入れ歯あり。認知機能；長谷川式簡易知能評価スケール（HDS-R）12点。要介護1；主介護者は長男夫婦，サービス利用；訪問看護なし，デイサービス・ショートステイ利用なし，ヘルパー介入は週3回。

〈既往歴〉
・虫垂炎手術（35歳）
・胆嚢炎手術（57歳）
・健診で高血圧を指摘。A病院内科で内服加療が開始（65歳）
・排尿障害でB泌尿器科クリニックを受診。前立腺肥大症と診断され治療開始（78歳）
・皮膚そう痒症でC皮膚科医院を受診。定期通院開始（79歳）
・物忘れがひどくなりA病院内科を受診。アルツハイマー型認知症と診断され治療開始（82歳）
・急性肺炎でA病院入院加療。入院中にせん妄があり，内服薬が追加された（83歳）

〈現病歴〉
・近隣のA病院内科，B泌尿器科クリニック，C皮膚科医院から処方を受けていた。長男夫婦と同居していたが，認知症悪化に伴い家族の介護負担が増えてきたために今回介護付き有料老人ホームに入所となった。数年前から排尿障害，口渇，ふらつきなどが強くなっていた。

入所時に薬の処方内容について，施設のスタッフから薬局に相談があった。

検査値

WBC 7,600/μL，RBC 450×10^4/μL，Hb 13.8g/dL，MCV 84.6fL，PLT 25.6×10^4/μL，BUN 16.8mg/dL，Cre 1.25mg/dL，Na 138mEq/L，K 2.4mEq/L，Cl 99mEq/L，T-bil 0.8mg/dL，AST 19U/L，ALT 14U/L，ALP 263U/L，血糖 102mg/dL，PSA 0.75ng/mL

処方薬剤の問題把握

〈保険薬局薬剤師による問題の把握〉

- 内服薬に関しては，合計9種類の内服薬が3カ所の医療機関より処方されていた。
- 内服薬管理は長男夫婦が行っており，内服はほぼできていた。しかし，内服する薬が多く家族は大変だと思っていた。家族は薬の減量を希望している。
- 本人からのさまざまな訴え（排尿障害，口渇，ふらつき）が認識能低下に伴うものではないかと家族は考えていたが，薬の副作用による可能性がある。
- 施設入所にあたり，生活環境が変化するため薬物調整が必要と考えられる。
- 急性肺炎の入院加療中にせん妄症状があり追加処方があったが，現在そのままの処方内容で継続されている。

処方解析と処方監査

1）医師の治療方針の推察

A病院内科：アルツハイマー型認知症の中核症状に対してアリセプト，周辺症状に対して抑肝散，クエチアピンが処方されている。高血圧に対してはミカルディスが処方されている。
B泌尿器科クリニック：前立腺肥大症に対して薬が処方されている。処方内容については数年変更ない。PSAの値は正常範囲内である。
C皮膚科医院：慢性皮膚そう痒症に対して内服薬，外用薬が処方されている。3年前から症状悪化でポララミンが追加処方されている。

2）処方されている各薬剤の検討

≫アリセプト

- アリセプトは，アセチルコリン（ACh）の加水分解酵素であるアセチルコリンエステラーゼ（AChE）を可逆的に阻害することにより，AChの分解を抑制し，脳内でのACh濃度を高めコリン作動性神経の神経伝達を促進するとされている。軽症から中等度の認知症患者の認知機能低下の進展を遅らせる薬剤として処方されている。重度に進行した認知症患者には処方継続によ

るメリットがほとんどない場合もある。また，中枢性コリンエステラーゼ阻害薬内服によって，失神・徐脈・骨折のリスクが上昇すると報告されている[1]。家族に話を聞くとアリセプト内服前後で認知症状に著変はみられていなかった。中止も検討したが，家族の強い処方継続希望がある。

➡抑肝散・セロクエル
・認知症の周辺症状に対して処方されていたと推測できる。急性肺炎の入院加療中に開始され，継続処方されていた。長期間の継続処方の必要性には乏しいとも考えられ，セロクエルによる過鎮静・転倒などのリスクを考えるとまずは減量を提案する方針とした。また，抑肝散には甘草が含有されており，低カリウム血症のリスクがある。低カリウム血症を認めるため，中止を提案する。

➡ミカルディス
・血圧は130/80mmHgを推移しており，過度の降圧状態ではないため継続可能と考えた。

➡ハルナール
・$α_1$遮断薬は，前立腺と膀胱頸部の平滑筋緊張に関係する$α_1$アドレナリン受容体を阻害して症状を軽減させる。起立性低血圧を起こすことがあり注意が必要である。いままで起立性低血圧の明らかなエピソードはないと考えられ，内服継続を提案する。

➡エビプロスタット
・植物エキス製剤であり，オオウメガサソウ・ハコヤナギ・セイヨウオキナグサ・スギナなどに由来するエキス成分が含まれている。前立腺肥大に対して処方されているが，効果について十分なエビデンスは揃っていない[2]。抗ヒスタミン薬中止により症状改善が期待できるため中止を検討する。

➡アボルブ
・デュタステリドは2種類の5α還元酵素（type1，type2）を阻害し，ジヒドロテストステロンの産生を抑制することで，前立腺縮小効果を示す。PSA値に影響を及ぼすため，前立腺がんの検索には注意が必要である。女性化乳

房，勃起不全・射精障害が副作用として考えられる。現在この患者には明らかな副作用は認めておらず，また内服中であることを考慮してもPSA値は正常範囲と考えられる。

▶ポララミン

- 第一世代抗ヒスタミン薬であり，慢性皮膚そう痒症に対して追加処方されている。抗コリン作用が強いため，排尿障害や認知機能悪化が考えられる。抗コリン作用を有する薬物を長期に内服することにより認知症発症リスクが増加の報告がある[3]。Beers criteria 2015では高齢者における潜在的に不適切な薬剤投与として第一世代抗ヒスタミン薬をあげている[4]。中止を提案する。

▶クラリチン

- 第二世代抗ヒスタミン薬であり，鎮静作用は他の薬と比較し少ないといわれている。ポララミン中止を検討しており，クラリチンは継続とし経過をみる方針とする。

処方の再設計の提案

- 排尿障害，口渇，ふらつきなどの症状について，第一世代抗ヒスタミン薬のポララミンの影響を考え中止を提案してみる。クラリチンに関しては，皮膚症状の経過をみて減量・中止を提案していく方針とした。
- 現在，認知症の周辺症状は安定しており，急性肺炎の入院加療時の環境変化や病状に伴う一過性のせん妄状態の関与が強かったのではないかと考えられた。軽度低カリウム血症を認めるため抑肝散を中止し，クエチアピンの減量を提案する。アリセプトに関しては，家族の強い希望もあり継続とするが，副作用を今後認める場合は中止も検討する。
- ポララミン内服中止によって排尿障害改善が期待できるため，処方の根拠に乏しいエビプロスタットの中止を提案する。

検討の結果，処方されていた内服薬9薬剤のうち以下の再設計を図った。

> 中止：3剤（ポララミン，エビプロスタット，抑肝散）
> 減量：1剤（セロクエル）
> 今後減量・中止を検討：2剤（アリセプト，クラリチン）

再設計後の処方せん

〈再設計の処方せん〉

D診療所
① アリセプトD錠5mg（ドネペジル塩酸塩）　　　　　1回1錠 　　　　　　　　　　　　　　　　　　　　　　1日1回　朝食後
② セロクエル錠25mg（クエチアピンフマル酸塩）　　　1回1錠 　　　　　　　　　　　　　　　　　　　　　　1日1回　就寝前
③ ミカルディス錠40mg（テルミサルタン）　　　　　　1回1錠
④ ハルナールD錠0.2mg（タムスロシン塩酸塩）　　　　1回1錠 　　　　　　　　　　　　　　　　　　　　　　1日1回　朝食後
⑤ アボルブカプセル0.5mg（デュタステリド）　　　　1回1Cap 　　　　　　　　　　　　　　　　　　　　　　1日1回　夕食後
⑥ クラリチン錠10mg（ロラタジン）　　　　　　　　　1回1錠 　　　　　　　　　　　　　　　　　　　　　　1日1回　朝食後
⑦ 強力レスタミンコーチゾンコーワ軟膏 　（ヒドロコルチゾン酢酸エステル・フラジオマイシン配合剤） 　　　　　　　　　　　　　　　　　　　　　　　　1日数回

施設の嘱託医であるD診療所医師に，上記処方提案について相談を行った。D診療所医師は以前より入所時の内服調整は積極的に行っている方であり，薬剤師の行った処方の再設計について理解を示してくれた。

> **本症例における処方の再設計のポイント**
>
> 　施設入所によってこまめに患者の状態を観察できるため，薬剤調整を行いやすくなることが多い。薬剤師が嘱託医や施設スタッフと連携し施設入所時にダイナミックに薬の調整を行うことができると考えられる。また食事内容も安定するため，食事療法で血圧・血糖値が改善する患者も経験する。
>
> 　薬価は約300円/日，約9,000円/月，約11万円/年の減額となった。施設入所費用の負担を考えるとこの薬価費用減額は有用と考える。

1日薬価の比較

初回処方		再設計後の処方	
薬剤名	1日薬価(円)	薬剤名	1日薬価(円)
アリセプトD錠5mg	300.6	アリセプトD錠5mg	300.6
ツムラ抑肝散エキス7.5g	85.5	セロクエル錠25mg	38.3
セロクエル錠25mg	114.9	ミカルディス錠40mg	115
ミカルディス錠40mg	115	ハルナールD錠0.2mg	121.6
ハルナールD錠0.2mg	121.6	アボルブカプセル0.5mg	210.6
エビプロスタット配合錠DB	128.7	クラリチン錠10mg	86.7
アボルブカプセル0.5mg	210.6		
ポララミン錠2mg	16.8		
クラリチン錠10mg	86.7		
	1,180.4		872.8円

処方変更　効果と変化のフォローアップ

　最終的にはほぼ提案どおりの処方内容となった。皮膚そう痒症に関しては，施設入所によりこまめに軟膏塗布を行ってもらうことで，症状の改善を認めた。頻尿，口渇症状もポララミン中止によって改善を認めた。認知症の周辺症状に関して悪化はみられず，施設での生活リズムにうまく適応できていると報告があった。家族も本人の訴えが少なくなり安心されていた。今後セロクエル，クラリチンの減量・中止について嘱託医と検討を行う予定である。

【参考文献】
1) Gill SS, et al. Syncope and its consequences in patients with dementia receiving

cholinesterase inhibitors ; a population-based cohort study. Arch Intern Med. 2009 ; 169
   (9) : 867-873.
2) 日本泌尿器科学会，編．前立腺肥大症診療ガイドライン．リッチヒルメディカル；2011.
3) Gray SL, et al. Cumulative use of strong anticholinergics and incident dementia ; a prospective cohort study. JAMA Intern Med. 2015 ; 175 (3) : 401-407.
4) The American Geriatrics Society 2015 Beers Criteria Update Expert Panel. American Geriatrics Society 2015 Updated Beers Criteria for Potentially Inappropriate Medication Use in Older Adults. J Am Geriatr Soc. 2015 ; 63 (11) : 2227-2246.

〔山本洋光，吉田英人〕

レベル ★★☆

NSAIDsが惹起した症例

患者が持参した処方せん

〈最初の処方せん〉

A内科	B整形外科
① アリセプト錠5mg （ドネペジル塩酸塩）　　　　1回1錠	① ロキソニン錠60mg （ロキソプロフェンナトリウム水和物）　1回1錠
② アムロジン錠5mg （アムロジピンベシル酸塩）　　1回1錠	② ムコスタ錠100mg （レバミピド）　　　　　　　　1回1錠 　　　　1日3回　毎食後　28日分
③ オルメテック錠20mg （オルメサルタンメドキソミル）　1回1錠	③ モーラステープL40mg （ケトプロフェン） 　　　　1日1回　腰に貼付　28枚
④ フルイトラン錠1mg （トリクロルメチアジド）　　　1回1錠	
⑤ バファリン配合錠A81 （アスピリン・ダイアルミネート）　1回1錠 　　　　1日1回　朝食後　28日分	
⑥ リスモダンR錠150mg （ジソピラミドリン酸塩）　　　1回1錠 　　　　1日1回　夕食後　28日分	
⑦ ガスター錠10mg （ファモチジン）　　　　　　　1回1錠 　　1日2回　朝食後・就寝前　28日分	
⑧ デパス錠0.5mg （エチゾラム）　　　　　　　　1回1錠 　　　　1日1回　就寝前　28日分	
⑨ メチコバール錠500μg （メコバラミン）　　　　　　　1回1錠	
⑩ ガスモチン錠5mg （モサプリドクエン酸塩水和物）　1回1錠	
⑪ マグミット錠330mg （酸化マグネシウム）　　　　　1回1錠 　　　　1日3回　毎食後　28日分	

病歴と症状

〈患者情報〉
患者 85歳，女性。身長152cm，体重45kg，中肉中背，通常の歩行。受け答えは明確で，顔貌も良好。物忘れは多いと本人から。

併用薬 お薬手帳から整形外科に通院しているとのことで，3つの薬が処方されている。

サプリメント なし。

嗜好歴 喫煙・飲酒なし。

〈既往歴〉
(本人からの説明)
・高血圧症（時期は不明）
・腰の痛み（3年前くらいから）

〈現病歴〉
・先月，引っ越してきて，近隣の中規模病院の外来に転院（同じ薬を処方された）。
・外来の診察時に「降圧薬を増やしたのに，血圧が下がらないな」と内科の主治医がつぶやいていたのを聞き，実際に降圧薬が増えていることに不安を感じている。
・現在も160～170/100～105mmHgを推移している（持参の血圧手帳には，外来診療時の血圧値や毎日測定している家庭血圧計による血圧値が記入されている）。
・整形外科には3年前から通院しだし，現在と同じ薬を継続使用。

検査値

1) 血液検査値
処方せんに臨床検査値の情報は記載されていなかった。

2) 腎機能
検査値が不明であるため評価ができないが，以下のように推測した。
① 年齢しかわからない場合（今回はこのケース）
若年者CCr100mL/min − [(年齢 − 25) × 1.0%]
85歳なので，CCr低下率は，(85 − 25) × 1.0% = 60%
よって，100mL/min − 100mL/min × 0.6 = 40mL/minとなり，中程度の腎機能低下が推測された。

②性別，年齢，血清クレアチニン値，体重がわかる場合
Cockcroft-Gaultの式を用いる。Cockcroft-Gaultの式は，18歳以上の成人に用い，乳児や小児，および60歳以上で筋肉量が極端に減った患者には用いない。また，体重と計算値が比例するため，肥満患者の場合は適正体重に換算してから式を用いるなどの配慮が必要となる。

男性CCr ＝ {(140 －年齢)×体重（kg)} / {72×血清クレアチニン（mg/dL)}
女性＝男性CCr×0.8

処方薬剤の問題把握

〈保険薬局薬剤師による問題の把握〉

- 14種類が処方されている。保険薬局のカウンターで対応した際に患者本人は「剤数も多く服用が大変だ」と不満を口にしていた。内科医からの処方は一包化で対応されている。しかし，本人は種類が多いと感じている。医師には遠慮があって言えないようだ。
- 複数の降圧薬が処方されているにもかかわらず血圧が高い。薬剤の相互作用に疑いをもった。
- 長期にわたるDo処方が行われている。
- 不必要な薬剤がありそうで漫然投与の可能性が高い。
- 年齢が85歳であり，おそらく腎機能が低下していると考えられる。可能ならば腎排泄型薬剤は避けたい。
- 症状と処方薬剤の乖離がありそうだ。

処方解析と処方監査

1）医師の治療方針の推察

A内科：認知症，高血圧症，うっ血性心不全，不整脈，胃粘膜保護，胃腸障害，入眠障害
B整形外科：腰痛

2）処方されている各薬剤の検討

≫ロキソニン
- 腎血流低下などによりナトリウム・水分貯留を来し，プロスタグランジンの血管拡張作用を抑制するため，血圧を上昇させるおそれがある。また，降圧薬の作用を減弱してしまう。本症例では，ロキソニンによって降圧薬の効果が弱められていると考えられる。
- 腎血流量を低下させてしまうため，腎機能を悪化させてしまうおそれがある。
- 整形外科で治療中の腰痛は改善傾向ということだったので，内服薬のロキソニンを疼痛時の頓服あるいは中止という提案を行い，モーラステープは継続した処方にする。

≫ムコスタ
- ロキソニンの副作用防止目的のための処方なので，ロキソニンが中止されれば，一緒に中止可能。

ガスモチン
- 何年か前，胃の調子がわるいと言ったら出してくれたが，調子が良いのにまだ飲まなくてはいけないのか（患者からの質問）。
- アリセプト錠およびバファリン配合錠を服用しているので胃の副作用が心配だが，ガスモチンを中止してみて様子をみてはどうだろう（ロキソニンも常用しなくなれば，さらに必要性はなくなる）。

ガスター
- 胃の不調を訴えたときに，ガスモチンと一緒に処方された。こちらもガスモチン同様に中止か減量できないか。
- また，必要な場合であってもガスターは腎排泄型H_2ブロッカーであるので，CCrに従った減量を実施するか，肝代謝型H_2ブロッカーのプロテカジンや，PPIへの変更はできないか。

リスモダンR
- 日本版ビアーズ基準では，高齢者に対して，ジソピラミドの使用を避けることが望ましい理由として，腎機能低下，催不整脈作用，心機能抑制，心不全，抗コリン作用，低血糖があげられている。

- 患者の腎機能の検査値は不明であるが，85歳の年齢から推察すると低下していると考えられる。「腎機能低下時に最も注意の必要な薬剤投与量一覧」（日本腎臓病薬物療法学会）では「ジソピラミド徐放製剤は，用量調節不可のため，推奨しない」となっている。

```
ジソピラミド投与量
    20 ≦ CCr ＜ 50 mL/min    150～200 mg/分1～2
    CCr ＜ 20 mL/min          100 mg/分1
    HD，PD                    100 mg/分1
```

- CCr値に基づく投薬量調整が必要となるが，高齢者は血清クレアチニン値が正常範囲であっても，腎機能は低下している（ジソピラミドの腎排泄率＝65%）。
- リスモダンRは，腎排泄型であるので，CCrに従った減量が必要であるが，徐放製剤であるリスモダンRでは調節ができない。
- 患者との会話では，口渇（＋），便秘（＋）があることがわかったので，リスモダンRの副作用（抗コリン作用）が発現していると考えられた。代替薬剤としてヘルベッサーを考えたい。

➥メチコバール
- 一包化にする前は，よく飲み忘れていたが，「飲んでも飲まなくても症状の違いが実感できない」と患者本人からの話があった。
- ただ，「いつものように出しておきますね」と言われてもらっていた。

➥デパス
- 本人は「必要ない，精神薬は嫌だ」と言っている。飲んだり飲まなかったりしている。
- 医師に遠慮して，必要ないと言えず，漫然と処方されている。
- もともと0.5mgで量も少なく，服用したりしなかったりの状況であり，中止する。

≫マグミット
- 抗コリン作用の強いリスモダンRの減量や変更によって，便秘症状が和らぎ，マグミットも減らせる可能性がある。

・高齢者の長期連用による高マグネシウム血症も注意したい。

処方の再設計の提案

第1に，持参された処方せんに関してさまざまな問題を検討し，薬剤師の視点から処方の再設計を試みた。

- ロキソニンを疼痛時のみの頓用にし，服用していないときの痛みについて経過観察する。次回の外来までに1カ月間様子をみる。
- ムコスタは，ロキソニンを服用するときに服用するようにする。
- ガスモチンは中止にする。
- ガスターはプロテカジンに変更する。
- リスモダンRをヘルベッサーに変更する。
- メチコバールは中止にする。
- デパスは中止にする。
- マグミットは，リスモダンRがヘルベッサーに変更された場合，抗コリン作用の影響がどの程度になるか経過をみることにする。影響が弱くなれば，便秘時のみの頓用にして経過観察とする。次回の外来までに1カ月間様子をみるとする。

検討の結果，処方されていた14薬剤のうち以下の再設計を図った。

> 中止：3薬剤（デパス，メチコバール，ガスモチン）
> 減量：3薬剤（ロキソニン，ムコスタ，マグミット）
> 変更：2薬剤（ガスター，リスモダンR）
> 継続：6薬剤

再設計後の処方せん

〈1回目の再設計の処方せん〉

A内科	B整形外科
① アリセプト錠5mg 　（ドネペジル塩酸塩）　　　　1回1錠 ② アムロジン錠5mg 　（アムロジピンベシル酸塩）　1回1錠 ③ オルメテック錠20mg 　（オルメサルタンメドキソミル）1回1錠 ④ フルイトラン錠1mg 　（トリクロルメチアジド）　　1回1錠 ⑤ バファリン配合錠A81 　（アスピリン・ダイアルミネート）1回1錠 　　<u>1日1回　朝食後　28日分</u> ⑥ ヘルベッサー錠30 　（ジルチアゼム塩酸塩）　　　1回2錠 　　<u>1日2回　朝夕食後　28日分</u> ⑦ プロテカジン錠5 　（ラフチジン）　　　　　　　1回1錠 　　<u>1日1回　夕食後　28日分</u> ⑧ マグミット錠330mg 　（酸化マグネシウム）　　　　1回1錠 　　<u>便秘時服用　20回分</u>	［頓用］ ① ロキソニン錠60mg 　（ロキソプロフェンナトリウム水和物）1回1錠 ② ムコスタ錠100mg 　（レバミピド）　　　　　　　1回1錠 　　<u>1日1回　20回分</u> ③ モーラステープL40mg 　（ケトプロフェン） 　　<u>1日1回　腰に貼付　28枚</u>

　上記の提案を，A内科とB外科の処方医に処方監査の詳細な理由と文献（資料と添付文書など）を添えてファクスで送信した。その際に，「疑義照会」という言葉は一切使用しなかった。鏡文には「14種類の薬剤が処方されており，患者さんから相談を受けたので，処方されている薬剤について整理してみました。ご検討いただけたら幸いです」と書いた。

再度の処方設計

　上記の処方の再設計をファクス送信した後，患者本人が持参した処方せんでは，内科医および外科医からの処方は提案した再設計の内容どおりになっていた。患者は月に1回の通院で処方変更後の変化が心配であったため，2週間後

に保険薬局に立ち寄って様子を聞かせてほしいと頼み，処方変更後のフォローアップを行った。
　患者は依頼したとおりに薬局に来て，家庭用血圧計で測定した血圧がおおむね140〜145/85〜90mmHg程度まで低下していたことを確認した。患者本人から，腰痛に関しては1カ月間にロキソニンの服用はなく，モーラステープのみで対応したことを聞き出した。血圧の低下はロキソニンを事実上中止したことによる効果と考えられた。患者本人から，便秘に関しては心配なのでマグミットを1週間に2回服用したが，以前よりもかなり便秘が軽減した，という話を聞き出した。患者の話から，デパス，メチコバール，ガスモチンの3薬剤の中止の影響は全くなかったと考えられた。
　前回の処方の再設計のときには内科医および外科医にファクス送信を行い，その後電話で薬剤や患者の希望などについて話をしていたので，コミュニケーションは比較的良好な状況であった。今回，再度の処方設計の提案では，昼休みの時間帯に主治医の内科医に電話して説明した。その結果，ロキソニンとムコスタを中止し，降圧薬はオルメテックとフルイトランのみで，アムロジンは中止とする，という返事をいただいた。患者からは胃の調子に特に問題はない，という話であったので，プロテカジンも中止とする提案をして主治医から了解を得た。リスモダンRからヘルベッサーに変えた影響で口渇はほとんどなくなり，便秘もマグミットの頓服で対応可能になった。
　最終的に，主治医は再度の処方の再設計案を理解してくれて，さらに処方内容が変更された。

〈2回目の再設計の処方せん〉

A内科	B整形外科
① アリセプト錠5mg 　（ドネペジル塩酸塩）　　　　1回1錠	① モーラステープL 40mg 　（ケトプロフェン） 　　　　　1日1回　腰に貼付　28枚
② オルメテック錠20mg 　（オルメサルタンメドキソミル）　1回1錠	
③ フルイトラン錠1mg 　（トリクロルメチアジド）　　　1回1錠	
④ バファリン配合錠A81 　（アスピリン・ダイアルミネート）1回1錠 　　　　1日1回　朝食後　28日分	
⑤ ヘルベッサー錠30 　（ジルチアゼム塩酸塩）　　　　1回1錠 　　　　1日2回　朝夕食後　28日分	
［頓用］ ⑥ マグミット錠330mg 　（酸化マグネシウム）　　　　　1回1錠 　　　　便秘時服用　10回分	

本症例における処方の再設計のポイント

　本症例は，NSAIDs（ロキソニン）服用によるプロスタグランジン合成阻害作用に基づく腎血流低下等によりナトリウム・水分貯留（浮腫）を来し，プロスタグランジンの血管拡張作用を抑制するため，血圧が高かった本患者の血圧を高くしてしまい，複数の降圧薬服用を招いてしまっていた。整形外科医からロキソニンが処方されていたが，内科の主治医は患者がロキソニンを服用していたことを知らなかった。たとえ知っていてもロキソニンが降圧薬の血圧降下作用を強固に阻害していることは気づかなかったかもしれない。ロキソニンを中止することで，降圧薬を減らすことができ，同時に胃粘膜保護のための複数の薬剤（ムコスタ，プロテカジン）を減らすことができた。

　日本版ビアーズ基準ではリスモダン（ジソピラミド）は高齢者には避けることが望ましい薬剤になっており，代替薬であるヘルベッサーに変更することで抗コリン作用をなくして腸管蠕動を抑制せず下剤を頓用にできた（高マグネシウム血症の危険性も避けられた）。

　本症例は，入院中に処方された不要な薬剤の整理に加えて，今まで処方されていた薬剤の整理も合わせて行うことができた。また薬剤費に関しても，

変更前809.1円が変更後531.7円と多少なりとも節約することに成功した。1日あたり270円程度ではあるが，月では8,100円，年間では97,200円と決して無視できない金額である。

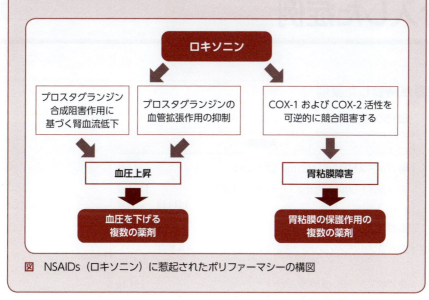

図　NSAIDs（ロキソニン）に惹起されたポリファーマシーの構図

（平野道夫，今井博久）

レベル ★★★

入院中の寝たきり患者に介入した症例

患者が持参した薬剤

〈最初の処方せん〉

A病院	
① バイアスピリン錠100mg（アスピリン）	1回1錠
② シンメトレル錠50mg（アマンタジン塩酸塩）	1回1錠
1日1回　朝食後	
③ ガスコン錠40mg（ジメチコン）	1回2錠
④ ムコソルバンシロップ3mg/mL（アンブロキソール塩酸塩）	
	1回5mL
⑤ ビオフェルミン配合散（ラクトミン）	1回3g
⑥ リオレサール錠5mg（バクロフェン）	1回1錠
⑦ パントシン散20％（パンテチン）	1回3g
⑧ ツムラ大建中湯エキス顆粒2.5g（大建中湯エキス）	1回1包
1日3回　毎食後	
⑨ タケプロンOD錠15mg（ランソプラゾール）	
	1回1錠
⑩ レクサプロ錠10mg（エスシタロプラムシュウ酸塩）	1回1錠
⑪ ロヒプノール錠1mg（フルニトラゼパム）	1回1錠
⑫ ワーファリン錠1mg（ワルファリンカリウム）	1回1.5錠
⑬ プルゼニド錠12mg（センノシド）	1回2錠
1日1回　夕食後	
⑭ プレドニン錠5mg（プレドニゾロン）	1回2錠
1日2回　朝夕食後	

病歴と症状

〈患者情報〉

患者	72歳，男性。身長155cm，体重45.0kg。
家族歴	なし。
サプリメント	なし。
嗜好歴	喫煙・飲酒なし。
アレルギー歴	特記事項なし。
生活状況	妻と二人暮らしであった。平成26年に脳梗塞を発症し，軽度の右半身運動障害が残存していたが，杖歩行可能であった。

〈既往歴〉

- 脳梗塞，軽度右半身運動障害（71歳）
- 胸部大動脈瘤ステント挿入術，腋窩動脈バイパス術，左鎖骨下動脈閉塞術施行。術後脊髄梗塞発症（四肢痙性麻痺，膀胱直腸障害）。水疱性類天疱瘡（72歳）

〈現病歴〉

- 平成27年3月胸部大動脈瘤，左内頸動脈高度狭窄を指摘され，胸部大動脈瘤ステント挿入術，腋窩動脈バイパス術，左鎖骨下動脈閉塞術施行。術後脊髄梗塞発症（四肢痙性麻痺，膀胱直腸障害）。平成27年4月リハビリ目的で他院へ転院。平成27年11月水疱性類天疱瘡発症。平成27年12月継続治療目的で当院入院となる。介護度5。

検査値

WBC 8,500/μL，RBC 383×10^4/μL，Hb 13.0g/dL，Cr 0.76mg/dL，BUN 24mg/dL，Na 134mEq/L，K 4.5mEq/L，PT（INR）2.92

処方薬剤の問題把握

〈病院薬剤師による問題の把握〉

- 合計14種類の薬剤が処方されている。
- 高齢，寝たきり状態であり，多剤処方を改善したい。
- 深部静脈血栓に対してワーファリン，バイアスピリン併用，PT（INR）2.92と高値。出血リスクを軽減し，PT（INR）は1.6〜2.6程度としたい。

- サブイレウスを発症したこことから，ガスコン，パントシン散，ビオフェルミン散，大建中湯，プルゼニドを併用。排便コントロールに留意しながら，薬剤の減量・中止を検討したい。
- 夜間不眠・不安に対してロヒプノール，レクサプロ併用。睡眠状況を把握しながら，薬剤の減量・中止を検討したい。
- 嚥下障害による誤嚥防止にシンメトレル服用。せん妄を引き起こす可能性もあり，中止を検討したい。
- 嚥下障害による去痰にムコソルバン服用。必要性を検討したい。
- 脊髄梗塞による痙性麻痺にリオレサール服用。必要性を検討したい。
- 水疱性類天疱瘡に対してプレドニン服用。症状を観察しながら，徐々に減量したい。

処方解析と処方監査

処方されている各薬剤の検討

バイアスピリン
- 脳梗塞の再発予防に用いられていると考えるが，深部静脈血栓症に対してワーファリンを使用しており，出血リスクが高い状態である。貧血などの出血症状に注意しながら，使用を継続する方針とした。

シンメトレル
- 脳梗塞後遺症に伴う意欲・自発性低下の改善もしくは嚥下障害による誤嚥性肺炎の予防に用いられていると考えられるが，高齢者では副作用（興奮，見当識障害，幻覚，妄想，錯乱など）が現れやすく注意が必要である[1]。
- 本症例では入院時，誤嚥性肺炎が認められたため，誤嚥性肺炎の予防効果は弱いと判断し，中止すべきと考えた。また，寝たきり患者に対する予防効果のエビデンスもない[2]。

ガスコン
- 腹部膨満に用いられていると考えられる。本症例では入院時の腹部レントゲンにて多量のガス貯留が認められたため，継続の方針とした。ただし，排便コントロールによりガスが減少すれば，中止を検討する。

ムコソルバン
- 去痰目的で使用されているが，誤嚥性肺炎や痰の状況を判断しながら，徐々に減量・中止を検討する。

ビオフェルミン
- サブイレウスの既往にて使用されていると考えられるが，排便コントロールの状況を判断しながら，減量・中止を検討する。

リオレサール
- 痙性麻痺には有効な薬剤である。しかし，本症例において効果があるかの判断が必要である。
- 長期連用中に急に中止すると，幻覚，せん妄，錯乱，興奮，痙攣などを発現するおそれがあるので，徐々に減量する。

パントシン
- サブイレウスに使用されているが，イレウス改善効果は弱いと考えられるため，中止を検討する。

大建中湯
- イレウスに有効であるとする報告もあり継続してもよいが，排便コントロール，腹部症状が改善していけば，中止を検討する。

≫タケプロン
- ワーファリン，バイアスピリン服用中であり，消化管出血の防止に使用されていると考えられるため，継続投与の方針とした。

レクサプロ
- 夜間不眠，不安に対して使用されているが，軽症のうつ病での抗うつ薬の効果は懐疑的である[3]。有効性を判断しながら，中止を検討する。

ロヒプノール
- 夜間不眠・不安に対して使用されているが，半減期が長く，長時間にわたり鎮静作用を示し，せん妄を引き起こす可能性もあるため[4]，中止もしくは短

〜超短時間型のBZ系薬剤へ変更する[1]。

▶▶ ワーファリン
- 深部静脈血栓に使用されている。継続投与が望ましいと考える。ただし、用量はPT（INR）を定期的に測定し、適宜変更する。

▶ プルゼニド
- サブイレウスに使用されているが、連用による耐性の増大などにより効果が減弱するため、長期間の連用は避ける[1]。

▶▶ プレドニン
- 水疱性類天疱瘡に対して使用されており、継続投与が望ましいと考える。ただし、徐々に減量し、5mgを維持量とする。

処方の再設計の提案

今回の入院を契機に、副作用が出ている可能性のある薬剤や潜在的に不適切な薬剤について処方提案を行うこととし、以下の再設計を考案した。
- ロヒプノールにより長期間の鎮静を起こしている可能性があり、短・超短時間型のBZ系薬剤へ変更を提案する。
- シンメトレルによりせん妄を引き起こす可能性があり、中止を提案する。
- レクサプロの効果が不明であり、徐々に減量・中止を提案する。
- ガスコン、ビオフェルミン、大建中湯、パントシン、プルゼニドは排便、腸管ガスの状態を判断しながら、変更・中止を提案する。

検討の結果、処方されていた14薬剤のうち以下の再設計を図った。

中止：4薬剤（シンメトレル，パントシン，大建中湯，ビオフェルミン）
減量：1薬剤（レクサプロ）
変更：2薬剤（ロヒプノール，プルゼニド）
今後減量・中止を検討する：3薬剤（リオレサール，ガスコン，ムコソルバン）
継続：4薬剤

再設計後の処方せん

〈1回目の再設計の処方せん〉

A病院
① バイアスピリン錠100mg（アスピリン）　　　　　1回1錠
② タケプロンOD錠15mg（ランソプラゾール）　　　1回1錠
1日1回　朝食後
③ プレドニン錠5mg（プレドニゾロン）　　　　　　1回2錠
1日2回　朝夕食後
④ ガスコン錠40mg（ジメチコン）　　　　　　　　 1回2錠
⑤ ムコソルバンシロップ3mg/mL（アンブロキソール塩酸塩）1回5mL
⑥ リオレサール錠5mg（バクロフェン）　　　　　　1回1錠
1日3回　毎食後
⑦ レクサプロ錠10mg（エスシタロプラムシュウ酸塩）1回0.5錠
⑧ マグミット錠330mg（酸化マグネシウム）　　　　1回4錠
⑨ レンドルミン錠0.25mg（ブロチゾラム）　　　　　1回1錠
⑩ ワーファリン錠1mg（ワルファリンカリウム）　 1回1.5錠
1日1回　夕食後

　上記の院内類似処方を，入院時に使用している薬剤鑑別報告書（第Ⅳ部参照）に記入し，再設計について直接，主治医と協議した。

再度の処方設計

入院後，約1カ月間に睡眠・不安症状が落ちついたことからレクサプロの中止，腸管ガス減少やイレウス症状がないことから，ガスコンの中止を提案する。また，医師からリオレサールも減量して様子をみたいとのことから，リオレサールが減量となる。さらに，痰の量が少ないことから，ムコソルバンが中止となる。

〈2回目の再設計の処方せん〉

A病院	
① プレドニン錠5mg（プレドニゾロン）	1回4錠
② バイアスピリン錠100mg（アスピリン）	1回1錠
③ タケプロンOD錠15mg（ランソプラゾール）	1回1錠
	1日1回　朝食後
④ マグミット錠330mg（酸化マグネシウム）	1回4錠
⑤ レンドルミン錠0.25mg（ブロチゾラム）	1回1錠
⑥ ワーファリン錠1mg（ワルファリンカリウム）	1回1.5錠
⑦ リオレサール錠5mg（バクロフェン）	1回1錠
	1日1回　夕食後

再度の処方設計

入院後，約2カ月，排便コントロールは問題なく経過する。レンドルミンを超短時間型のマイスリーへ変更提案する。リオレサールの減量による症状変化がないことから，リオレサール錠は中止となる。また，貧血が認められたことからバイアスピリンも中止となる。さらに，水疱性類天疱瘡の悪化を認めないことから，プレドニンの減量を提案する。

〈3回目の再設計の処方せん〉

A病院	
① プレドニン錠5mg（プレドニゾロン）	1回3錠
② タケプロンOD錠15mg（ランソプラゾール）	1回1錠
	1日1回　朝食後
③ マグミット錠330mg（酸化マグネシウム）	1回4錠
④ マイスリー錠5mg（ゾルピデム酒石酸塩）	1回1錠
⑤ ワーファリン錠1mg（ワルファリンカリウム）	1回2錠
	1日1回　夕食後

再度の処方設計

　入院後，約3カ月，睡眠状況は本人および看護師から話を聞き特に問題ないことから，マイスリーを減量後に中止する。排便回数が多く，泥状便となっていることから，マグミットの中止を提案する。

〈4回目の再設計の処方せん〉

A病院	
① プレドニン錠5mg（プレドニゾロン）	1回3錠
② タケプロンOD錠15mg（ランソプラゾール）	1回1錠
	1日1回　朝食後
③ ワーファリン錠1mg（ワルファリンカリウム）	1回2錠
	1日1回　夕食後

本症例における処方の再設計のポイント

　本症例は，夜間の不眠・不安の改善目的でロヒプノールとレクサプロが併用されているが，過鎮静を起こす可能性がある。また，誤嚥性肺炎の予防目的でシンメトレルが使用されていたことにより，せん妄を起こす可能性もある。さらに，イレウスの防止目的でガスコン，ビオフェルミン，大建中湯，パントシン，プルゼニドの多剤投与が行われている。腸管ガスや排便コントロールに注意しながら，徐々に薬剤を変更・中止していく必要があった。

　また，本症例は，胸部大動脈瘤ステント挿入術，腋窩動脈バイパス術，左鎖骨下動脈閉塞術の術後脊髄梗塞発症（四肢痙性麻痺，膀胱直腸障害），さらに，水疱性類天疱瘡を併発し，多剤服用となった症例である。状態的にも夜間の不眠・不安，サブイレウス，深部静脈血栓などがあり，薬剤を減量・中止するには慎重を要する症例であった。しかし，現状の処方をそのまま継続してしまうと，今後さまざまな問題が起こる可能性があるため，状態に注意しながら，可能な限り減量・中止を提案した。本症例のように，高齢者では多疾患を併発することで多剤投与となる患者も多いと考えられる。今回は，約3カ月間かけて徐々に変更を提案することで，かなり服用薬剤数を減量することが可能となった。このような症例は，医師と薬剤師が協力して，多剤処方の適正化に取り組む必要がある。

　本症例の薬剤費に関しては，変更前817.6円が変更後137.3円と1日あたり680.3円，年間では248,309.5円とかなりの削減効果があった。

1日薬価の比較

初回処方		再設計後の処方	
薬剤名	1日薬価(円)	薬剤名	1日薬価(円)
バイアスピリン錠100mg	5.6	タケプロンOD錠15mg	89.3
シンメトレル錠50mg	28.6	ワーファリン錠1mg	19.2
ガスコン錠40mg	33.6	プレドニン錠5mg	28.8
ムコソルバンシロップ0.3%	168		
ビオフェルミン配合散	18.6		
リオレサール錠5mg	54.6		
パントシン散20%	51		
ツムラ大建中湯エキス顆粒2.5g	72		
タケプロンOD錠15mg	89.3		
レクサプロ錠10mg	218.1		
ロヒプノール錠1mg	14.2		
ワーファリン錠1mg	14.4		
プルゼニド錠12mg	11.2		
プレドニン錠5mg	38.4		
	817.6		137.3

処方変更　効果と変化のフォローアップ

　薬剤変更後においてもイレウス・排便コントロールの悪化には注意が必要である．また，ワーファリンによる出血予防のためにも定期的なPT（INR）測定が必要である．今後，水疱性類天疱瘡の状態をみながら，プレドニンの減量を実施していく．

【参考文献】
1) 今井博久，福島紀子，編．これだけは気をつけたい高齢者への薬剤処方．医学書院；2014．
2) Nakagawa T, et al. Amantadine and pneumonia. Lancet. 1999；353（9159）：1157.
3) Fournier JC, et al. Antidepressant drug effects and depression severity：a patient-level meta-analysis. JAMA. 2010；303（1）：47-53.
4) 薬物療法検討小委員会（委員長：八田耕太郎），編．せん妄の治療指針―日本総合病院精神医学会治療指針1．星和書店；2005．

（安藤哲信，渡辺智康）

NSAIDsとワソランによる心不全の症例

レベル ★★★

患者が持参した処方せん

〈最初の処方せん〉

A病院	
① アルファロールカプセル0.5μg（アルファカルシドール）	1回1Cap
② ラシックス錠20mg（フロセミド）	1回1錠
③ アルダクトンA錠25mg（スピロノラクトン）	1回1錠
④ モービック錠5mg（メロキシカム）	1回1錠
	1日1回　朝食後
⑤ ワソラン錠40mg（ベラパミル塩酸塩）	1回1錠
	1日2回　朝夕食後
⑥ タケプロンOD錠15mg（ランソプラゾール）	1回1錠
⑦ ワーファリン錠1mg（ワルファリンカリウム）	1回1錠
⑧ プルゼニド錠12mg（センノシド）	1回2錠
	1日1回　夕食後

病歴と症状

〈患者情報〉

患　者　83歳，女性。身長141㎝，体重32.9kg。
サプリメント　なし。
嗜好歴　喫煙・飲酒なし。
アレルギー歴　なし。
家族歴　なし。
生活状況　夫と二人暮らしであった。うっ血性心不全にて近医通院していたが，平成2X年3月・4月に心疾患にて総合病院へ入院。同年9月左とう骨骨折，食欲不振，意欲低下にて再入院。治療後，認知症の進行とADL低下にて在宅困難となる。他施設を経て現在の介護老人福祉施

設へ入所となる。要介護度5。

〈既往歴〉
- 脳梗塞（70歳代）
- うっ血性心不全，心房細動，僧房弁閉鎖不全症（70歳代〜）
- 弛緩性神経因性膀胱（バルンカテーテル），左どう骨骨折（80歳）
- 特別養護老人福祉施設に入所（82歳）

〈現病歴〉
- 摂食不良，血尿があり当院受診。急性腎盂腎炎とうっ血性心不全の増悪にて入院となる。

検査値

WBC 14,100/μL，RBC 324×10^4/μL，Hb 10.8g/dL，CRP 16.6mg/dL，Cr 1.18mg/dL，BUN 49mg/dL，Na 129mEq/L，K 5.6mEq/L，PT (INR) 1.9，NT-proBNP 15343pg/mL
診察所見：HR 92/min

処方薬剤の問題把握

〈病院薬剤師による問題の把握〉
- 合計8種類の薬剤が処方されている。
- 高齢，ほぼ寝たきり状態であり，多剤処方を改善したい。
- 腎機能が低下しており，高カリウム血症であることから，薬剤の中止・変更を検討したい。
- うっ血性心不全患者へワソラン錠が処方されており，変更を検討したい。

処方解析と処方監査

処方されている各薬剤の検討

▶アルファロール

- 骨折の既往があることから，骨折予防で処方されていると考えられた。わが国のガイドライン[1]では，アルファカルシドールの骨密度に対する効果は軽

微である（グレードB）。椎体骨折，非椎体骨折の骨折抑制効果はグレードB，大腿骨近位部骨折予防効果ではグレードCとなっている。ほぼベッド上で過ごしていることから，漫然と使用すべきでないと考える。どうしても骨折予防にビタミンDが必要ならばエルデカルシトールを投与すべきである。

▶アルダクトンA
・うっ血性心不全による水分貯留を軽減するための利尿目的での処方と考えられる。しかし，腎機能低下患者では高カリウム血症に注意が必要な薬剤である。本症例では入院時の検査値K 5.6 mEq/Lと高カリウム血症であり，禁忌となる。いったん，中止すべき薬剤である。

▶モービック
・NSAIDsの長期投与はCOX阻害作用による腎不全，高血圧症，心不全を引き起こす可能性があり，漫然とした使用は避けるべきである。本症例では腎障害，うっ血性心不全患者であり，さらに，利尿薬を併用していることから腎機能障害の危険性を増大させている可能性があり，中止すべき薬剤である。
・メロキシカムは，ワーファリンのような蛋白結合率の高い薬剤を血漿蛋白から遊離させて出血傾向を増強するおそれもある。

▶ワソラン
・心房細動の既往があることから，心拍コントロール目的で投与されていると考えられる。ベラパミルは以下の危険性が懸念されることから，高齢者では避けるのが望ましい[2]。
・肝代謝：高齢になるに従い，ベラパミルの代謝能が低下するため，血中濃度が上昇しやすい。
・催不整脈作用：高齢者では洞結節や房室結節などの刺激伝導系の機能も低下している可能性があり，徐脈，洞停止，房室ブロック，心室内伝導遅延を来すことがある。
・心機能抑制，心不全：ベラパミルは陰性変力作用がある。高齢者は高血圧や心筋虚血を合併していることが多く，潜在的に心機能が低下していることもあり，心不全を発現することがしばしばある。本症例では，すでにうっ血性心不全であることから，変更を検討すべき薬剤である。

➥タケプロン

- ワーファリンを服用しており，消化管出血のリスクが高いと判断し，継続使用の方針とした。ただし，ワーファリン併用により出血イベントの発症が高くなる傾向があったとの報告もあり[3]注意が必要である。消化性潰瘍の既往歴がないことから，今後中止を検討する。

≫ワーファリン

- 心房細動であり，CHADS$_2$スコア5点の症例であるため，わが国のガイドライン[4]においても抗凝固薬の使用が推奨されていることから，継続使用の方針とした。

処方の再設計の提案

今回の入院を契機に，副作用が出ている可能性のある薬剤や潜在的に不適切な薬剤について処方提案を行うこととし，以下の再設計を考案した。

- ワソランにより，うっ血性心不全をさらに悪化させる可能性があり，ヘルベッサーまたはハーフジゴキシンへの変更を提案する。ただし，ハーフジゴキシンへ変更する場合は，アルファロールの高カルシウム血症によるジギタリス中毒に注意が必要である。
- カリウムが高値であり，アルダクトンAの中止を提案する。
- 腎機能障害があるのでモービックの中止を提案する。
- ハーフジゴキシンへの変更の際には，アルファロールの中止を検討する。ただし，ハーフジゴキシンは腎排泄型であり，血中濃度の上昇に注意する。
- プルゼニドは，排便状況を確認しながら頓服投与への変更を検討する。

検討の結果，処方されていた8薬剤のうち以下の再設計を図った。

> 中止：4薬剤（アルダクトンA，モービック，アルファロール，プルゼニド）
> 変更：1薬剤（ワソラン）
> 今後中止を検討する：1薬剤（タケプロンOD）
> 継続：2薬剤

再設計後の処方せん

〈再設計の処方せん〉

A病院
① ラシックス錠20mg（フロセミド）　　1回1錠 　　　　　　　　　　　　　　　　1日1回　朝食後
② ハーフジゴキシン錠0.125mg（ジゴキシン）　1回0.5錠 　　　　　　　　　　　　　　　　2日1回　朝食後
③ タケプロンOD錠15mg（ランソプラゾール）　1回1錠
④ ワーファリン錠1mg（ワルファリンカリウム）　1回0.5錠 　　　　　　　　　　　　　　　　1日1回　夕食後

上記の提案を，入院時に使用している薬剤鑑別報告書（第Ⅳ部参照）に記入し，再設計について直接，主治医と協議した。

本症例における処方の再設計のポイント

本症例は，心房細動におけるレートコントロール目的でワソランが使用されていたことにより，心不全を悪化させていた可能性がある。また，モービックによるプロスタグランジン合成阻害に基づく腎血流低下などにより，ナトリウム・水分貯留を来し，さらに，腎障害・心不全の増悪を起こした可能性があった。腎機能悪化により，心不全の利尿目的で処方されていたアルダクトンAによる高カリウム血症を誘発していた。

薬剤費に関しては，変更前235円が変更後106.1円と約半額となった。もともとの1日薬価が安価であるため，薬剤費の削減効果としては少ないが，副作用が発現した場合の医療費の削減効果は多大なものになると考える。

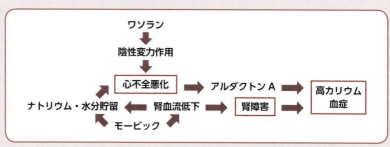

図　NSAIDsとワソランによる心不全悪化・腎障害に伴う高カリウム血症

1日薬価の比較

初回処方		再設計後の処方	
薬剤名	1日薬価(円)	薬剤名	1日薬価(円)
アルファロールカプセル0.5μg	42.1	ラシックス錠20mg	9.6
ラシックス錠20mg	9.6	ハーフジゴキシン錠0.125mg	2.4
アルダクトンA錠25mg	21.8	タケプロンOD錠15mg	89.3
モービック錠5mg	37.2	ワーファリン錠1mg	4.8
ワソラン錠40mg	14.2		
タケプロンOD錠15mg	89.3		
ワーファリン錠1mg	9.6		
プルゼニド錠12mg	11.2		
	235		106.1

処方変更　効果と変化のフォローアップ

　入院時の薬剤鑑別報告書を利用することで薬剤師の提案どおりの処方となった。薬剤中止後，心拍数コントロール，心不全の悪化はなく，利尿薬もラシックスのみでコントロールできた。さらに，腎機能はクレアチニン値＝0.39mg/dLに改善し，カリウム値も基準値＝5.0mEq/Lとなった。また疼痛の悪化は認めなかった。

　さらに，お薬手帳を利用した退院時薬剤情報提供サマリーを添付し，今後の注意点を保険薬局へ情報提供し，ハーフジゴキシンによる徐脈や食欲不振などのジギタリス中毒やワーファリンによる出血傾向についてフォローアップしてもらうこととなった。

【参考文献】
1) 骨粗鬆症の予防と治療ガイドライン作成委員会，編．骨粗鬆症の予防と治療ガイドライン2015年版．ライフサイエンス出版；2015.
2) 今井博久，福島紀子，編．これだけは気をつけたい高齢者への薬剤処方．医学書院；2014.
3) 坂和園子，他．ワルファリン服用患者における出血リスクに対するプロトンポンプ阻害薬併用の影響．日本病院薬剤師会雑誌．2010；46：535-538.
4) 日本循環器学会．心房細動治療（薬物）ガイドライン（2013年改訂版）．http://www.j-circ.or.jp/guideline/index.htm.

（安藤哲信，渡辺智康）

レベル ★★★

23種類の薬を服用していた在宅医療の高齢者の症例

患者が服用していた薬剤

〈最初の処方せん（在宅介入当時）〉

開業医内科（院内処方）	開業医整形外科（院内処方）	開業医心療内科（院内処方）
① アムロジピン錠5mg （アムロジピンベシル酸塩）　1回1錠	① ロキソニン錠60mg （ロキソプロフェンナトリウム水和物）　1回1錠 1日3回　毎食後　7日分	① デジレル錠25mg （トラゾドン塩酸塩）1回1錠
② フロセミド錠40mg （フロセミド）　1回1錠	② ムコスタ錠100mg （レバミピド）　1回1錠 1日3回　毎食後　7日分	② ロヒプノール錠2mg （フルニトラゼパム）1回1錠
③ バイアスピリン錠100mg （アスピリン）　1回1錠		③ レンドルミンD錠0.25mg （ブロチゾラム）　1回2錠 1日1回　就寝前　28日分
④ アテノロール錠50mg （アテノロール）　1回1錠		
⑤ アトルバスタチン錠10mg （アトルバスタチンカルシウム水和物）　1回1錠 1日1回　朝食後　28日分		
⑥ オルメテック錠20mg （オルメサルタン・メドキソミル）　1回1錠		
⑦ ファモチジン錠20mg （ファモチジン）　1回1錠 1日2回　朝夕食後　28日分		
⑧ ハップスターID70mg （インドメタシン）　5袋		

開業医泌尿器科	病院内科
① ウブレチド錠5mg（ジスチグミン臭化物） 1回1錠 1日1回　朝食後　28日分 ② エブランチルカプセル15mg（ウラピジル）　1回1Cap 1日2回　朝夕食後　28日分	① ビクトーザ皮下注18mg（リラグルチド）　1キット 　1日1回　皮下注 ② グリメピリド錠1mg（グリメピリド）　1回2錠 　1日1回　朝食後　70日分 ③ ロキソプロフェンナトリウム錠60mg（ロキソプロフェンナトリウム水和物） 　1回1錠 　頓用　70回分 ④ ジクロフェナクナトリウムSRカプセル37.5mg（ジクロフェナクナトリウム） 　1回1Cap 　頓用　77回分 ⑤ ランソプラゾールOD錠15mg（ランソプラゾール）　1回1錠 　頓用　70回分 ⑥ ブロチゾラムOD錠0.25mg（ブロチゾラム）　1回1錠 　1日1回　就寝前　30日分 ⑦ ベルソムラ錠20mg（スボレキサント）　1回1錠 　1日1回　就寝前　70日分 ⑧ フェロミア錠50mg（クエン酸第一鉄ナトリウム）　1回1錠 　1日2回　朝夕食後　43日分

病歴と症状

〈患者情報〉

患　者　72歳，女性。

生活状況　独居，要介護2。離婚歴あり。家族は息子が2人，現在は別居で，非協力的。キーパーソンは長男。

〈既往歴〉

・狭心症
・心筋梗塞
・本態性高血圧
・2型糖尿病
・両変形性膝関節症
・下肢閉塞性動脈硬化症

検査値

在宅介入時バイタル測定
- 血圧110/65mmHg，脈拍65bpm，経皮的動脈血酸素飽和濃度98％
 （別の日の数値：血圧73/50mmHg，脈拍75bpmとかなり差があり）
- 下肢部の浮腫なし，心音異常所見なし。
- 血糖値は手帳より空腹時血糖140mg/dL前後，HbA1cわからず。

処方薬剤の問題把握

〈保険薬局薬剤師による問題の把握〉

- 訪問看護からの連絡で，ケアマネジャーが自宅でヒアリングを行い「薬が多すぎて自己管理がまったくできていない」とのこと。5つの医療機関を受診しており，23種類の薬を服用しているため，間違って服用している可能性あり。
- 院内処方の医師の薬が多く1包化されていない。
- 患者自身で仕分けしており，2〜3倍服用している薬がある。
- 同一薬の先発医薬品と後発医薬品が混在しており，違う薬と認識している。
- BZ薬による排尿回数低下での泌尿器科受診が考えられる。
- BZ薬の服用による転倒多発によりNSAIDsが処方されている。
- NSAIDsの服用しすぎにより，PPIが処方されている可能性がある。
- 病院医師による軽卒な頓用処方による多剤服用の可能性がある。
- 各医師の意思連携の希薄を改善するためにハブ機能の必要性がある。

処方解析と処方監査

処方されている各薬剤の検討

▶アムロジピン

- 適応症として狭心症と本態性高血圧があるが，血圧降下作用は持続的で強く下げすぎている可能性あり。バイタル測定の結果を伝えて用量変更を検討してもらう。

➧**オルメテック**
- ARBのなかでも血圧降下作用が強く，腎臓，心臓の臓器保護作用よりも血圧に影響している可能性がある。バイタル測定の結果を伝えて用量変更を検討してもらう。

➧**レンドルミン**
- 先発医薬品と後発医薬品が複数の医療機関で処方されており，結果的に1回3錠服用していた。院内処方の医師に処方せんを書いてもらい，共通薬に変更して1包化して適正化する。
- また抗コリン作用があり，排尿回数低下の原因になっている可能性あり。
- 服用しすぎによる転倒の可能性あり。

➧**ロキソニン**
- 先発医薬品と後発医薬品が複数の医療機関で処方されており，結果的に1回3錠服用していた。
- 病院から頓用で70回分が処方されており，医師に面会して患者の現状説明と処方の注意を喚起する。

➧**グリメピリド**
- 処方上は「1日1回2錠」となっていたが，患者は1日2回2錠ずつ服用していた。
- 血糖値の数値は高かったが，SU薬なので低血糖の可能性あり。またそれによる転倒の可能性あり。

➧**フロセミド**
- 脱水，骨密度低下のリスクがあるため減量，中止を検討してもらう。

処方の再設計の提案

- まず1包化をするために3つの院内処方の医院に出向き，各医師に患者の状況を説明し処方せんを書いてもらう。
- 患者のアドヒアランスの状況から，薬剤管理の必要性と用法の変更が必要な場合は処方提案をする。

- 先発医薬品と後発医薬品が混在しているため，同一薬はすべて同じメーカーの薬に変更する。
- BZ系薬の多剤服用による排尿回数低下での泌尿器科受診あり。服用中止の提案。
- 病院処方の整理と重複処方の中止の提案。
- アムロジピンとオルメテックに関しては多量服用による血圧低下なので，用量は変更なしとのこと。

再設計後の処方せん

開業医内科 (院外処方せん　一包化)	開業医整形外科 (院外処方せん　一包化)	開業医心療内科 (院外処方せん　一包化)
① アムロジピン錠5mg 　(アムロジピンベシル酸塩) 　　　　　　　　　　1回1錠 ② バイアスピリン錠100mg 　(アスピリン)　　　1回1錠 ③ アテノロール錠50mg 　(アテノロール)　　1回1錠 ④ アトルバスタチン錠10mg 　(アトルバスタチンカルシウム水和物)　　　　1回1錠 ⑤ オルメテック錠20mg 　(オルメサルタン-メドキソミル) 　　　　　　　　　　1回1錠 　1日1回　朝食後　28日分 ⑥ ファモチジン錠20mg 　(ファモチジン)　　1回1錠 　1日2回　朝夕食後　28日分 ⑦ ハップスターID70mg 　(インドメタシン)　　5袋	① ロキソニン錠60mg 　(ロキソプロフェンナトリウム水和物)　　　　1回1錠 　1日3回　毎食後　7日分 ② ムコスタ錠100mg 　(レバミピド)　　　1回1錠 　1日3回　毎食後　7日分	① デジレル錠5mg 　(トラゾドン塩酸塩)　1回1錠 ② ロヒプノール錠2mg 　(フルニトラゼパム)　1回1錠 ③ レンドルミンD錠0.25mg 　(ブロチゾラム)　　1回2錠 　1日1回　就寝前　28日分

開業医泌尿器科	病院内科(処方内容変更)
(処方中止)	① ビクトーザ皮下注18mg (リラグルチド) 　　1キット 　　　　　　　　　　　　　　　　　　1日1回　皮下注 ② グリメピリド錠1mg (グリメピリド) 　　　1回2錠 　　　　　　　　　　　　　　1日1回　朝食後　70日分 ③ フェロミア錠50mg (クエン酸第一鉄ナトリウム) 　1回1錠 　　　　　　　　　　　　　　1日2回　朝夕食後　43日分

本症例における処方の再設計のポイント

　高齢患者の多剤服用の処方整理と在宅対応は日常的にある事例と思われるが，①医師間の情報共有・連携ができていない問題，②ハブ機能の存在の欠如の問題——がある。一般的に医師が他の医師の処方に意見するという文化はあまりない。プライマリーの医師が，他の医師の処方にも興味をもち連携するためには情報共有ツールが必要となり，ICTが必須と考えられる。

　また今回の事例を通して，ハブ機能として医療機関とケアマネジャーと訪問看護と患者の間をとりもつ存在として，薬局と薬剤師の活用が必要と思われる。在宅医療における慢性疾患で複雑な情報がからまっている事例などには，常に主観性をもちながら客観的に物事をみることが必要で，医師はどちらかというと客観性をもちながら主観的に物事をみることが多く，そういう意味では薬剤師が適任と考えられる。

　しかし，現在の薬剤師の立場はハブ機能を保証されているものではなく，すべて個人のパフォーマンスに頼ってしまっている状態である。またインセンティブに関してはまったく評価されていない状況であり，時間と労力が合わない業務となってしまっている。

　このことから，今後ポリファーマシーの改善には，ICTを活用した情報共有と薬剤師のハブ機能の法的保証とインセンティブが必要と思われる。

（多田耕三）

ケアマネジャーと地域医療室が連携した症例

レベル ★★☆

外来で経過フォロー中の処方せん

〈最初の処方せん〉

B病院神経内科（紹介元のA病院からの処方継続／B病院消化器内科からの指示処方）
① メチコバール錠500μg（メコバラミン）　　　1回1錠
② ユベラNカプセル100mg
（トコフェロールニコチン酸エステル）　　　1回1Cap
1日3回　毎食後
③ セロクラール錠20mg（イフェンプロジル酒石酸塩）　1回1錠
④ テルネリン錠1mg（チザニジン塩酸塩）　　　1回1錠
1日2回　朝夕食後
⑤ メバロチン錠5mg（プラバスタチンナトリウム）　1回1錠
1日1回　夕食後
〔クレストール錠から変更〕
⑥ デパス錠1mg（エチゾラム）　　　　　　　　1回1錠
1日1回　就寝前
⑦ フェロミア錠50mg（クエン酸第一鉄ナトリウム）　1回1錠
⑧ レミニールOD錠8mg（ガランタミン臭化水素酸塩）1回1錠
1日2回　朝夕食後
⑨ オメプラール錠20mg（オメプラゾール）　　　1回1錠
1日1回　夕食後
⑩ メマリー錠5mg（メマンチン塩酸塩）　　　　1回2錠
1日1回　朝食後
〔頓用〕
⑪ レンドルミンD錠0.25mg（ブロチゾラム）　　1回1錠
不眠時

病歴と症状

〈患者情報〉

患　者	86歳，女性。身長143cm，体重40kg。
家族歴	なし。
サプリメント	なし。
嗜好歴	喫煙・飲酒なし。
アレルギー歴	なし。
生活状況	2年前に介護保険要介護から要支援になり，ヘルパーによる手伝いは減少，家事は継続できていた。しかし，1年前に再度の左脛骨近位端骨折を契機に退院後，骨折は治癒するも，従来行っていたデイサービスや買い物はできなくなり，食事の量も減った。

〈既往歴〉

・変形性頸椎症，多発性脳梗塞，高コレステロール血症でA病院神経内科へ定期通院（73歳頃～）
・駅で転倒，左大腿骨頸部骨折にてB病院整形外科でスクリュー固定術施行（76歳）
・左メニエール病でB病院耳鼻咽喉科加療入院後より，A病院への通院が困難となり，B病院外来でフォローすることになる。左メニエール病に対して，83歳までアデホス顆粒1g/日，イソバイドシロップ70% 30mL 1包/日内服（81歳～）
・認知症の診断にてレミニール開始。鉄欠乏性貧血で鉄剤開始（83歳）
電車内で転倒，左脛骨近位端骨折にてB病院整形外科で髄内釘固定術施行（84歳）
・認知症進行にてメマリー錠追加（86歳）
・10年以上前からA病院へ多発性脳梗塞，変形性頸椎症で通院。左大腿骨頸部骨折にてB病院整形外科で手術施行，その後メニエール病でB病院耳鼻咽喉科へ入院加療後よりB病院神経内科外来でフォロー中。
・3年前より貧血（Hb 9.9g/dL）にてB病院消化器内科で上部および下部内視鏡で精査するも異常なし。鉄欠乏性貧血を指摘され，フェロミア100mg/日内服治療が開始されている。
・同時期に物忘れがひどく，改訂長谷川式簡易知能評価スケール（HDS-R）では20/30，レミニール8mg/日で開始し，4週間後16mg/日へ増量し継続中。
・2年前に電車内で転倒し，左脛骨近位端骨折にてB病院整形外科へ約1カ月半入院。

- 半年前，物忘れの症状進行について自覚症状なし。HDS-Rは19/30。レミニール継続中。貧血は改善傾向。コレステロール高値（241 mg/dL）のため，クレストール5 mg/日へ増量される。認知症は当初（レミニール開始時）と比べ大きくは変化なしと患者へ説明されている。
- 3カ月前，特に変化なし。夫の希望もあり，頭部MRIフォロー。また，血清コレステロール値低下，クレストール5 mg/日からメバロチン5 mg/日へ変更となった。
- 2カ月前，物忘れが気になると訴えあり。頭部MRIの結果，白質病変を認め，前回よりやや増加しており，両側海馬の萎縮あり。以前よりやや進行と診断。主治医から患者へは全体的にやや進行し，認知症に属すると説明されている。メマリー5 mg/日で開始，10 mg/日で継続中。

〈医療相談〉

- 患者の夫から「可能な限り薬を減らし整理してほしい」と担当ケアマネジャーを通じて，地域医療室へ相談があった。自宅では服薬アドヒアランスがわるく飲めていないらしい。また，神経障害性疼痛で処方された夫の薬（リリカカプセル）を誤って服用し，めまいやふらつきがあったこともある。訪問看護が隔週で入っているものの，薬剤管理に時間がかかり814円/時間と高くつくと地域医療室へ相談あり。

検査値

相談時，直近の検査結果を示す。
WBC 3,280/μL，RBC 424×10^4/μL，Hb 12.8 g/dL，Ht 37.5%，MCV 88.4 fL，MCH 30.2 pg，MCHC 34.1 g/dL，PLT 16.2×10^4/μL，TP 6.3 g/dL，T-Bil 0.4 mg/dL，AST 19 U/L，ALT 17 U/L，BUN 13.8 mg/dL，CRE 0.58 mg/dL，eGFRcr 72.9，Na 144 mEq/L，K 4.1 mEq/L，Cl 107 mEq/L，CK 106 U/L，TC 163 mg/dL，LDL-C 80 mg/dL，TG 97 mg/dL，Fe 110 μg/dL，CRP 0.1 mg/dL，GLU 89 mg/dL

処方薬剤の問題把握

〈病院薬剤師による問題の把握〉

- 紹介元の病院からの継続薬を含め，外来で合計10種類の薬剤が2つの診

療科から処方されている。
- 患者は物忘れがひどく認知症と説明を受けたが，服薬の意思はある。飲み忘れがないように一包化調剤され，訪問看護師が月2回入っているものの，特に昼の飲み忘れや誤って夫の薬を飲むなどの問題も日常であり，夫が心配して減薬を強く希望されている。
- 特に睡眠薬は正しく服用できておらず不足しがちだが，ケアマネジャー曰く，別の残薬（メチコバール錠）を就寝前に服用した場合でも就寝できている。
- 患者は外来受診時には，主治医の問診にきちんと答えている。
- 最近，以前に比べ食欲も低下してきているが，服薬が不規則になっており，在宅での薬剤師の管理を夫が希望していることをケアマネジャーから聞いている。
- 処方薬剤は，いつも自宅付近のかかりつけの薬局でもらっており，在宅訪問薬剤管理指導の実績がある薬局である。

処方解析と処方監査

1) 医師の治療方針の推察

B病院神経内科：変形性頸椎症，多発性脳梗塞，高コレステロール血症について，紹介元からの処方薬は継続フォロー中も認知症を合併しており，アルツハイマー型認知症治療薬（AChE阻害薬，NMDA受容体拮抗薬）が追加され，消化器症状防止にPPIが処方されていると考えられた。
B病院消化器内科：鉄欠乏性貧血の指摘を受け，鉄剤が継続処方されている。

2) 処方されている各薬剤の検討

➥メチコバール

- 多発性脳梗塞，変形性頸椎症による末梢神経障害症状改善目的に長期にわたり投与されていると考えるが，ビタミンB_{12}単独で神経障害に有効であるとするエビデンスは見当たらない。しかし，萎縮性胃炎による内因子分泌低下によるビタミンB_{12}の吸収不良や胃切除後のビタミンB_{12}欠乏による貧血には有効という報告はある[1]。
- 長期服用で問題となる副作用もないため，経過観察しながら継続されていると推察された。患者は薬識がなく，本剤を就寝前に睡眠薬の代わりに服用し

て眠れていたエピソードもあり，プラセボとして眠前投与を検討している．

ユベラN
- 動脈硬化症の防止，血液循環改善目的に投与されていると考えるが，薬効はビタミンE補充によるものであり，症状を強力に改善させることはない．
- 脂質異常症に伴う症状改善に長期使用されている．他にエビデンスのあるスタチンが処方されており，服薬アドヒアランスが悪いことから中止を検討している．

セロクラール
- 多発性脳梗塞後の再梗塞の予防目的に長期投与されている．脳血管性認知症に対する進行防止のエビデンスはなく中止の提案を検討しているが，めまいなどの諸症状もなく経過しており，主治医判断で継続中である．

テルネリン
- 変形性頸椎症によるこわばりなどの症状改善に処方されていたと推察するが，長期投与による影響の可能性が否定できない骨折を過去に2回起こしていることから，中止を検討している．現在はこわばりや痛みはなく，時折眠気，ふらつきの症状があったと夫から情報提供があった．

メバロチン
- 脳梗塞二次予防の目的で処方されていると考える．スタチンは脳卒中全体の再発率を低下させなかったが，病型別でみるとアテローム血栓性脳梗塞のリスクを有意に低下させたアジア人を対象としたランダム比較試験がある[2]．高LDLコレステロール血症は動脈硬化症の危険因子の一つであり，スタチン製剤は第一選択薬であることから継続投与は妥当と考える．
- 主治医のクレストールからメバロチンへの処方変更の意図は，LDLコレステロール低下作用が強力なストロングスタチンから比較的マイルドなスタンダードスタチンへの変更と推察する．
- 総コレステロール，LDLコレステロールの改善傾向がみられるも肝・腎機能は正常範囲に保たれており，クレアチンキナーゼ上昇などは認めていない．今後も副作用に注意しながら継続投与が必要と考える．
- メバロチンはスタチンのなかで唯一の水溶性薬剤で，肝代謝酵素CYPを介

さず水酸基転移によって代謝され，肝での相互作用は比較的少ない。OATP 1B1を介して肝細胞内へ能動的・特異的に取り込まれるため，肝臓以外の臓器への分布は少なく副作用も少ないと考える。クレストールも同様，メバロチンに次いで水溶性が高く基質も同じであるが，安全性の面からメバロチンへの変更は理に適っている。

▶デパス
- 脳梗塞後遺症の症状としての不安・不眠などに対して処方されていたものと推察するが，現在の認知症の進行や10年前および2年前の転倒による骨折は，BZ系薬の長期投与によりリスクが高まったものとも考えられ[3]，内服しなくても眠れていることから中止の提案を検討している。

▶レンドルミン
- デパスと同様，脳梗塞後遺症による不眠症状に対して，デパス服用でも眠れないときの頓用として処方されたものと考えるが，現在は内服していないことが多い。認知症を悪化させるおそれや転倒のリスクが危惧され[3]，そもそも頓用という概念を理解できないため中止の提案を検討している。

▶フェロミア
- B病院消化器内科で上部・下部内視鏡で精査するも出血などの異常はなかったものの，鉄欠乏性貧血を指摘され，鉄剤が長期投与されている。
- 直近のLabデータでは，鉄は110μg/dLと正常化したものの，フェリチンが167.3ng/dLと高値を示していた。合併症として悪性腫瘍や肝障害，感染症，成人スチル病などを否定できることを主治医に確認しており，フェリチン高値は鉄剤投与によるものと考え，中止の提案を検討している。
- 最近，食事の量も減っており，副作用が考えられた。
- PPIが併用されていることから，胃酸分泌抑制による内因子の低下が推察される。鉄剤の効果的な投与ではないが，臨床的には長期投与により改善したものと考える。

≫レミニール
- 患者は物忘れがひどく，HDS-Rは20/30。20点以下のため"認知症疑い"にて3年前より投与を開始し継続中であるが，半年前のHDS-Rは19/30と大き

くは変化なし。認知症の進行度が中程度までなら20~30%の有効率が期待され、その症状を数カ月~1年程前の状態まで回復できる可能性があるといわれている。
- AChE阻害薬は、記憶や学習に必要な神経伝達物質アセチルコリンの分解を防ぎ、脳内のアセチルコリン濃度を高めることで神経伝達を助けるが、認知症の進行を遅らせていると評価。同効薬のドネペジルと大差はないと考えるが、追加作用として脳内アセチルコリン受容体のアロステリック部位に結合して、神経の働きを高める作用があり、国内の二重盲検比較試験でプラセボを上回る効果が示されている。

▶オメプラール

- レミニール開始時または増量時の嘔気、食欲不振、腹痛、下痢などの消化器症状防止目的に処方されるも、長期処方により、消化機能が衰えるリスクがある。胃・十二指腸などに潰瘍がある場合を除き、長期にわたり胃酸分泌を抑制することは胃液内の内因子も低下させ、カルシウムや鉄の吸収が落ちて、骨が弱くなる可能性や鉄欠乏性貧血になるおそれがある。
- 肝排泄型薬剤のため高齢者や腎機能低下者にも通常量を使用でき、他の臓器に影響しないため非常に使いやすいが、強力な胃酸分泌抑制作用により、胃酸による殺菌作用が低下し、肺炎のリスクやクロストリジウム・ディフィシル感染症のリスク因子として問題になる[4]。
- レミニールによる消化器症状はすでに落ち着いていると考えられ、漫然投与は回避したい。隔日投与など1週間程度の漸減中止を検討すべきと考える。

≫メマリー

- レミニール投与中の頭部MRIで白質病変、両側海馬の萎縮を認め、認知症の進行と診断されており、作用機序の異なるNMDA受容体選択的拮抗薬が追加されている。病因の一つに興奮性の神経伝達物質グルタミン酸濃度の異常上昇により、グルタミン酸受容体のサブタイプであるNMDA受容体が過剰に活性化、神経細胞に障害を起こしたり、無用な電気シグナルの持続発生による記憶形成の神経伝達シグナルをマスクしたりして記憶障害を引き起こすが、メマリーはNMDA受容体に選択的に拮抗して過剰なグルタミン酸による神経障害を防止する。併用は妥当であるが、まずはBZ系薬など認知症を悪化させるおそれのある薬剤の中止を提案する。

処方再設計の提案

　今回，一包化しているにもかかわらず，自宅での服薬アドヒアランス低下を認め，夫が処方整理を強く希望されていた。ケアマネジャーに患者の自宅での生活状態や服薬状況を確認し，まずは長期投与により副作用が出ている可能性がある薬剤について処方提案を行うこととし，以下の再設計を考案した。なお，今後は夫の希望により，介護保険を用いた薬剤管理は1割負担で503円/回と訪問看護師に比べ安価で専門性を活かした薬剤師による「居宅療養管理指導」の指示を主治医へ依頼することとした。

- 長期服薬中に2度の転倒骨折のエピソードがあることから，テルネリンの中止を提案。
- 睡眠薬として正しく服薬できず，残薬のメチコバール服用でも就寝できる（プラセボ効果）こと，長期投与で認知症悪化の原因になること，転倒リスクなども勘案して，デパス，レンドルミンの中止を提案する。
- フェロミアは，血清Feの正常化，フェリチンの高値，さらに食欲低下が副作用の可能性があり，中止を提案する。
- 昼の飲み忘れが多いため，メチコバールは3錠1日3回（毎食後）を2錠1日2回（朝と就寝前）へ減量し，就寝前はデパスの替わりのプラセボとして服用してもらうよう提案し，ユベラNもエビデンスのあるスタチンを服用しているため，この際中止を提案する。
- オメプラールもレミニールの消化器症状がすでにないことを確認のうえ，1週間程度で漸減中止を提案する。
- 朝はヘルパー，訪問看護師，訪問薬剤師が入るため服薬の確認が可能であり，極力朝へ集めることとし，メバロチンは夕から朝へ変更を提案する（$T_{1/2}$＝約3時間と短いが，総コレステロール，LDLコレステロールの改善を維持できており，1日1回で問題なし）。

検討の結果，処方されていた11薬剤のうち以下の再設計を図った。

中止：5薬剤（ユベラN，テルネリン，デパス，レンドルミン，フェロミア）
漸減中止：1薬剤（オメプラール）
減量：1薬剤（メチコバール）
用法変更：1薬剤（メバロチン）

再設計後の処方せん

〈再設計の処方せん〉

B病院神経内科

① メチコバール錠500μg（メコバラミン）　　1回1錠
　　　　　　　　　　　　　　　1日2回　朝食後・就寝前

② セロクラール錠20mg（イフェンプロジル酒石酸塩）　1回1錠
　　　　　　　　　　　　　　　1日2回　朝夕食後

③ メバロチン錠5mg（プラバスタチンナトリウム）　1回1錠
　　　　　　　　　　　　　　　1日1回　朝食後

④ レミニールOD錠8mg（ガランタミン臭化水素酸塩）　1回1錠
　　　　　　　　　　　　　　　1日2回　朝夕食後

⑤ メマリー錠5mg（メマンチン塩酸塩）　1回2錠
　　　　　　　　　　　　　　　1日1回　朝食後

　今回，B病院神経内科主治医と直接協議し，ケアマネジャー，訪問看護師，今後依頼する訪問薬剤師と連携を図っている旨を説明した．また，夫の希望で可能な限り減薬する旨も十分に説明し，問題なく提案を受け入れていただいた．保険薬局（かかりつけ薬局）薬剤師による「居宅療養管理指導」の指示書を主治医に記載してもらい，病院薬剤師が減薬の理由・提案を記載した薬剤情報提供書（薬剤サマリ）を作成後，主治医に確認を得たものを医師，薬剤師の連名でかかりつけ薬局へ情報提供した．

> **本症例における処方の再設計のポイント**
>
> 本症例は，薬識が乏しい認知症患者の服薬アドヒアランスの低下を解決するために，ケアマネジャーから地域医療室への1本の服薬相談の電話から薬剤整理が始まった。これからの医療・介護・福祉を考えたとき，医療従事者と介護・福祉従事者が気軽に相談できる関係（医療・介護・福祉のシームレスな連携）は必須である。地域完結型医療を推進するためには，在宅においても質の高いチーム医療が必要であると考える。本症例はいずれ，通院困難となり，往診医が必要となる時期がくるであろう。その際には，病院医師と往診医師の詳細な診療情報提供のやり取りが重要となり，薬に関しては病院では病院薬剤師が，在宅ではかかりつけ薬剤師がそれぞれ，医師へ適切な薬剤情報を提案することが最も肝要となる。

処方変更　効果と変化のフォローアップ

提案どおりの処方内容となったその後は，減薬による症状悪化も認めず，睡眠薬なしで就寝できている。減薬により在宅での薬剤管理も容易になり，現在は服薬アドヒアランスも向上しているとのこと。在宅における副作用のチェックなども訪問薬剤師，訪問看護師が情報を共有できているとケアマネジャーからお礼の連絡があった。

【参考文献】

1) Butler CC, et al. Oral vitamin B_{12} versus intramuscular vitamin B_{12} for vitamin B_{12} deficiency：a systematic review of randomized controlled trials. Fam Pract. 2006；23（3）：279-285.
2) Hosomi N, et al. The Japan Statin Treatment Against Recurrent Stroke（J-STARS）：A Multicenter, Randomized, Open-label, Parallel-group Study. EBioMedicine. 2015；2（9）：1071-1078.
3) Woolcott JC, et al. Meta-analysis of the impact of 9 medication classes on falls in elderly persons. Arch Intern Med. 2009；169（21）：1952-1960.
4) Proton pump inhibitors：Clostridium difficile infections. Prescrire Int. 2013；22（142）：239-240.

（吉岡睦展）

レベル ★★★

入院で増えた薬剤を減薬した症例

患者が持参した処方せん

〈最初の処方せん〉

A循環器内科クリニック	B泌尿器科医院	C総合病院外科
① バイアスピリン錠100mg （アスピリン）　　1回1錠	① ユリーフ錠4mg （シロドシン）　　1回1錠	① タケプロンOD錠30mg （ランソプラゾール） 1回1錠 1日1回　朝食後
② アーチスト錠10mg （カルベジロール） 1回1錠	② ウブレチド錠5mg （ジスチグミン臭化物） 1回1錠 1日1回　朝食後	② フェロミア錠50mg （クエン酸第一鉄ナトリウム） 1回1錠 1日2回　朝夕食後
③ リピトール錠5mg （アトルバスタチンカルシウム水和物）　1回1錠		③ アドナ錠30mg （カルバゾクロムスルホン酸ナトリウム水和物） 1回1錠 1日3回　毎食後
④ ノルバスク錠5mg （アムロジピンベシル酸塩） 1回1錠 1日1回　朝食後		④ レンドルミン錠0.25mg （ブロチゾラム） 1回1錠 1日1回　就寝前
⑤ シグマート錠5mg （ニコランジル）　1回1錠		
⑥ マグラックス錠250mg （酸化マグネシウム） 1回1錠 1日3回　毎食後		
⑦ クレメジン細粒2g （球形吸着炭）　　1回1包 1日2回　10：00，15：00		

病歴と症状

〈患者情報〉

患　者　81歳，男性。身長168cm，体重56kg。

|家族歴| 姉が認知症。
|サプリメント| なし。
|嗜好歴| 飲酒なし，喫煙10本/日を20年間，40歳頃まで。
|アレルギー歴| 特記事項なし。
|生活状況| 妻とは5年前に死別，その後から認知症が進んだ印象がある。ADLは入院前までは自立，現在は歩行時に杖が必要で物忘れも多い。もともとは要支援2だった。

〈既往歴〉

- 結核性髄膜炎で入院治療歴あり，後遺症で左下肢筋力低下（37歳）
- 高血圧・脂質異常症を指摘され内服治療（60歳頃～）
- 腎臓がんで左腎摘出，その後から慢性腎臓病（CKD）を指摘されている（70歳）
- 心筋梗塞でステント留置。A循環器内科クリニックへの定期通院開始（71歳）
- 脳血管性認知症と診断（78歳頃～）
- 前立腺肥大症を指摘されB泌尿器科医院に通院。当初は尿閉だった（80歳）

〈現病歴〉

- もともと近隣のA循環器内科クリニックとB泌尿器科医院から内服薬を処方されていたが，今回十二指腸潰瘍による消化管出血でC総合病院外科に入院していた。
- 入院中は，胃内視鏡検査による止血術を行い，1週間以上禁食の状態だった。点滴を自己抜去したり，夜も大声を上げたりして，主治医からは「認知症が悪化した」と言われている。夜眠れなかったので睡眠薬も追加処方された。約1カ月入院していたが，先週ようやく自宅に帰ってきた。以前と比べると体力も落ちて，ぼーっとする時間も多い。もともと認知症があったが今回の入院中に悪化したと言われている。何とか歩行はできるが杖をついており，転びやすくなっているのも気になっている。
- 血圧は家で測定しているが110～90/70～50mmHg前後。以前から100mmHgを切ることがあり気になっていた。

今回C病院外科を退院後にA循環器内科クリニックを受診した際に，主介護者の長女に連れられて薬局に来局した。

検査値

入院中の検査結果を持参している。

WBC 3,900 /μL, RBC 286×10⁴/μL, MCH 8.9 pg, Ht 27.5%, PLT 13.9×10⁴/μL, MCV 96.2 fL, T-Bil 0.43 mg/dL, ALP 183 U/L, γ-GTP 22 U/L, AST (GOT) 17 U/L, ALT (GPT) 14 U/L, LDH 194 U/L, CK 35 U/L, BUN 18.9 mg/dL, CRE 1.61 mg/dL, eGFRcr 32.6, Na 143 mEq/L, K 4.3 mEq/L, Cl 110 mEq/L, Ca 8.9 mEq/L, TC 120 mg/dL, LDL 87 mg/dL, HDL 45 mg/dL, GLU 76 mg/dL, ヘリコバクター抗体陰性, Fer 12 ng/dL, Fe 4μg/dL, UIBC 82μg/dL, Mg 1.4 mg/dL

処方薬剤の問題把握

〈保険薬局薬剤師による問題の把握〉

- 合計13種類の薬剤が3カ所の医療機関より処方されていた。もともと9種類だったところに入院を契機に4種類追加になっている。
- 患者は認知症もあり，薬剤についてはよくわかっていないが，長女は今回の入院で内服薬が増えて飲むのがたいへんだと思っている。
- 片腎で腎機能が低下しており，腎排泄型の薬剤は調節・中止を検討したい。
- 新規に処方された薬剤で長期継続が必要な薬剤があるのかを検討したい。特にBZ系薬剤が入院せん妄に対して処方されているようであり，現在必要がなければ調整したい。

処方解析と処方監査

1）医師の治療方針の推察

A循環器内科クリニック：主に冠動脈疾患の2次予防のための通院投薬。2次予防として推奨されている抗血小板薬・β遮断薬が処方されている。また関連する高血圧・脂質異常症に対してCa拮抗薬，スタチンが投与されていると考えられた。

B泌尿器科医院：前立腺肥大症に対する投薬が継続されている。1年程度同じ薬剤が継続されている。

C総合病院外科：出血性胃潰瘍および鉄欠乏性貧血に対する治療，入院せん妄に対してBZ系薬剤が処方されたと推察された。

2）処方されている各薬剤の検討

≫ バイアスピリン

- 今回、出血性十二指腸潰瘍で入院しており、ピロリ菌は陰性だったことから抗血小板薬の副作用ではないかと考えられた。抗血小板薬継続の可否を検討した。処方適応は、11年前に心筋梗塞に対してステントが留置されており、冠動脈疾患の2次予防と考えられた。ステント種類の詳細は不明だが、中止によるステント内血栓・心筋梗塞再発のリスクはあり、心筋梗塞2次予防の観点からは永続的な抗血小板薬治療が推奨されている[1]。

≫ タケプロン

- 今回の入院中に出血性十二指腸潰瘍の治療として、タケプロン 30 mg の内服が開始されており、出血性潰瘍に対する治療期間である6〜8週間は継続が必要であろう。その後も抗血小板薬による潰瘍再発リスクは高く、予防的PPI継続が推奨されている[2]。潰瘍治療後、内服を継続するかは要検討である。

≫ アーチスト

- 心筋梗塞2次予防の目的でβ遮断薬を内服していると考えられる。急性心筋梗塞後や収縮能の低下した心不全患者ではβ遮断薬によって死亡率の改善効果が証明されており、ルーチン使用が推奨されている[1]。一方、冠動脈疾患が安定している患者や心不全でも収縮能が低下していない患者では、長期投与の効果を検証した質の高い研究はなく、観察研究では効果が十分証明されていないのが現状である[3]。本患者では収縮能などの情報がわからないが、現状は心筋梗塞後とのことで継続が妥当と考えられる。中止を検討する場合には、リバウンド現象が起こることがあり、漸減が基本である。

➘ ノルバスク

- 薬局で測定した血圧が94/57 mmHgと低めであり、いずれかの降圧薬の減量・中止が必要になる可能性がある。80歳以上の虚弱高齢者では、降圧薬を2種類以上内服していて収縮期血圧が130 mmHg以下まで低下していると、死亡率が高くなったという報告[4]があり、転倒リスクも高まることから、減量を検討する必要がある。

🔖シグマート

- シグマート（ニコランジル）はわが国で開発されたATP感受性カリウムチャネル作動薬であり，硝酸薬と類似した冠動脈拡張作用を有し，わが国のガイドライン[5]では，「①安定狭心症を伴う陳旧性心筋梗塞患者に対して長時間投与する，②梗塞後狭心症の症状改善，心筋虚血の改善目的に投与する」が保険適用となっている．本症例では狭心症症状はなく，低血圧も出現していることから漫然と使用することは避けるべきである．

🔖クレメジン

- クレメジンについては，家族から「できればやめたい」と申し出があった．とにかく飲みにくく，実際にほとんど飲めていないのが現状とのことだった．また，飲んでいた時期には，便秘・下痢などの消化器症状も出ていたとのこと．
- クレメジンのCKD進展予防効果や透析回避効果は十分証明されておらず[6]，現状では使用が必須の薬剤ではない．むしろ，CKDであればRAS阻害薬の使用を検討したいところである．

🔖マグラックス

- マグネシウムは主に腎排泄であり，腎機能低下患者では高マグネシウム血症を来しやすく，腎不全患者での使用は相対的には禁忌になる．わが国でも近年死亡例があり，注意喚起がなされており，減量・中止を検討する．

≫ユリーフ，ウブレチド

- 過去に尿閉の既往があり，前立腺肥大症に対してB泌尿器科医院から処方されている．特にユリーフは，めまい・ふらつきなどの副作用があり，転倒との関連に注意したい薬剤だが，患者家族は尿閉になると困るので薬剤継続を希望している．今回は，転倒リスクの高い薬剤として他に介入できる薬剤があったため，継続の方針とした．

🔖フェロミア，アドナ

- 入院中の十二指腸潰瘍による鉄欠乏性貧血に対し，鉄剤が処方されている．鉄剤はフェリチン値なども目標としながら，6カ月程度の補充は必要になるが，いずれ中止可能な薬剤である．このような中止可能な薬剤については，

今後いつまで内服が必要になるかなどの見通しを事前に本人や家族に説明しておくと処方継続や中止の理解が得られやすい。
- 残念ながら，アドナによる止血効果を十分証明した臨床試験はないのが現状である。少なくとも消化性潰瘍のガイドラインなどでも使用を推奨するものはなく，出血も治まっている状況では漫然と継続する必要はない。

ブロチゾラム
- おそらく入院せん妄に対して処方されていると推察されたが，実際にはせん妄の原因にもなりうる。話を聞くと家ではよく眠っており，大声を出したり夜中起き上がったりもしない。退院当初は飲ませていたが，あまりにもぼーっとしてしまうのが気になるとのことで，現在は内服していないとのことだった。認知症や転倒リスクも危惧され[7]，現状内服していないことから中止のままとすることを検討している。

処方の再設計の提案

今回，入院して薬剤が多くなったことで，患者家族が処方整理を希望していた。処方内容について注意したい点が複数あったが，今回は主に副作用が出ている可能性のある薬剤や潜在的に不適切な薬剤について処方提案を行うこととし，以下の再設計を考案した。

- 血圧が低く転倒しやすいことが心配とのことでノルバスクの中止を提案してみる。
- もともと自己判断であまり飲んでいなかったクレメジン・ブロチゾラムは副作用の観点から，主治医に報告しそのまま中止することを提案する。
- 現状活動性の出血はなく，処方の根拠も乏しいためアドナ中止を提案する。
- マグラックスはCKDもあり中止を検討したが，便秘も心配とのことで減量を提案する。

検討の結果，処方されていた13薬剤のうち以下の再設計を図った。

> 中止：4薬剤（ノルバスク，クレメジン，ブロチゾラム，アドナ）
> 減量：1薬剤（マグラックス）
> 今後減量・中止を検討する：2薬剤（タケプロン，フェロミア）

再設計後の処方せん

〈再設計の処方せん〉

A循環器内科クリニック	B泌尿器科医院	C総合病院外科
① バイアスピリン錠100 mg （アスピリン）　　1回1錠 ② アーチスト錠10 mg （カルベジロール）　1回1錠 ③ リピトール錠5 mg （アトルバスタチンカルシウム水和物）　1回1錠 　　1日1回　朝食後 ④ シグマート錠5 mg （ニコランジル）　　1回1錠 　　1日3回　毎食後 ⑤ マグラックス錠250 mg （酸化マグネシウム） 　　　　　　　　　1回1錠 　　1日1回　就寝前	① ユリーフ錠4 mg （シロドシン）　　1回1錠 ② ウブレチド錠5 mg （ジスチグミン臭化物） 　　　　　　　　　1回1錠 　　1日1回　朝食後	① タケプロンOD錠30 mg （ランソプラゾール） 　　　　　　　　　1回1錠 　　1日1回　朝食後 ② フェロミア錠50 mg （クエン酸第一鉄ナトリウム） 　　　　　　　　　1回1錠 　　1日2回　朝夕食後

　今回，C総合病院外科の退院後処方は，A循環器内科クリニックに依頼されており，A循環器内科クリニックの主治医に，前記処方提案について直接電話で相談してみた。もともとクレメジンとブロチゾラムはほとんど飲めていないことを話すと，「それでは中止してみましょう」ということで，その2剤は特にトラブルなく中止する方針となった。また，血圧が低いことや転倒リスクが増加していることから，ノルバスクなどの降圧薬も減量できないかと相談したところ，検討してみるとのことだった。

本症例における処方の再設計のポイント

　本症例は，もともと多剤服用があったところに，入院中に服用薬剤が増えて退院になった症例である。入院中に新規に開始された薬剤の情報について，患者本人や家族は十分な情報を提供されていないことが多いことが報告されている[8]。また多くの場合，入院によって新規に薬剤が追加されて退院する患者も非常に多い。薬剤師の役割として，退院後の新規処方の必要性について，

かかりつけ医と協働しながら再検討することが求められている。こういった再検討・処方提案は，再入院の予防などに有用だと考えられる。

本症例は，入院中に処方された不要な薬剤の整理に加えて，今まで処方されていた薬剤の整理も合わせて行うことができた。また薬剤費に関しても，変更前809.1円が変更後477.2円と多少なりとも節約することに成功した。たかだか1日あたり330円程度ではあるが，月では9,900円，年間では118,800円と決して無視できない金額である。

1日薬価の比較

初回処方		再設計後の処方	
薬剤名	1日薬価(円)	薬剤名	1日薬価(円)
バイアスピリン錠100mg	5.6	バイアスピリン錠100mg	5.6
アーチスト錠10mg	62.4	アーチスト錠10mg	62.4
リピトール錠5mg	56.5	リピトール錠5mg	56.5
ノルバスク錠5mg	54.5	シグマート錠5mg	69.6
シグマート錠5mg	69.6	マグラックス錠250mg	5.6
マグラックス錠250mg	16.8	ユリーフ錠4mg	81.3
クレメジン細粒2g	205.6	ウブレチド錠5mg	20.7
ユリーフ錠4mg	81.3	タケプロンOD錠30mg	155.7
ウブレチド錠5mg	20.7	フェロミア錠50mg	19.8
タケプロンOD錠30mg	155.7		
フェロミア錠50mg	19.8		
アドナ錠30mg	34.2		
レンドルミン錠0.25mg	26.4		
	809.1		477.2

処方変更　効果と変化のフォローアップ

最終的にはほぼ前記の提案どおりの処方内容となり，さらに数カ月後にはタケプロンが15mgに減量され，フェロミアも中止，便秘もなくなったとのことでマグラックスも中止となった。患者は収縮期血圧が100mmHg以下になることはほとんどなくなり，ふらつきはだいぶ少なくなったとのことだった。腎機能もほぼ横ばいで推移しており，元気に過ごしている。今後，CKDに対してRAS阻害薬の内服開始も検討中である。

【参考文献】

1) Smith SC, et al. AHA/ACCF secondary prevention and risk reduction therapy for patients with coronary and other atherosclerotic vascular disease：2011 update：a guideline from the American Heart Association and American College of Cardiology Foundation endorsed by the World Heart Federation and the Preventive Cardiovascular Nurses Association. J Am Coll Cardiol. 2011；58（23）：2432-2446.
2) Huang JQ, et al. Role of Helicobacter pylori infection and non-steroidal anti-inflammatory drugs in peptic-ulcer disease：a meta-analysis. Lancet (London, England). 2002；359（9300）：14-22.
3) Bangalore S, et al. β-Blocker use and clinical outcomes in stable outpatients with and without coronary artery disease. JAMA. 2012；308（13）：1340-1349.
4) Benetos A, et al. Treatment With Multiple Blood Pressure Medications, Achieved Blood Pressure, and Mortality in Older Nursing Home Residents：The PARTAGE Study. JAMA Intern Med. 2015；175（6）：989-995.
5) JCS Joint Working Group. Guidelines for Secondary Prevention of Myocardial Infarction (JCS 2011). Circ J. 2013；77（1）：231-248.
6) Schulman G, et al. Randomized Placebo-Controlled EPPIC Trials of AST-120 in CKD. J Am Soc Nephrol. 2015；26（7）：1732-1746.
7) Woolcott JC, et al. Meta-analysis of the impact of 9 medication classes on falls in elderly persons. Arch Intern Med. 2009；169（21）：1952-1960.
8) Ziaeian B, et al. Medication reconciliation accuracy and patient understanding of intended medication changes on hospital discharge. J Gen Intern Med. 2012；27（11）：1513-1520.

（菅原健一，矢吹　拓）

memo

複数受診による薬効が重複した糖尿病症例

レベル ★★★

患者が持参した処方せん

〈最近の処方せん〉

A内科クリニック	B皮膚科	C耳鼻科	D眼科
① アムロジン錠5mg （アムロジピンベシル酸塩） 1回1錠 1日1回　朝食後 ② トラゼンタ錠5mg （リナグリプチン） 1回1錠 1日1回　朝食後 ③ マグラックス錠250mg （酸化マグネシウム） 1回1錠 1日3回　毎食後 ④ デパス錠1mg （エチゾラム） 1回1錠 1日1回　就寝前 ⑤ タケプロンOD錠15mg （ランソプラゾール） 1回1錠 1日1回　朝食後	① アレグラ錠60mg （フェキソフェナジン塩酸塩） 1回1錠 1日2回　朝食後・就寝前 ② アンテベート軟膏10g （ベタメタゾン酪酸エステルプロピオン酸エステル） 1日1回　背中 ③ ヒルドイドソフト軟膏50g （ヘパリン類似物質） 1日1回　乾燥部	① ジルテック錠10mg （セチリジン塩酸塩） 1回1錠 1日1回　就寝前 ② アラミスト点鼻液27.5μg56噴霧用 （フルチカゾンフランカルボン酸エステル） 1日1回　各鼻腔2噴霧	なし

病歴と症状

〈患者情報〉

- **患者**　82歳，女性。身長152cm，体重50kg。
- **家族歴**　兄，妹が糖尿病。
- **嗜好歴**　喫煙・飲酒特記事項なし。

アレルギー歴 特記事項なし。

生活状況
- 現在は夫と二人暮らし。夫も定年以降は自宅にいることが多い。普段は食事を二人分作って，夫と一緒に自宅で摂っている。毎朝二人で散歩にでかけるのが趣味。
- 近隣のA内科クリニック，B皮膚科，C耳鼻科，D眼科に通院中。

〈既往歴〉
- 虫垂炎手術歴（32歳）
- アレルギー性鼻炎（60歳）
- 風邪をひいて病院受診した際に糖尿病を指摘（62歳）
- 高血圧（62歳）
- 糖尿病性網膜症を指摘（74歳）
- 逆流性食道炎（78歳）

〈現病歴〉
- もともと糖尿病，高血圧でAクリニックを通院し，昨年までは糖尿病についてHbA1cは7.0％程度で推移していた。しかし，今年に入ってから血糖コントロールが不良になってきている。
- B皮膚科には昨年9月頃から接触性皮膚炎，皮脂欠乏性湿疹にて通院している。
- C耳鼻科にはアレルギー性鼻炎があることから処方を受けている。
- 糖尿病のことについて最近元気が出ない感じがあることから，食事は同居している夫に手伝ってもらったり，近隣に住んでいる息子にお願いしたりしていた。また，運動については去年前半まではできていたが，最近はふらつきもあるので控えるようにしている。さらには最近よく転びやすい感じがあり，転倒しないか心配とのこと。実は今日の朝も家から出るときに転んでしまった。

本日はA内科クリニック受診の際に夫とともに薬局に来局した。

検査値

前回の血液検査の結果を持参。
WBC 4,200/μL，RBC 354×10^4/μL，Hb 11.9g/dL，Ht 35.8％，Plt 20.3×10^4/μL，AST (GOT) 22U/L，ALT (GPT) 20U/L，LDH 170U/L，BUN 24.7mg/dL，Cre 1.24mg/dL，Na 143mEq/L，K 4.8mEq/L，Cl 104mEq/L，TC 124mg/dL，LDL 89mg/dL，HDL 46mg/dL，GLU 202mg/dL，HbA1c 8.8％（NGSP）

処方薬剤の問題把握

〈保険薬局薬剤師による問題の把握〉
- 4カ所の医療機関より合計10種類の薬剤が処方されている。
- 同系統のヒスタミンH_1受容体拮抗薬が重複して処方されている。お薬手帳の所持はあるものの活用されていない可能性が高い。
- 検査値より腎機能低下のため、腎排泄型の薬剤は検討したい。
- 運動量が減ってきており、血糖コントロール不良になっている。
- ふらつきによる転倒のリスクを軽減したい。

処方解析と処方監査

1) 医師の治療方針の推察
A内科クリニック：高血圧に対してCa拮抗薬が投与されている。糖尿病に対しては、腎機能低下により肝代謝型薬剤が投与されていると考えられるが、このまま血糖コントロールが不良であれば、薬剤追加が予想される。逆流性食道炎については、再燃・再発を繰り返すため、維持療法としてタケプロンOD錠15mgを継続している。最近元気がなく眠れないとの訴えからBZ系薬剤が投与されたと推察される。

B皮膚科：秋口から乾燥に伴う皮膚症状でヒスタミンH_1受容体拮抗薬が処方され、外用薬とあわせて継続されている。

C耳鼻科：通年性のアレルギー症状のため、ヒスタミンH_1受容体拮抗薬を継続されている。点鼻薬も継続使用している。

D眼科：糖尿病性網膜症の経過確認のため通院しているが、点眼薬の処方がないことから経過は安定しているものと推察される。

2) 処方されている各薬剤の検討
≫アムロジン
- 自宅での血圧測定結果を血圧手帳で確認したところ、132/78mmHgと良好にコントロールできていると考えられる。転倒リスクを軽減するために、ゆっくりと立ち上がるなどの注意喚起は必要。最近減っている運動が再開され、血圧が低下するようであれば減量を検討するとして、現時点ではこのまま継続が妥当だと考えられる。

≫トラゼンタ

- 腎機能低下のため肝代謝型の選択は妥当と考えられる。血糖コントロールが不良になっており，別系統糖尿薬の追加は低血糖リスクが高くなるため，生活習慣の改善による血糖コントロールを勧め，このまま単剤投与を検討する。

≫マグラックス

- マグラックスは主に腎排泄であり，高マグネシウム血症を来しやすい。わが国でも死亡例報告があり注意喚起がなされているため，中止を検討する。

≫デパス

- 最近元気がなく不眠の訴えもあることから処方されていたとのことであった。BZ系の転倒リスクはメタ解析からも指摘されており[1]，現在のようにふらつきがあり，実際転倒していることから，中止を検討する。

≫タケプロン

- 再燃・再発を繰り返す逆流性食道炎のため，維持療法として継続していると推察される。発症後4年間継続処方されており，再燃・再発の評価をするためにも一時休薬を検討する。また，PPIは骨折のリスクを上昇させるという報告もあり，今回の場合はその意味でも介入を検討する必要がある[2]。

≫アレグラ

- 糖尿病の症状からも，季節的なものからも皮膚そう痒が推察される。同系薬剤ジルテックを重複している一方で，マグラックスとの併用による作用減弱も疑われる。インペアード・パフォーマンスからも転倒リスクの可能性もある。ただし，アレルギー性鼻炎の既往もあり，アレグラは肝代謝型の薬剤であることから，他に介入できる薬剤があるため，継続の方針とした。

≫ジルテック

- アレルギー性鼻炎のため継続処方されている。腎排泄型の薬剤のため血中濃度が高くなっている可能性が高い。加えて，アレグラ重複開始から，ふらつきの訴えからもインペアード・パフォーマンスを起こしている可能性は否定できないため，中止を検討する。

処方の再設計の提案

複数の医療機関からの処方のため，相互作用・重複作用が疑われた。ふらつきや集中力低下による転倒などから，趣味にしていた毎朝の散歩も少なくなり，結果的に糖尿コントロールが不良になっていると考えられたため，処方の再設計を試みた。

- 転倒が心配で散歩を控えているとのことでデパスの中止を提案する。
- 逆流性食道炎の再燃・再発を評価するためにタケプロンの中止を提案する。
- 毎朝の散歩が再開できれば便秘も改善する可能性が高いため，マグラックスは中止を提案する。
- 腎機能低下のため，腎排泄型のジルテックは中止し，肝代謝型のアレグラに変更を提案する。
- B皮膚科より処方されていたアレグラはC耳鼻科で処方することを提案する。

検討の結果，処方されていた10種類の薬剤のうち，以下の再設計を図った。

> 中止：4剤（デパス，タケプロン，マグラックス，ジルテック）
> 今後減量を検討：1剤（アムロジン）

再設計後の処方せん

〈再設計の処方せん〉

A内科クリニック	B皮膚科	C耳鼻科	D眼科
① アムロジン錠5mg （アムロジピンベシル酸塩） 1回1錠 ② トラゼンタ錠5mg （リナグリプチン） 1回1錠 1日1回　朝食後	① アンテベート軟膏10g （ベタメタゾン酪酸エステルプロピオン酸エステル） 1日1回　背中 ② ヒルドイドソフト軟膏50g （ヘパリン類似物質） 1日1回　乾燥部	① アレグラ錠60mg （フェキソフェナジン塩酸塩） 1回1錠 1日2回　朝食後・就寝前 ② アラミスト点鼻液27.5μg56噴霧用 （フルチカゾンフランカルボン酸エステル） 1日1回　各鼻腔2噴霧	なし

今回，まずC耳鼻科主治医へ直接電話にて，B皮膚科でアレグラが重複処方されている旨を報告した。腎機能低下のためジルテックを中止し，アレグラをC耳鼻科から処方してもらうことを提案したところ，トラブルなく変更する方針となった。

次いで，B皮膚科主治医へ直接電話にて，C耳鼻科でヒスタミンH_1受容体拮抗薬が処方されていたことを報告した。「患者からその情報を知らされていなかったので，処方してしまった。こちらのアレグラ処方は中止しましょう。今後は外用薬のみの処方で経過をみます」とのことだった。

最後にA内科クリニック主治医に一連の流れを直接電話で説明し，ヒスタミンH_1受容体拮抗薬の重複服用から起因が予想される糖尿コントロール不良を報告した。そのうえで，上記の提案を「服薬情報提供書」として文書を作成しFAXにて送信した。その後，A内科クリニック主治医より直接電話で返事をいただき，デパス，タケプロン，マグラックスは中止の方針となった。アムロジンについては，今後運動が再開できれば，血圧経過を確認して減量を検討するとのことだった。

本症例における処方の再設計のポイント

本症例は，複数の医療機関を受診し，それぞれの処方薬がそれぞれの処方医に伝わっていないことが問題となった症例である。本症例のように，患者本人もお薬手帳を所持していたにもかかわらず，処方医に提示しないケースは実際に多く直面する。お薬手帳を正しく活用するよう薬局での説明責任は重要である。

また，複数の医療機関を受診していたとしても，薬局が一元管理できていれば未然に防ぐことができた症例でもある。「かかりつけ薬局」を決めておくことが，多剤併用時には有用であると考える。

そして，高齢者における老年症候群としての「転倒」という部分についても本症例は意義深いものである。高齢者の転倒はさまざまな要因が重なっており，その一因にポリファーマシーや特定の薬剤の影響ということがあげられる[1]。そのため転倒，骨折となる前に事前にその対策という視点で薬剤を見直すということは重要であると考える。

1日薬価の比較

初回処方		再設計後の処方	
薬剤名	1日薬価(円)	薬剤名	1日薬価(円)
アムロジン錠5mg	47.6	アムロジン錠5mg	47.6
トラゼンタ錠5mg	171.9	トラゼンタ錠5mg	171.9
マグラックス錠250mg	16.8	アレグラ錠60mg	129.8
デパス錠1mg	12.1		
タケプロンOD錠15mg	80.6		
アレグラ錠60mg	129.8		
ジルテック錠10mg	92.2		
	551		349.3

処方変更　効果と変化のフォローアップ

　最終的には，提案どおりの処方内容となり，皮膚そう痒，アレルギー性鼻炎の経過は安定している。毎朝の散歩も少しずつ再開され，外出への不安も少なくなってきている。血糖も少しずつ下がってきており，トラゼンタ単剤でのコントロールもできている。血圧は変化なくアムロジンの減量とはなっていないが，今後検討していくとのことだった。何よりご主人との散歩ができるようになり，表情も明るくなってきたことから，介入の価値があったと思われる。

【参考文献】

1) Woolcott JC, et al. Meta-analysis of the impact of 9 medication classes on falls in elderly persons. Arch Intern Med. 2009；169（21）：1952-1960.
2) ang Y-X, et al. Long-term proton pump inhibitor therapy and risk of hip fracture. JAMA. 2006；296（24）：2947-2953.

（小林正樹，保坂　恒）

memo

レベル ★★☆

NSAIDsが惹起した痛風の症例

患者が持参した処方せん

〈最初の処方せん〉

A内科クリニック	B整形外科
① アダラートCR錠20mg （ニフェジピン）　　　　　　1回1錠	① ボナロン錠35mg （アレンドロン酸ナトリウム水和物）　1回1錠 　　　　　　　　　　　週1回　起床時
② ラシックス錠20mg （フロセミド）　　　　　　　1回1錠 　　　　　　　1日1回　朝食後	② ロキソニン錠60mg （ロキソプロフェンナトリウム水和物）　1回1錠
③ マグラックス錠250mg （酸化マグネシウム）　　　　　1回1錠 　　　　　　　1日3回　毎食後	③ ムコスタ錠100mg （レバミピド）　　　　　　　1回1錠 　　　　　　　1日2回　朝夕食後
④ ガスター錠10mg （ファモチジン）　　　　　　　1回1錠 　　　　　　　1日2回　朝夕食後	④ ザイロリック錠100mg （アロプリノール）　　　　　　1回1錠 　　　　　　　1日1回　朝食後

病歴と症状

〈患者情報〉

患　者	84歳，男性。身長164cm，体重54kg。
家族歴	弟が高血圧・心筋梗塞。
嗜好歴	64歳まで喫煙は1日20本ほど，飲酒は毎日晩酌をしていた。
アレルギー歴	特記事項なし。
生活状況	現在は妻，娘との3人暮らし。介護保険にて要介護2（腰椎圧迫骨折発症時に申請）。ADLはつかまり歩行，自宅内のことは自分で行っているが，転倒をおそれて自宅内ではリビングにいて，テレビをよくみていてあまり動こうとしない。外出もしていない。

〈既往歴〉
- 高血圧（62歳）
- 便秘症（70歳）
- 健診で胃カメラを受けて慢性胃炎（75歳）
- 腰椎圧迫骨折（83歳）

〈現病歴〉
- もともと高血圧，慢性胃炎，便秘症でA内科クリニックに通院している。
- B整形外科には半年前に腰椎圧迫骨折を発症し，1カ月ほど入院。退院後も外来通院をしている。
- 腰椎圧迫骨折の痛みは当初より改善傾向であるものの痛みの心配は続いているため鎮痛剤は希望しており，最近になって定期的ではなくなってきたものの使用はほぼ毎日続けている。
- 高血圧は自宅血圧が150/80mmHg程度となっており，骨折で入院する前より血圧がより高くなっている。圧迫骨折後から下腿浮腫がみられるようになり内科で相談し，3カ月前から水分制限の指示とラシックスが処方されている。ただ検査では心臓，肝臓，腎臓などは特に異常は指摘されていないということ。A内科クリニックを受診したのは2週間前が最後。
- 1週間前に足の親指の痛みがありB整形外科へ受診したところ痛風の指摘であった。本日はB整形外科へ再診。

B整形外科を受診後に娘とともに薬局へ来局。娘は最近徐々に薬が増えていることを心配している。

検査値

前回の血液検査の結果を持参。
WBC 5,600/μL, RBC 345×10^4/μL, Hb 11.0g/dL, Ht 34.8%, Plt 22.6×10^4/μL, AST（GOT）20U/L, ALT（GPT）24U/L, LDH 172U/L, UA 6.6mg/dL, BUN 18.2mg/dL, Cre 0.65mg/dL, Na 143mEq/L, K 4.8mEq/L, Cl 104mEq/L, GLU 104mg/dL, HbA1c 5.9%（NGSP）

処方薬剤の問題把握

〈保険薬局薬剤師による問題の把握〉
- 合計8種類の薬剤が2カ所の医療機関より処方されている。
- 腰椎圧迫骨折を発症したところから投薬種類が増えている。
- 鎮痛剤としてNSAIDsが長期使用になっており，中止を検討する。
- 浮腫で利尿薬が処方されているが，そもそもこの利尿薬は適応なのか検討する。
- H₂受容体拮抗薬の継続投与の必要性があるか検討する。

処方解析と処方監査

1) 医師の治療方針の推察
A内科クリニック：主に高血圧への投薬，ならびに便秘と以前の胃炎を指摘されてからの便秘薬と胃薬の継続投与と考えられる。これまでずっと同じ投薬をうけていたが，今回浮腫と血圧上昇があり，ラシックスが追加となった。
B整形外科：腰椎圧迫骨折後の鎮痛管理と骨粗鬆症の指摘から処方をうけている。NSAIDsは骨折後から継続的に処方をうけている。痛風を発症したことから高尿酸血症がわかり，ザイロリックが開始となったと考察される。

2) 処方されている各薬剤の検討

》アダラートCR
- Ca拮抗薬であり，アダラートでは下腿浮腫の報告があるため，今回の場合も浮腫を来す要因になっている可能性はある[1]。ただし，過去の応対記録（薬歴）を確認すると，今回の下腿浮腫はロキソニンを開始してからの症状であることから，まずはロキソニンからの介入がよいと思われる。

ラシックス
- 基本的には心不全，肝不全，腎不全やネフローゼ症候群がない患者の下腿浮腫に対してのループ利尿薬の使用は控えるほうがよいと考える[2,3]。今回の場合はロキソニン使用に伴う浮腫の可能性が考察され，またラシックス使用に伴う高尿酸血症から痛風発症の可能性もあるため，中止が望ましい。

▶▶ マグラックス
- 便秘症については高血圧での治療においてアダラートが処方となっており，Ca拮抗薬による便秘の可能性があると考察される。

▶ ガスター
- 慢性胃炎として長期で処方が続いているものであり，なんとなく漫然と続いていると本人からの話がある。特に胃潰瘍歴はなく可能であれば中止が望ましい。

▶▶ ボナロン
- 腰椎圧迫骨折発症に伴い，ビスホスホネート製剤が開始となっている。特に逆流性食道炎などの指摘はなく，本人からは飲みづらさはないということであり，また骨折の予防になるということであればと積極的に内服を希望している。

▶▶ ザイロリック
- 利尿薬関連の痛風発作であり，通常は高尿酸血症への介入としてはザイロリックでよいかと思われる。ただ頻回な発作ではなく初回発作でもあるので，今回は生活指導面の注意で経過をみていくのはよいかもしれない。医師とも相談してみる。

▶ ロキソニン
- NSAIDs使用に伴い血圧上昇を来し[4]，また浮腫になることは知られている。実際NSAIDs使用に伴い降圧薬が増えているという症例対照研究もある[5]。今回の場合，疼痛への恐怖がロキソニン継続使用の要因となっている。ただ，ロキソニンによるadverse drug event（薬剤有害事象）が起きており，介入が必要と思われる。

▶ ムコスタ
- ロキソニン使用に伴い，処方されている。またA内科クリニックからはガスターも処方されている。基本的にはロキソニンを中止することができれば，ムコスタの処方は不要となる。

処方の再設計の提案

今回、娘より骨折をした後から体調の変化が出ている気がするとの指摘があり、薬の見直しの希望があった。薬剤有害事象という点、またprescribing cascade（処方カスケード）を意識して以下の再設計を提案した。

- 浮腫については特に心臓、肝臓、腎臓に異常がないことを指摘されているなかで、利尿薬は必要ないと思われ、中止がよいと思われる旨を提案した。
- ザイロリックは利尿薬使用による高尿酸血症が原因と思われること、この処方は内科的な管理が望ましいため、A内科クリニックにお願いしたほうがよいと思われることをB整形外科へ提案した。
- 骨折後の痛みに対してのロキソニンは長期使用による影響として血圧上昇、浮腫がみられる可能性が高い。圧迫骨折からすでに半年経過しており、過去の応対記録（薬歴）として浮腫の原因となっているものと思われ、中止あるいは痛風後でもあり代替案としてアセトアミノフェンの提案をした。
- 胃薬としてH_2受容体拮抗薬は長期使用になっている。9年前の慢性胃炎の指摘であり、症状が安定していれば、一時中止の検討を提案した。

再設計後の処方せん

〈再設計の処方せん〉

A内科クリニック	B整形外科
① アダラートCR錠 20mg （ニフェジピン）　　　　1回1錠 　　　　1日1回　朝食後	① ボナロン錠 35mg （アレンドロン酸ナトリウム水和物）　1回1錠 　　　　週1回　起床時
② マグラックス錠 250mg （酸化マグネシウム）　　　1回1錠 　　　　1日3回　毎食後	② カロナール錠 200mg （アセトアミノフェン）　　　1回2錠 　　　　1日3回　毎食後
③ ザイロリック錠 100mg （アロプリノール）　　　　1回1錠 　　　　1日1回　朝食後	

今回まずA内科クリニックに浮腫について相談を行った。心臓、腎臓、肝臓に異常がないということで、B整形外科から処方を受けているロキソニンの影響がないかを相談した。A内科クリニックの主治医は、もう内服していなか

ったと思っており，ロキソニンによる浮腫の可能性はあるとのことだった。また，その影響で血圧が上がっているのかもしれないことの指摘を受け，ロキソニンは中止する方針となった。そして，痛風を発症したことを連絡し，利尿薬の影響が疑われるということで，今後は内科で高尿酸血症を含めて介入を行ってもらえることとなった。

B整形外科には痛みは改善傾向であり，ロキソニンの長期処方のリスクを鑑み，一度ロキソニンは中止してよいと思うことを提案したところ，いつも本人から鎮痛薬がないと心配と言われており，処方しているとのことであった。痛風については利尿薬の影響であることは懸念されたが，利尿薬は必要であろうと思っていたそうである。ただ，ロキソニン使用での浮腫の可能性ということであれば，その旨を再度患者へ話していただけることになった。こちらでも患者へロキソニン長期服用に関するリスクを説明することとした。

そしてA内科クリニックから処方されているガスターについては以前の胃炎の指摘から長期処方となっていたが，特に消化器症状はなく継続の必要性はないため中止を提案した。

本症例における処方の再設計のポイント

　本症例はNSAIDsの服用による高血圧，浮腫から利尿薬が開始となったことで痛風を発症し，ポリファーマシーとなった事例である。高齢者で浮腫が出る状況はよくみられるが，基本的には心不全，肝不全，腎不全やネフローゼ症候群がない患者の下腿浮腫に対してのループ利尿薬の使用は控えるほうがよい[2,3]。本症例の場合は高齢者で圧迫骨折によるADL低下，NSAIDs使用が原因で浮腫になったことが予想される。内科で整形外科での処方が把握できず対症的な治療が開始となり，結果的には痛風発作を発症したこととなる。

　それぞれの医療機関から出ていた処方により，今回の場合はロキソニンによる薬剤有害事象が起こり，そこからラシックス→高尿酸血症→痛風→ザイロリック追加といったprescribing cascadesとしてポリファーマシーになったものと思われる。そもそもの原因として，ロキソニンを飲んでいないと怖いという恐怖感が患者要因としてみられている。薬剤を中止するにあたっては患者の薬剤への過剰な期待，そして中止することの不安があると言われている[6]。そのため薬剤への介入の際には患者の気持ちも汲みつつ，しかし薬剤有害事象が起こらないように，慎重にモニタリングすることが大切である。

1日薬価の比較

初回処方		再設計後の処方	
薬剤名	1日薬価(円)	薬剤名	1日薬価(円)
アダラートCR錠20mg	29.7	アダラートCR錠20mg	29.7
ラシックス錠20mg	9.6	マグラックス錠250mg	16.8
マグラックス250mg	16.8	ボナロン錠35mg	84.5
ガスター錠10mg	49.2	カロナール錠200mg	45.6
ボナロン35mg	84.5	ザイロリック錠100mg	23.1
ロキソニン錠60mg	31.8		
ムコスタ錠100mg	29.2		
ザイロリック錠100mg	23.1		
	273.9		199.7

※ボナロン35mgは週1回製剤のため，591.4円÷7日＝84.5円で計算

処方変更　効果と変化のフォローアップ

　患者はロキソニン中止について最初はためらいもあったものの，adverse drug event（薬剤有害事象）について薬剤師からも医師からも説明を受け，娘とも協力してアセトアミノフェンへの変更が可能となった。またザイロリックについては今回は初回であり，頻回の発作が出ていない状態であり，利尿薬関連の痛風であるが，いったん投薬は中止して生活習慣に注意しながら経過をみることとなった。その半年後には血圧も安定するようになった。また外出もされるようになり，前記提案の処方内容となり最終的にはアセトアミノフェンも中止することができた。今後は便秘があるため，高血圧の治療についてACE阻害薬の検討を行っている。

〈最終的な処方せん〉

A内科クリニック	B整形外科
① アダラートCR錠20mg 　（ニフェジピン）　　　　　1回1錠 　　　　　　　　　1日1回　朝食後 ② マグラックス錠250mg 　（酸化マグネシウム）　　　1回1錠 　　　　　　　　　1日3回　毎食後	① ボナロン錠35mg 　（アレンドロン酸ナトリウム水和物）　1回1錠 　　　　　　　　　週1回　朝食後

【参考文献】

1) van Hamersvelt HW, et al. Oedema formation with the vasodilators nifedipine and diazoxide：direct local effect or sodium retention? J Hypertens. 1996；14（8）：1041-1045.
2) Wehling M. Morbus diureticus in the elderly：epidemic overuse of a widely applied group of drugs. J Am Med Dir Assoc. 2013；14（6）：437-442.
3) Sarafidis PA, et al. Diuretics in clinical practice. Part I：mechanisms of action, pharmacological effects and clinical indications of diuretic compounds. Expert Opin Drug Saf. 2010；9（2）：243-257.
4) Warner TD, Mitchell JA. COX-2 selectivity alone does not define the cardiovascular risks associated with non-steroidal anti-inflammatory drugs. Lancet（London, England）. 2008；371（9608）：270-273.
5) Gurwitz JH, et al. Initiation of antihypertensive treatment during nonsteroidal anti-inflammatory drug therapy. JAMA. 1994；272（10）：781-786.
6) Reeve E, et al. Patient barriers to and enablers of deprescribing：a systematic review. Drugs Aging. 2013；30（10）：793-807.

（小林正樹，保坂　恒）

レベル ★★★

一元管理により薬剤を半減させた症例

患者が持参した処方せん

〈最初の処方せん〉

A大学病院循環器内科	B総合病院脳神経外科	C診療所
① アダラートCR錠20mg （ニフェジピン）　　1回1錠	① パナルジン錠100mg （チクロピジン塩酸塩） 　　　　　　　　1回1錠 1日1回　朝食後	① ロキソニン錠60mg （ロキソプロフェンナトリウム水和物）　　1回1錠
② アルダクトンA錠25mg （スピロノラクトン） 　　　　　　　1回1錠	② デパス錠1mg （エチゾラム）　1回2錠 1日1回　就寝前	② ムコスタ錠100mg （レバミピド）　1回1錠 1日3回　毎食後
③ レニベース錠5mg （エナラプリルマレイン酸塩） 　　　　　　　1回1錠	③ マグラックス錠330mg （酸化マグネシウム） 　　　　　　　1回1錠 1日3回　毎食後	③ ネキシウムカプセル10mg （エソメプラゾールマグネシウム水和物）　1回1Cap 1日1回　朝食後
④ メインテート錠2.5mg （ビソプロロールフマル酸塩） 　　　　　　　1回0.5錠	④ タケプロンOD錠15mg （ランソプラゾール） 　　　　　　　1回1錠 1日1回　夕食後	④ ツムラ大建中湯エキス顆粒2.5g （大建中湯エキス）　1回1包
⑤ ワーファリン錠1mg （ワルファリンカリウム） 　　　　　　　1回2.5錠 1日1回　朝食後		⑤ ビオフェルミン配合散1g （ラクトミン）　1回1包 1日3回　毎食後
⑥ セルベックスカプセル50mg （テプレノン）　1回1Cap 1日3回　毎食後		

病歴と症状

〈患者情報〉

患　者	85歳，男性。身長165cm，体重68kg。
家族歴	姉がくも膜下出血。
サプリメント	なし。
嗜好歴	アルコール；機会飲酒，喫煙；20本/日を20年間，55歳頃まで。

|アレルギー歴| 抗菌薬（詳細不明）。

|生活状況|
- 小学校の教員をしていた。退職後は，塾の講師をしていたが，心不全を患ってからは辞めている。妻は重度認知症で，特別養護老人ホームに入所している。
- 高齢者総合機能評価：着衣半介助，食事自立，伝い歩き可・車いす使用あり，自宅内のトイレ使用可，入浴半介助。IADL不能，補聴器あり，眼鏡あり，総入れ歯。認知機能；長谷川式簡易知能評価スケール（HDS-R）22点。要介護1；主介護者は長男。近所に妹夫婦がいて介護援助あり。
- デイサービスなし，ショートステイなし，ヘルパー介入は3回/週。

〈既往歴〉
- 交通事故で肋骨骨折・血気胸の治療歴あり（30歳）
- 高血圧を指摘。内服治療開始（55歳）
- 脳ドックで無症候性脳梗塞疑いあり。B病院脳神経外科で加療開始（70歳）
- 呼吸苦症状でA大学病院循環器内科受診。心房細動・心不全を指摘され加療開始（79歳）
- 変形性膝関節症，便秘症に対してC診療所で加療開始（82歳）

〈現病歴〉
- A大学病院に定期通院していたが，通院が困難となってきたため今後D病院内科に定期通院希望があり，外来受診した。A大学病院からの紹介状を持参していたが，内服薬について詳細に聴取すると，B総合病院，C診療所からも処方をうけていることがわかった。
- 医師から薬剤師に，処方されている薬の情報と今後の内服について相談があった。

検査値

WBC 8,310/μL, RBC 481×10^4/μL, Hb 14.0g/dL, MCV 84.6 fL, PLT 11.5×10^4/μL, BUN 26.3mg/dL, Cre 1.8mg/dL, eGFR 28.5mL/min/1.73m^2, Na 140mEq/L, K 4.3mEq/L, Cl 110/mEq/L, T-bil 0.5mg/dL, AST 19U/L, ALT 14U/L, LDH 198U/L, ALP 263U/L, HDL 60mg/dL, LDL 76mg/dL, 血糖85mg/dL, HbA1c 6.7％, PT-INR 1.4, APTT 37.4秒

処方薬剤の問題把握

〈保険薬局薬剤師による問題の把握〉
- 合計15種類の内服薬の処方がある。
- A大学病院からの処方内容は，B病院とC診療所ともに把握していた。しかしB病院とC診療所はお互いの処方内容は把握していなかった。
- 内服薬が多くて本人，家族は困っており，できる限り薬を減らしたい希望がある。

処方解析と処方監査

1）医師の治療方針の推察
A大学病院循環器内科：慢性心房細動・慢性心不全の治療として抗凝固薬，βブロッカー内服，ACE阻害薬，スピロノラクトンが処方されている。抗凝固薬としてワーファリンが処方されている。
B総合病院脳神経外科：抗血小板薬，BZ系抗不安薬，PPIの処方がある。
C診療所：変形性膝関節症に対してのNSAIDsと便秘症に対しての処方がある。

2）処方されている各薬剤の検討

▶アダラートCR
- 家庭血圧は収縮期血圧110～130/70～80mmHgと安定している。Ca拮抗薬内服による腸管の平滑筋弛緩作用による便秘症状に注意が必要である。便秘症に対しての処方もあり，中止を提案する。血圧悪化傾向であれば，他の薬剤の増量を検討する。

▶アルダクトン
- 遠位尿細管におけるアルドステロンに依存したNa^+/K^+交換を抑制する作用をもつ。収縮機能が低下している心不全に対しては投与が推奨されている[1]。高カリウム血症，女性化乳房などの副作用がある。今回の症例は前医より左室駆出率（ejection fraction；EF）低下ありの評価もあり，高カリウム血症なども認めていないため内服継続を提案する。

≫レニベース

・ACE阻害薬であり，高血圧・慢性心不全に対して処方されていた。家庭血圧は安定しており，また咳嗽の副作用も認めていない。他の降圧薬中止を検討しており，血圧の経過をみてレニベースの増量を検討予定とする。

≫メインテート

・収縮機能が低下している慢性心不全患者に対してβ遮断薬投与は死亡率改善効果があり，推奨されている[1]。また，心房細動のrate controlに対しても推奨されている。内服継続が妥当と思われる。

≫ワーファリン

・慢性心房細動に対して処方されている。$CHADS_2$スコアは3点であり，脳卒中発症リスクは5.9%/年と推定される。出血合併リスクに関しては，HAS-BLEDスコア[2]などが用いられることが多い。今回の症例の出血リスクは中〜高リスクであるが，抗血小板薬とNSAIDsの内服中止を検討しており，ワーファリンは継続が妥当と考えた。

・外来受診時のPT-INRは1.4と低値であり，食事内容を確認したところ，最近明日葉（セリ科シシウド属の植物。100gあたり540mgのカリウム含有がある）の天ぷらをよく食べることがあると家族がいっていた。新規経口抗凝固薬は慢性腎不全があるため使用は困難であり，詳細な食事指導が必要と考えられた。

➤セルベックス，ムコスタ

・両者ともに胃酸に対する「防御因子増強薬」として処方されることが多い。今回の症例はPPIを2剤内服しており，またNSAIDs内服に併用することで潰瘍を予防することに関しての有用性は十分証明されていない。中止を検討する。

➤タケプロン，ネキシウム

・PPIは胃の壁細胞のプロトンポンプに作用することで胃酸分泌を抑制する薬である。PPIの適応としては逆流性食道炎，消化性潰瘍，ピロリ菌除菌，アスピリン・NSAIDsの潰瘍予防がある。PPI内服による肺炎・骨折・Clostridium difficile感染症のリスク上昇の報告[3,4]があるため，適応のない

長期内服はできる限り避けたい。
- 今回PPIが2つの医療機関から重複して処方されており，まず2剤から1剤に減量を提案し，症状経過をみて残りの1剤も減量・中止を検討したい。

▶チクロピジン
- 無症候性脳梗塞疑いで処方されていたと推測された。無症候性脳梗塞への抗血小板薬投与の効果は十分証明されていない。Beers Criteria 2015でもチクロピジンは高齢者における潜在的に不適切な薬剤投与として指摘がある[5]。中止を検討する。

▶デパス
- 睡眠時間を聴取すると5～6時間はあるとのことであったが，寝床に入るのが午後7～8時頃であり，夜中に目が覚めてしまう状況であった。認知症・転倒リスクなどについて説明を行ったが，患者から睡眠薬の内服を中止することは非常に不安であり内服継続の強い希望があった。主治医には2錠から1錠へ減量を提案する。

▶ロキソニン
- 変形性膝関節症による痛みは体動時に主に認めており，持続・増悪はしていない。心不全悪化，消化性潰瘍形成，腎不全悪化のリスクがある。アセトアミノフェンの頓用内服への変更を提案する。

▶大建中湯，ビオフェルミン
- 診療所から慢性便秘症に対して処方されていた。排便状況について詳細に聴取するとほぼ毎日排便があり，効きすぎるときはマグラックスを休止するときもあった。2剤とも定期内服する意義は少ないと考えられるため中止を提案する。

処方の再設計の提案

副作用の出ている薬剤，潜在的に不適切な薬剤，効果に乏しいと考えられる薬剤について処方提案を行った。

- 抗凝固薬，抗血小板薬併用による出血リスクを考慮しパナルジンの中止を提案する。
- 心不全，腎不全悪化を考慮しロキソニン中止を提案する。
- PPIが重複処方されていたため1剤を中止し，他の胃粘膜保護薬の中止も提案する。
- 血圧は安定しており，慢性便秘症があるためアダラートCRの中止を提案する。慢性腎不全があり，マグラックスは減量を提案する。
- デパスは本人の希望も強いため減量とし，経過をみることを提案する。

検討の結果，処方されていた15薬剤のうち以下の再設計を図った。

> 中止：8薬剤（アダラートCR，セルベックス，パナルジン，ロキソニン，ムコスタ，ネキシウム，大建中湯，ビオフェルミン）
> 減量：2薬剤（デパス，マグラックス）
> 今後減量・中止を検討：2薬剤（デパス，タケプロン）

再設計後の処方せん

〈再設計の処方せん〉

D病院内科	
① アルダクトンA錠25mg（スピロノラクトン）	1回1錠
② レニベース錠5mg（エナラプリルマレイン酸塩）	1回1錠
③ メインテート錠2.5mg（ビソプロロールフマル酸塩）	1回0.5錠
④ ワーファリン錠1mg（ワルファリンカリウム）	1回2.5錠
⑤ タケプロンOD錠15mg（ランソプラゾール）	1回1錠 1日1回　朝食後
⑥ デパス錠1mg（エチゾラム）	1回1錠 1日1回　就寝前
⑦ マグラックス錠330mg（酸化マグネシウム）	1回1錠 1日1回　朝食後
⑧ カロナール錠500mg（アセトアミノフェン）	1回1錠 疼痛時

今回A大学病院からの紹介受診であったが，B病院・C診療所の内服調査と処方再設計を行った．患者本人・家族より，これからは複数の病院受診ではなくD病院でまとめて処方を受けたい希望があった．薬剤師からD病院の主治医に薬剤情報や家族の希望を伝えた．主治医からは，B病院・C診療所より診療情報の提供を受け，病状を確認し薬物調整を検討していきますと返事をもらった．

本症例における処方の再設計のポイント

　今回の症例のように，患者が実際に内服している薬の内容について主治医がすべて把握できていないことがあり，注意が必要であると報告されている[6]．重複処方は，患者はお薬手帳を持っていたがB病院とC診療所の内容についてはお薬手帳には記載がなかったために起こってしまった可能性がある．薬剤師の役割として，OTCやサプリメントも含めてお薬手帳に記載されている薬以外の内服がないか適宜確認していくことは非常に重要である．そして，かかりつけ医と協力し処方の再検討・提案を繰り返していくことも大切である．薬価は約400円/日，約12,000円/月，約144,000円/年の減額となった．

1日薬価の比較

初回処方		再設計後の処方	
薬剤名	1日薬価(円)	薬剤名	1日薬価(円)
アダラートCR錠20mg	29.7	アルダクトンA錠25mg	20.7
アルダクトンA錠25mg	20.7	レニベース錠5mg	60.7
レニベース錠5mg	60.7	メインテート錠25mg	30.5
メインテート錠2.5mg	30.5	ワーファリン錠1mg	24
ワーファリン錠1mg	24	タケプロンOD錠15mg	80.6
セルベックスカプセル50mg	28.2	デパス錠1mg	12.1
タケプロンOD錠15mg	80.6	マグラックス錠330mg	5.6
パナルジン錠100mg	50.7	カロナール錠500mg	9.8
デパス錠1mg	24.2		
マグラックス錠330mg	16.8		
ロキソニン錠60mg	47.7		
ムコスタ錠100mg	43.8		
ネキシウムカプセル10mg	83.4		
ツムラ大建中湯エキス顆粒2.5g	69.75		
ビオフェルミン配合散1g	18.6		
	629.35		244

処方変更　効果と変化のフォローアップ

　最終的には前述した提案どおりの処方内容に落ち着いた。睡眠薬以外は朝食後1回の内服にまとめることができ，服薬アドヒアランスは改善した。家族から負担が減ってよかった，本人も元気になってきたと教えてもらった。血圧は130/70mmHg前後を推移しており，Ca拮抗薬中止による増悪は認めていない。排便状態もマグラックス1日1回で状態は安定している。またデパス減量によって明らかな不眠の悪化はなく，患者本人・家族と相談を重ね減量・中止を検討していく方針である。食事指導によってPT-INRも2前後と安定しており，また出血合併症もなく経過をみている。

【参考文献】

1) Yancy CW, et al. 2013 ACCF/AHA guideline for the management of heart failure：a report of the American College of Cardiology Foundation/American Heart Association Task Force on Practice Guidelines. J Am Coll Cardiol. 2013；62（16）：e147-e239.
2) Pisters R, et al. A novel user-friendly score（HAS-BLED）to assess 1-year risk of major bleeding in patients with atrial fibrillation：the Euro Heart Survey. Chest. 2010；138（5）：1093-1100.
3) Yu EW, et al. Proton pump inhibitors and risk of fractures：a meta-analysis of 11 international studies. Am J Med. 2011；124（6）：519-526.
4) Kwok CS, et al. Risk of Clostridium difficile infection with acid suppressing drugs and antibiotics：meta-analysis. Am J Gastroenterol. 2012；107（7）：1011-1019.
5) The American Geriatrics Society 2015 Beers Criteria Update Expert Panel. American Geriatrics Society 2015 Updated Beers Criteria for Potentially Inappropriate Medication Use in Older Adults. J Am Geriatr Soc. 2015；63（11）：2227-2246.
6) Frank C, et al. What drugs are our frail elderly patients taking? Do drugs they take or fail to take put them at increased risk of interactions and inappropriate medication use? Can Fam physician. 2001；47：1198-1204.

〈山本洋光，吉田英人〉

アルツハイマー型認知症の寝たきりの高齢者の症例

レベル ★★☆

患者が処方されている薬剤

〈最初の処方せん〉

Aクリニック（内科）

1. ペルサンチン錠25mg
   （ジピリダモール）　　　　1回1錠

2. メキシチールカプセル100mg
   （メキシレチン塩酸塩）　　1回1Cap
   　　　　　　　　1日2回　朝夕食後

3. マーズレンS配合顆粒2.0g
   （アズレンスルホン酸ナトリウム水和物・
   L-グルタミン配合剤）　　　1回1包

4. ビオフェルミン錠
   （乳酸菌製剤）　　　　　　1回1錠
   　　　　　　　　1日3回　毎食後

5. アムロジピン錠2.5mg
   （アムロジピンベシル酸塩）　1回1錠
   　　　　　　　　1日1回　朝食後

6. メチコバール錠500μg
   （メコバラミン）　　　　　1回1錠
   　　　　　　　　1日3回　毎食後

7. アレジオン錠20mg
   （エピナスチン塩酸塩）　　1回1錠
   　　　　　　　　1日1回　昼食後

8. エパデールS900mg
   （イコサペント酸エチル）　1回1包
   　　　　　　　　1日2回　朝夕食後

9. デパス錠0.5mg
   （エチゾラム）
   　　　（1日2回　夕食後1錠　就寝前2錠）

B病院（精神科）

1. イクセロンパッチ4.5mg
   （リバスチグミン）
   　　　　　　　　　　就寝前貼り替え

2. ジプレキサ錠2.5mg
   （オランザピン）　　　　　1回0.5錠
   　　　　　　　　1日1回　就寝前

3. サアミオン錠5mg
   （ニセルゴリン）　　　　　1回1錠
   　　　　　　　　1日3回　毎食後

〔頓用〕
⑩ カロナール錠 200mg
　（アセトアミノフェン）　　　1回2錠
　　　　　　　　　　　　　　　高熱時

⑪ アーチスト錠 1.25mg
　（カルベジロール）　　　　　1回1錠
　　　　　　　　　　　　　　　動悸時

病歴と症状

〈患者情報〉

患　者　86歳，女性。
生活状況　・長女と同居（2人暮らし）。
　　　　　・コミュニケーションに難あり（長女は感情の起伏が激しく，訪問看護師・介護士，デイサービススタッフらとのトラブルが絶えない）。

〈既往歴〉
・アルツハイマー型認知症（3年前～），脳血管性認知症（2年前～）
・MLF症候群（2年前～，脳幹梗塞後に発症）
・高血圧症（発症時期不明）

〈現病歴〉
・2年前に脳幹梗塞（MLF症候群）になり，右不全麻痺，眼球運動障害，複視がある。以降，ADLが低下し現在寝たきりである（要介護5）。
・介助下で便座に移ることは可能。全身関節の拘縮が進み，仙骨部に3度の褥瘡あり。
・これまでAクリニックに定期通院していたが，ADL低下に伴い月に2回の訪問診療依頼があった。
・3年ほど前から認知機能障害があり，精神科に通院している。脳幹梗塞後に一気に進行した。ADLが落ちてからはB病院精神科には月に1回家人が薬のみを受け取りに行っている。
・長谷川式簡易知能評価スケール（HDS-R）は0点でたまに発語あり（具体的要求を訴えることもある）。
・夜間不安が強く，すぐに長女の名前を呼ぶ。その他の認知症の周辺症状（BPSD）は目立たない。長女の介護負担の問題があり，ジプレキサが処方されている。
・身体診察上，るいそうあり，結膜貧血あり，胸腹部異常なし，全身の関節拘縮

あり，錐体外路所見なし，仙骨部に褥瘡あり（ステージⅣ）。

服薬アドヒアランスが悪く，処方内容を再検討するため，患者の主治医であるクリニックAの内科医師より薬局の薬剤師に共同介入の依頼があった。

検査値

Cre 0.81 mg/dL，GFR 50 mL/min，その他軽度貧血あり

処方薬剤の問題把握

〈保険薬局薬剤師による問題把握〉

- 高度の認知機能障害にイクセロンパッチが処方されている。イクセロンパッチは保険適用上，「軽度及び中等度のアルツハイマー型認知症における認知症症状の進行抑制」となっている。認知症に対するAChE阻害薬には，認知機能改善効果が示されているわけではない。あくまで認知機能低下の進行を遅延させるのみである。認知機能が高度に低下した状態で，それ以上の症状進行抑制効果はほぼ期待できないと思われる。またサアミオンについてもそのベネフィットを再検討する必要がある。
- メチコバールは添付文書の『効能又は効果に関連する使用上の注意』に「本剤投与で効果が認められない場合，月余にわたって漫然と使用すべきでない」と記載がある。
- 86歳ほぼ寝たきりの高齢者に心血管疾患，脳血管疾患の予防的薬剤（エパデールやペルサンチン）が投与されており，リスク・ベネフィットの再検討が必要である。
- 認知症者に対する抗精神病薬はBPSDへの効果が期待できるが，有害事象リスクも多々報告されており，詳細な検討を要する。

処方解析と処方監査

1）医師の治療方針の推察

高血圧，脳梗塞の既往があり，ペルサンチン，アムロジピン，エパデールなど予防的薬剤がいくつか投与されている。メキシチールは不整脈での使用と思

われるが，メチコバールも併用されているので末梢神経障害で用いられている可能性もある。認知症に対しては中核症状およびBPSDに対する薬物治療が積極的に行われている。

2) 処方されている各薬剤の検討

ペルサンチン
- 虚血性心疾患への予防的効果を期待して用いられる薬剤であるが，現時点でその単独使用の有効性は著明なものとは言い難い。
- 脳卒中や心筋梗塞などの血管イベントに対するジピリダモールの2次予防効果は明確ではない[1,2]。そもそも86歳という年齢を考慮すれば，たとえわずかな有効性が示されていたとしても，その恩恵を受けることができるほど，多くの余命が残されていないだろう。つまり心血管イベントに対する予防的効果が得られる前に，他の要因で死亡する可能性が高く，薬物有害反応リスクだけが懸念されることになる。したがってペルサンチンは中止すべきである。

メキシチール
- メキシチールは不整脈治療で用いられる薬剤ではあるが，生命予後を改善するような予防的な効果については明確ではない。心筋梗塞の既往のある患者を対象としたメキシレチンとプラセボを比較したランダム化比較試験[3]によると，24時間心電図による心室期外収縮の発生は，メキシレチン群で有意に抑制されたと報告されている。しかしながら死亡に関しては，プラセボ群の4.8％と比較して，メキシレチン群で7.6％と，統計的有意差はないもののメキシレチン群で高い傾向を示した。さらに振戦，胃腸障害などの副作用もメキシレチン群で多いという結果であった。
- メキシチールは糖尿病性神経障害に伴う自覚症状（自発痛，しびれ感）の改善に用いることもあるが，本症例は糖尿病の既往はなく適応外使用となる。メキシチールは中止を考慮したい。

マーズレンSおよびビオフェルミン
- 消化器症状への対症的効果を期待して用いられる薬剤である。現時点で薬剤効果を患者本人が実感できているようであれば，中止は難しいかもしれない。ただ，他の薬剤の処方中止に伴い，消化器症状が改善する可能性もあり，その際は改めて投与中止を検討したい。

≫アムロジピン

- 収縮期血圧が160mmHgを超える高血圧患者では，80歳を超える高齢者においても，利尿薬を中心とした降圧治療には一定のベネフィットが示されている[4]。しかし，近年の観察研究では，高齢者における降圧治療の脳卒中予防効果はやや不明確であるとした報告もある[5]。現時点で極端な低血圧がない限り継続して問題ないと考えるが，低血圧状態が発生していないかなど，継続して経過をフォローする必要がある。

▶メチコバールおよびアレジオン

- 対症的な効果を期待して用いる薬剤である。現時点で薬剤効果を患者本人が実感できているようであれば，中止は難しいかもしれない。ただし，有効性が得られていないようであれば漫然と投与せず，これらの薬剤は中止を考慮したい。

▶エパデール

- 脳血管疾患や心血管疾患などに対する予防的な効果を期待して用いる薬剤である。日本人に対するエパデール製剤（EPA製剤）の有用性はPROBEデザインを採用したランダム化比較試験「JELIS」にて検討されている[6]。この研究は，総コレステロールが250mg/dL以上の日本人（18,645人）を対象に，スタチンとEPA製剤（1,800mg/日）併用治療と，スタチン単独治療と比較したものである。平均4.6年の追跡で，心臓突然死，致死的/非致死的心筋梗塞，非致死的イベント（不安定狭心症，血管形成術，ステント，冠状動脈バイパス術）の複合心血管アウトカムを有意に減らすことが示唆された。しかしながら，その後に報告されたEPA製剤を含むω3系不飽和脂肪酸の心血管アウトカムに対する2次予防効果は，あまり明確ではない[7,8]。たとえわずかな効果があったとしても，本症例の年齢を考慮すれば，予防的薬剤であるエパデールの継続メリットは小さいと言える。中止を考慮したい。

≫デパス

- 不安症状への対症的効果を期待して用いる薬剤である。現時点で薬剤効果を患者本人，あるいは介護者が実感できているようであれば，投与の中止は難しいかもしれない。ただし，有効性が得られていないようであれば，漫然投与すべきではない。なお，ほぼ寝たきりであること，すでに重度の認知症で

あること，現在の年齢を踏まえると，常用量依存，転倒・骨折リスク，健忘，認知症発症リスクの懸念は本症例にとってはあまり重要ではない。

≫カロナールおよびアーチスト

- いずれも症状発現時，頓用で用いる薬剤であり，薬剤効果を実感できているようであれば，積極的に中止すべき根拠は少ない。カロナールは胃腸障害に注意すべきであるが，高熱で苦しいときに服用させないことのほうが問題であろう。ただ，薬物有害反応を未然に防ぐためにも，このような頓服薬剤は，その使用頻度，使用タイミングなどを十分に把握しておくべきと思われる。

➤イクセロンパッチ

- 本剤の適応は「軽度及び中等度のアルツハイマー型認知症における認知症症状の進行抑制」であり，高度のアルツハイマー型認知症に対する適応はない。
- リバスチグミンの臨床効果について13のランダム化比較試験のメタ分析によると，プラセボと比較してADAS-Cog（Alzheimer's Disease Assessment Scale-Cognitive）で，平均差－1.79［95％信頼区間－2.21～－1.37］，MMSE（Mini-Mental State Examination）スコアで，平均差0.74［95％信頼区間0.52～0.97］と報告されており，軽度から中等度の認知症者には一定のベネフィットがあると結論されている[9]。

　これらスコアの統計的な有意差が，臨床的にも有意な差なのかどうかについては熟慮が必要と思われる。そもそも本症例では，高度の認知症であること，また86歳という年齢でほぼ寝たきりという状態であり，イクセロンパッチ継続投与による医学的ベネフィットはほとんど期待できない。むしろ薬物有害反応リスクの懸念のほうが大きいと思われ，できる限り中止を考慮したい。

- しかしながら認知症の薬物治療は患者本人のみならず，患者を取り巻く多種多様な価値観のなかで，そのリスク・ベネフィットを考慮せねばならない。医学的メリットがなくても，患者の家族が薬剤効果を実感しており，安定的な生活が送れているようであれば，薬剤を無理に中止することもまた困難である。
- また，認知症治療に用いるAChE阻害薬は「予防的薬剤」ではない。さらに，厳密に言えば「対症的薬剤」でもない。認知症における認知機能進展抑制効果というものは，例えば，徐々に悪化するかぜの諸症状をわずかに緩和しつ

つ，最終的なかぜの重症度になんら影響を与えることなく，全体として罹病期間を引き延ばす，というようなことに似ているかもしれない。わずかな対症的効果と引き換えに，認知機能が低下していく時間を引き延ばすというこの薬剤を臨床でどう評価すべきか，これは特に認知症の早期治療において，医学的な正しさだけでは判断できないとても難しい問題であるように思う。

≫ジプレキサ

- BPSDへの対症的効果を期待して用いる薬剤である。現時点において，介護者も含めて，その有効性を実感しているようであれば投与中止は難しいかもしれない。しかしながら，認知症治療における非定型抗精神病薬は有害事象や死亡リスクを考慮すると，その有効性は相殺されると考えられる[10-12]。
- BPSDがそれほどひどくなければ，薬剤投与中止を考慮したい。ただし，BPSDに対する抗精神病薬の中止は，症状の重症度変化に差がみられないものの，症状の悪化については1.78倍の増加を示したメタ分析[13]も報告されており，その判断は慎重に行うべきである。現実的には介護者の心的要素も含め，積極的な薬剤中止は難しいケースも多いだろう。

➤サアミオン

- 「脳梗塞後遺症に伴う慢性脳循環障害による意欲低下の改善」に適応をもつ薬剤である。ニセルゴリンは漫然と使用されているようなイメージをもつことも多いが，軽度から中等度の認知機能障害に対する有用性がないわけではない[14]。ただし，本症例では高度の認知機能障害で寝たきりの状態であること，また86歳という年齢を考慮したい。

処方の再設計の提案

検討の結果，処方されていた8薬剤のうち以下の再設計を図った。

```
中止：3薬剤（ペルサンチン，メキシチール，エパデール）
今後中止を検討する：5薬剤（マーズレンS，メチコバール，ジ
                      プレキサ，イクセロンパッチ，サアミオン）
継続：6薬剤
```

再設計後の処方せん

Aクリニック（内科）	
① アムロジピン錠2.5mg（アムロジピンベシル酸塩）	1回1錠 1日1回　朝食後
② アレジオン錠20mg（エピナスチン塩酸塩）	1回1錠 1日1回　昼食後
③ デパス錠0.5mg（エチゾラム）	1日2回（夕食後1錠　就寝前2錠）
④ ジプレキサ錠2.5mg（オランザピン）	1回0.5錠 1日1回　就寝前
⑤ イクセロンパッチ4.5mg（リバスチグミン）	就寝前貼り替え
⑥ サアミオン錠5mg（ニセルゴリン）	1回1錠 1日3回　毎食後

本症例における処方の再設計のポイント

・家族によると，症状改善薬のうちオランザピンはBPSD（不安のために家人の名前を呼ぶ）に対し，デパスは不眠に対し，アレジオンは夕方〜夜間のそう痒感に対し，実際に効果があるとのことであった．ジプレキサの医学的適応について検討し，リスク・ベネフィットは相殺されそうであるとアドバイスを受けた．リスクのうち，死亡リスクの上昇は決して無視できない．医学的適応および家族の思いなどを踏まえて，われわれはどのように振る舞えばよいか？　臨床上の重要な方針決定の際，特に倫理面での問題も多分に考慮する必要のある症例では，①医学的適応，②患者の意向，③QOL，④社会・経済・法律・行政など患者をめぐる周囲の状況――について，検討するとよい（表）．今回は，①のみを考えれば継続を推奨し難く，②については認知機能から判断困難であるが，③，④を踏まえて家族と相談した場合に，リスクを上回るベネフィットがあるという判断のもと，処方継続することになった．デパスについては不眠が，アレジオンについても夜間のそう痒感がたしかに改善するとのことで，いったん継続することにした．

・認知症の程度を考慮した場合，アドバイスのとおり，イクセロンパッチ，サアミオンの適応はなさそうである．ただし，急な中止はなかなか困難で

ある。超高齢である，余命がわずかである，認知症が重度であるということを理由に，処方を一気に中止するというのはなかなか難しい。特に患者や家族にとってのkey drug（≠医学的なkey drug）をやみくもに中止することは避けたい。ラポール形成しつつ，徐々に引き際を判断するのがよいだろう。また，他院での処方については特に慎重に判断したい。サアミオンもいったんこのまま処方することにした。

- アムロジピンは家庭血圧を測定してもらい，あらためて判断することにした。

医学的適応（Medical Indications）
善行と無危害の原則
1. 患者の医学的問題は何か？ 病歴は？ 診断は？ 予後は？
2. 急性か，慢性か，重体か，救急か？ 可逆的か？
3. 治療の目的は何か？
4. 治療が成功する確率は？
5. 治療が奏功しない場合の計画は何か？
6. 要約すると，この患者が医学的および看護的ケアからどのくらいの利益を得られるか？ また，どのように害を避けることができるか？

患者の意向（Patient Preferences）
自律性尊重の原則
1. 患者には精神的判断能力と法的対応能力があるか？ 能力がないという証拠はあるか？
2. 対応能力がある場合，患者は治療への意向についてどう言っているか？
3. 患者は利益とリスクについて知らされ，それを理解し，同意しているか？
4. 対応能力がない場合，適切な代理人は誰か？ その代理人は意思決定に関して適切な基準を用いているか？
5. 患者の事前指示はあるか？
6. 患者は治療に非協力的か，または協力出来ない状態か？ その場合，なぜか？
7. 要約すると，患者の選択権は倫理・法律上最大限に尊重されているか？

QOL（Quality of Life）
善行と無危害と自律性尊重の原則
1. 治療した場合，あるいはしなかった場合に，通常の生活に復帰できる見込みはどの程度か？
2. 治療が成功した場合，患者にとって身体的，精神的，社会的に失うものは何か？
3. 医療者による患者のQOL評価に偏見を抱かせる要因はあるか？
4. 患者の現在の状態と予測される将来像は延命が望ましくないと判断されるかもしれない状態か？
5. 治療をやめる計画やその理論的根拠はあるか？
6. 緩和ケアの計画はあるか？

周囲の状況（Contextual Features）
忠実義務と公正の原則
1. 治療に関する決定に影響する家族の要因はあるか？
2. 治療に関する決定に影響する医療者側（医師・看護師）の要因はあるか？
3. 財政的・経済的要因はあるか？
4. 宗教的・文化的要因はあるか？
5. 守秘義務を制限する要因はあるか？
6. 資源配分の問題はあるか？
7. 治療に関する決定に法律はどのように影響するか？
8. 臨床研究や教育は関係しているか？
9. 医療者や施設側で利害対立はあるか？

表　臨床倫理4分割法：症例検討シート
(Jonsen AR, 他（赤林朗，監訳）．臨床倫理学 臨床医学における倫理的決定のための実践的なアプローチ．第5版．新興医学出版社；2006；p13より)

- その他のエビデンスに乏しい処方，予測余命から考慮して患者に寄与するものが少ないであろう処方に関しては調整した。マーズレンS，ビオフェルミン，ペルサンチン，メキシチール，メチコバール，エパデールがこれにあてはまる（これらは患者・家族にとっても，key drugではなかったため容易に中止できた）。
- 発熱時のカロナールは37度を越えるだけで使用し，動悸時のアーチストについては何かしらの胸部症状を訴える際にも内服していたとのことで，中止することになった。初回処方から意図がずれたままでDo処方されていることはよく見かけるので，処方の都度に意図を確認することの重要性を強く感じる。

1日薬価の比較

初回処方		再設計後の処方	
薬剤名	1日薬価（円）	薬剤名	1日薬価（円）
ペルサンチン錠25mg	16.0	アムロジピン錠2.5mg（後発）	14.2
メキシチールカプセル100mg	92.4	アレジオン錠20mg	120.3
マーズレンS配合顆粒	88.2	デパス錠0.5mg	27.0
ビオフェルミン錠	16.8	ジプレキサ錠1.25mg	69.05
アムロジピン錠2.5mg（後発）	14.2	イクセロンパッチ4.5mg	346.8
メチコバール錠500μg	51.3	サアミオン錠5mg	88.5
アレジオン錠20mg	120.3		
エパデールS900mg	210.8		
デパス錠0.5mg	27.0		
カロナール錠200mg	7.60/錠		
アーチスト錠1.25mg	14.4/錠		
イクセロンパッチ4.5mg	346.8		
ジプレキサ錠2.5mg	69.05		
サアミオン錠5mg	88.5		
	1163.35		665.85

処方変更 効果と変化のフォローアップ

- 初回の処方変更でも特に状態に変化はなかった。
- 精神科処方医と相談して,イクセロンパッチとサアミオンはベネフィットを得難いことで意見が合致した。家人とも相談し,中止・経過観察の方針となった。以降,Aクリニックで一元管理する方針にもなった。
- 血圧測定すると,血圧は100/70 mmHg前後と低めに推移したためアムロジピンは中止となった。
- 最終的には下記のみとなったが,全身状態は特に変化はなかった。

> アレジオン錠(エピナスチン)20 mg・1錠　1日1回　昼食後
> デパス錠(エチゾラム)0.5 mg・1錠　1日2回夕食後および就寝前
> ジプレキサ(オランザピン)1.25 mg・0.5錠　1日1回　就寝前

【参考文献】

1) Niu P-P, et al. Antiplatelet regimens in the long-term secondary prevention of transient ischaemic attack and ischaemic stroke: an updated network meta-analysis. BMJ Open. 2016;6(3):e009013.
2) Ariesen M-J, et al. Antiplatelet drugs in the secondary prevention after stroke: differential efficacy in large versus small vessel disease? A subgroup analysis from ESPS-2. Stroke. 2006;37(1):134-138.
3) International mexiletine and placebo antiarrhythmic coronary trial: I. Report on arrhythmia and other findings. Impact Research Group. J Am Coll Cardiol. 1984;4(6):1148-1163.
4) Beckett NS, et al. Treatment of hypertension in patients 80 years of age or older. N Engl J Med. 2008;358(18):1887-1898.
5) Tully PJ, et al. Antihypertensive Drug Use, Blood Pressure Variability, and Incident Stroke Risk in Older Adults: Three-City Cohort Study. Stroke. March 2016.[Epub ahead of print]
6) Yokoyama M, et al. Effects of eicosapentaenoic acid on major coronary events in hypercholesterolaemic patients (JELIS): a randomised open-label, blinded endpoint analysis. Lancet (London, England). 2007;369(9567):1090-1098.
7) Kwak SM, et al. Efficacy of omega-3 fatty acid supplements (eicosapentaenoic acid and docosahexaenoic acid) in the secondary prevention of cardiovascular disease: a meta-analysis of randomized, double-blind, placebo-controlled trials. Arch Intern Med. 2012;172(9):686-694.
8) Rizos EC, et al. Association between omega-3 fatty acid supplementation and risk of major cardiovascular disease events: a systematic review and meta-analysis. JAMA.

スキルアップを目指す 薬剤師の臨床総合誌

Rx Info 調剤と情報

(監修) **日本薬剤師会**

8月号 漢方ベースキャンプ！
プライマリ・ケアでの使いどころを考える

9月号 がんの専門薬剤師になる！

10月号 ちょっとした異変も見逃さない！
抗血栓療法モニタリング

※特集タイトル、内容、および時期については変更となる場合がございます。（2021年7月現在）

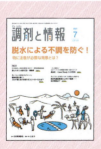

- 毎月1回、1日発行
- 体裁：A4変型判／約120～140頁
- 1冊：定価1,870円（本体1,700円＋税10%・送料別）
  年間購読料（12冊）：定価22,440円
  （本体20,400円＋税10%・送料当社負担）

バックナンバーを試しにお読みいただけます！

じほう試読　検索

株式会社じほう https://www.jiho.co.jp/

〒101-8421 東京都千代田区神田猿楽町1-5-15 猿楽町SSビル／ TEL 03-3233-6333　FAX 0120-657-769
〒541-0044 大阪市中央区伏見町2-1-1 三井住友銀行高麗橋ビル／ TEL 06-6231-7061　FAX 0120-189-015

薬物療法の最新情報!

月刊 薬事

8月号	見逃せない痛みと根拠がわかる **頭痛薬の使い方**
9月号	予防・治療・緩和ケアの最重要ポイントを押さえる **心不全治療アップデート**
10月号	**最新ガイドライン Up date** **関節リウマチ治療薬の使い方**

※特集タイトル、内容、および時期については変更となる場合がございます。(2021年7月現在)

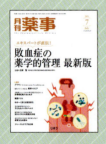

- 毎月1回、1日発行
- 体裁:A4変型判／約160〜180頁
- 1冊:定価2,365円(本体2,150円+税10%・送料別)
  年間購読料(12冊):定価28,380円
  (本体25,800円+税10%・送料当社負担)

バックナンバーを試しにお読みいただけます!

株式会社じほう https://www.jiho.co.jp/

〒101-8421 東京都千代田区神田猿楽町1-5-15 猿楽町SSビル／TEL 03-3233-6333 FAX 0120-657-769
〒541-0044 大阪市中央区伏見町2-1-1 三井住友銀行高麗橋ビル／TEL 06-6231-7061 FAX 0120-189-015

2012 ; 308（10）: 1024-1033.
9) Birks JS, Grimley Evans J. Rivastigmine for Alzheimer's disease. Cochrane database Syst Rev. 2015 ; 4 : CD001191.
10) Schneider LS, et al. Effectiveness of atypical antipsychotic drugs in patients with Alzheimer's disease. N Engl J Med. 2006 ; 355（15）: 1525-1538.
11) Ma H, et al. The efficacy and safety of atypical antipsychotics for the treatment of dementia : a meta-analysis of randomized placebo-controlled trials. J Alzheimers Dis. 2014 ; 42（3）: 915-937.
12) Maust DT, et al. Antipsychotics, other psychotropics, and the risk of death in patients with dementia : number needed to harm. JAMA psychiatry. 2015 ; 72（5）: 438-445.
13) Pan Y-J, et al. Antipsychotic discontinuation in patients with dementia : a systematic review and meta-analysis of published randomized controlled studies. Dement Geriatr Cogn Disord. 2014 ; 37（3-4）: 125-140.
14) Fioravanti M, Flicker L. Efficacy of nicergoline in dementia and other age associated forms of cognitive impairment. Cochrane database Syst Rev. 2001 ;（4）: CD003159.
15) Jonsen AR, 他（赤林朗, 他 監訳）. 臨床倫理学：臨床医学における倫理的決定のための実践的なアプローチ. 第5版. 新興医学出版社；2006.

（北　和也, 青島周一）

レベル ★★☆

薬剤による低血糖と低血圧が懸念される症例

患者が処方されている薬剤

クリニックA（内科）

① メバロチン錠10mg（プラバスタチンナトリウム）　　1回0.5錠
② イルベタン錠100mg（イルベサルタン）　　1回1錠
③ デトルシトールカプセル4mg（酒石酸トルテロジン）　　1回1Cap
　　　　　　　　　　　　　　　　　　　　　　1日1回　朝食後
④ ジソペイン錠75mg（モフェゾラク）　　1回1錠
　　　　　　　　　　　　　　　　　　1日2回　朝夕食後
⑤ デアノサート錠12mg（ベタヒスチンメシル酸塩）　　1回1錠
⑥ カルナクリン錠50mg（カリジノゲナーゼ）　　1回1錠
⑦ セルベックスカプセル50mg（テプレノン）　　1回1Cap
⑧ グラケーカプセル15mg（メナテトレノン）　　1回1Cap
⑨ ノイロトロピン錠4単位（ワクシニアウイルス接種家兎炎症皮膚抽出液）　1回1錠
　　　　　　　　　　　　　　　　　　　　　　1日3回　毎食後
⑩ ベイスン錠0.2mg（ボグリボース）　　1回1錠
⑪ キネダック錠50mg（エパルレスタット）　　1回1錠
　　　　　　　　　　　　　　　　　　1日3回　毎食前
⑫ ハルシオン錠0.25mg（トリアゾラム）　　1回1錠
⑬ ヨーデルS糖衣錠80mg（センナエキス）　　1回2錠
　　　　　　　　　　　　　　　　　　1日1回　就寝前
⑭ レベミル注イノレット300単位（インスリン デテミル）
　　　　　　　　　　　　　1日2回　朝14単位　夕10単位
⑮ テンポラルパップ70mg（インドメタシン）
　　　　　　　　　　　　　　　　　　1日2回　腰部
⑯ モーラステープ20mg（ケトプロフェン）
　　　　　　　　　　　　　　　　　　1日1回　腰部

❼ ボルタレンゲル（ジクロフェナクナトリウム）

　　　　　　　　　　　　　　　　　　　　　　　1日2回　踵部

❽ ジクロフェナクナトリウムクリーム（ジクロフェナクナトリウム）

　　　　　　　　　　　　　　　　　　　　　　　1日2回　踵部

❾ ビーソフテンローション（ヘパリン類似物質）

　　　　　　　　　　　　　　　　　　　　　　　1日1回　体

病歴と症状

〈患者情報〉

患　者　74歳，女性。

生活状況
- 独居。30歳代で交通事故により夫を亡くし，女手一つで長女・次女を育てた。
- 遠方に住む長女が毎日19時に電話をかけてくれる。近隣に住む次女とは疎遠。
- 現在，生活保護を受給している。
- 幼少期に識字教育を受けていない（平仮名と数字のみ読める）。視力低下もある。
- 要支援2。訪問看護週1回。訪問看護と同日に週1回ヘルパーが掃除のみを行っている。
- よく転倒する。「ときどきめまいがする」と言うが，「立ちくらみ」のことを指しているようである。これまでに失神も数回している。
- インスリンはもともとクリニックで施注していたが，看護師の教育により手技習得し施注可能となっている。
- 何らかの検査をすると，「体調が悪くなっているからではないか」と不安になり娘にも話していることがある。ゆっくり話すとしっかり理解される。

〈既往歴〉
- 2型糖尿病（50歳頃〜）
- 糖尿病性神経障害
- 起立性低血圧，高血圧症
- 脂質異常症
- 慢性腰痛
- 両下肢しびれ（右＞左）

- 慢性便秘症
- 不眠症
- 左白内障手術（H2X.8）

〈現病歴〉
- クリニックA（内科）に月2回のペースで定期通院している。
- 下肢筋力維持のためのリハビリテーションおよび週2～3回程度の点滴通院中（ポタコールR 250mL，アデラビン9号ATP20mg，ATP20mg，強力ミノファーゲンシー20mg）
- 25年ほど前より2型糖尿病でクリニックA通院中。
- 15年ほど前に，娘の結婚式の準備で忙しい時期に血糖コントロールが悪化し，入院した。以降，過食などが原因で，数年に1度は血糖コントロールが悪化し入院している。3年ほど前はHbA1cが10％台のこともあったが，この1年ほどは食事量が減り，HbA1c 6％未満になっている。いまも果物はよく食べる。
- 過去に時折，血糖60mg/dLほどになることがあり，冷汗などの低血糖症状を認めることもある。
- ここ3年ほど体重は60kg前後で推移している。
- 来院時の血圧はおおむね140/90mmHg程度。自宅血圧計はもっていない（血圧測定器を扱うことは困難）。
- 胸部聴診にて異常なし。下腿浮腫なし。貧血所見なし。簡易Tilt試験（シェロング試験）で陽性，モノフィラメントにて足底の感覚鈍麻があり，糖尿病性末梢神経障害を示唆する。腰椎棘突起の圧痛や叩打痛はなく，SLR（straight leg raising）test陰性。
- 尿意は残存するものの超音波検査で残尿100ccほどあり，失禁の原因として糖尿病性神経因性膀胱（弛緩性膀胱）の可能性がある。

　患者は服薬アドヒアランスがわるく，処方内容を検討するため，今回，主治医であるクリニックAの内科医師より薬局に問い合わせがあり，現在投与されている薬剤に関して，共同で介入を試みることになった。

検査値

AST 24IU/L, AST 16IU/L, TP 7.7g/dL, Alb 3.9g/dL, Cre 0.89mg/dL, GFR 47mL/min, Na 142mEq/L, K 3.8mEq/L, Cl 103mEq/L, γGTP 21IU/L, ALP 298IU/L, HbA1c 5.7％, WBC 5380/μL, Hb 13.2g/dL, plt 18.8万/μL

処方薬剤の問題把握

〈保険薬局薬剤師による問題把握〉

- 2型糖尿病歴が長く，HbA1cは6％未満でコントロールされている。年齢なども考慮すると，この値は低すぎるように思える。過去に数回，失神を起こしているが，これは低血糖による影響も考慮したい。
- 来院時血圧は140/90mmHgと良好な印象はあるものの，自宅における血圧の推移は不明。起立性低血圧の既往があり，シェロング試験が陽性であることを踏まえると，立ちくらみや失神の原因の一つとして起立性低血圧があげられる。
- ハルシオンが継続的に投与されているが，過去に転倒を起こしており，潜在的に不適切な薬剤使用と言える。
- 「ときどきのめまい」に対する薬物治療が妥当か検討する必要がある。
- NSAIDsの漫然投与がPPI，もしくはH$_2$受容体拮抗薬の併用なしに行われている。

処方解析と処方監査

1) 医師の治療方針の推察

- 糖尿病，高血圧，脂質異常症，慢性腰痛，両下肢しびれ，慢性便秘，不眠症に対して，インスリン，ベイスン，イルベタン，メバロチン，ジソペイン，キネダック，ヨーデル，ハルシオンが処方されており，各症状に対して，薬物治療が積極的に行われている。
- 患者が訴える「ときどきのめまい」に対してはデアノサート，カルナクリンが処方されている。
- 慢性腰痛に対してはNSAIDs外用剤も処方されている。

2) 処方されている各薬剤の検討

❥メバロチン

- スタチンのような予防的薬剤の投与は，平均余命が世界的にも長い日本人にとって，年齢的に，いつまでが適切な治療であり，いつからが不適切な治療なのか，その判断は容易ではない。
- 日本人に対するスタチンの有効性を検討した，妥当性の高いランダム化比較

試験はMEGA study[1]のみである。総コレステロール値220〜270mg/dLの7,833人を対象に，食事療法＋プラバスタチン投与群と，食事療法単独群にランダムに割り付け，主要な複合冠動脈疾患（致死的/非致死的心筋梗塞，狭心症，心臓・突然死，血行再建術）を検討した。平均で5.3年追跡した結果，主要な複合冠動脈疾患は33％減少した（ハザード比0.67［95％信頼区間0.49〜0.91］）。

- この効果は119人に5.3年間，メバロチンを服用させると，そのうち一人を主要な複合冠動脈疾患から防ぐという計算となる（NNT=119）。本症例では残された余命に比べて，メバロチンから得られるベネフィットが相対的に少ない印象もある。また高齢者の一次予防としてのスタチンは，総死亡や心血管死亡に対する効果について不明な部分も多い[2]。
- 余命1カ月〜1年と見積もられるスタチン服用患者381人（平均74.1歳）を対象とし，スタチンの中止介入と継続治療を比較したランダム化比較試験が報告されている[3]。その結果，60日以内の死亡はスタチン継続群に比べて，スタチン中止群で非劣性は示されなかったものの，統計的な有意差は認めなかった。また，QOLに関してはむしろ中止群で高い可能性が示された[3]。
- さらに，スタチンの中止に関して患者の同意は比較的高い割合で得られる可能性を示した横断研究[4]も報告されており，本症例ではメバロチン中止を検討してもよいだろう。なお，専門家のコンセンサスを取りまとめた質的研究では，優先的に薬物治療を中止すべき薬剤として，スタチンが上位にあげられている[5]。

▶イルベタン

- 自宅での血圧は不明だが，来院時の血圧は140/90mmHgであり，大きな問題はないように思える。しかしながら，シェロング試験陽性は起立性低血圧を示唆する。本症例では降圧薬による転倒リスク[6]に注意したい。なお，高齢者に対するARBは総死亡を明確に減らさず，高カリウム血症や急性腎傷害が増えるというメタ分析が報告されている[7]。
- 2016年4月現在で80歳を超える高齢者を対象とした降圧薬のランダム化比較試験はHYVET試験のみである[8,9]。この研究で用いられたのが，インダパミド徐放剤（わが国では徐放剤ではないがナトリックスがある）とペリンドプリル（コバシル）だった点を考慮すると，イルベタンは忍容性が高ければ，ACE阻害薬に変更するというのも一つの選択だと考えられる。ただ，

空咳や血管浮腫などの有害事象リスクも考慮すれば，現実的には薬剤変更よりも，イルベタンを減量することの方が妥当な判断と思える。

❥デトルシトール
・抗コリン作用を有するため高齢者には注意を要する。抗コリン作用を有する薬剤には肺炎リスク[10]や，認知症リスク[11]，が報告されており，そのベネフィットはリスクと十分に比較されなくてはならない。患者が本剤の効果を実感できているようであれば，投与中止は難しいかもしれないが，できる限り漫然投与は避けたい印象である。少なくとも減量は考慮したい。

❥ジソペイン
・PPIもしくはH$_2$受容体拮抗薬の併用なしにNSAIDsが投与されており，消化器系有害事象のリスクが高い。投与をできる限り中止したい薬剤ではあるが，疼痛緩和のための治療は，医療者側の判断で一方的に投与中止が難しい治療である。患者の同意が得られなければ，投与を継続せねばならないことは多いだろう。ただその際には，少なくともNSAIDs潰瘍に対するエビデンスのないセルベックスではなく，PPIの併用が望ましい。H$_2$受容体拮抗薬も考慮できるが，潰瘍予防効果はPPIのほうが優れる。また腎機能の面からもPPIのほうが望ましいかもしれない。
・あるいは後述するように，キネダックの代替としてサインバルタを使用した場合において，疼痛軽減効果が得られる可能性があり，その際はジソペインやそれに併用すべきPPIを投与する必要性がなくなる。

❥デアノサート
・患者の訴える「ときどきのめまい」に対して処方されている対症的薬物治療である。めまいの原因が起立性低血圧や低血糖であった場合，これらの薬剤を継続する根拠は少ない。なお，メニエール病に対するデアノサート（ベタヒスチン）の有用性はランダム化比較試験で否定されている[12]。この研究は，メニエール病患者（平均56歳）を対象とした研究で，ベタヒスチン低用量群（48mg/日）とベタヒスチン高用量群（144mg/日）をプラセボ群と比較した2重盲検試験である。9カ月の治療を実施した結果，メニエール病の発作頻度は3群間で明確な差がなかった。発作の発生率比は，プラセボ群に比べて，低用量群で1.036（95％信頼区間0.942〜1.140）高用量群で1.012（95

％信頼区間0.919〜1.114）となっている。デノサートは中止を考慮したい。

🔻カルナクリン

- めまいおよび随伴症状に対するカリジノゲナーゼの治療効果は，アデノシン三リン酸二ナトリウムと同等以上の可能性を示唆した小規模のランダム化比較試験[13]やプラセボより有意に優れていることを示した小規模のクロスオーバー試験が，和文献で報告されている[14]。しかしながら，2016年4月現在「kallidinogenase vertigo」をキーワードにPubMedを検索しても，評価に妥当する論文を見つけることができなかった。その臨床効果については議論の余地もあるが，有効性が得られていないようであれば，漫然と投与すべきではないだろう。

≫グラケー

- 適応は「骨粗鬆症における骨量・疼痛の改善」である。骨粗鬆症の診断はなく，現段階で適応外処方となっている。グラケーにはわずかながら骨折に対する予防効果が報告されている。閉経後骨粗鬆症などの患者を対象としたランダム化比較試験7研究のメタ分析によれば，椎体骨折，非椎体骨折を有意に減らすことが示されている。ただし，大腿骨頸部骨折については減少傾向にあるものの，統計的有意差は示されなかった[15]。
- 現段階では，少なくとも骨粗鬆症に関する評価は必要だと思われる。そのうえで，グラケーの忍容性が高ければ，投与を継続してもよいだろう。

≫ノイロトロピン

- 慢性腰痛に対する治療と考えられるが，対症的な薬物療法は治療中止介入の難易度が高い。患者が効果を実感できているようであれば，ノイロトロピンの投与中止は現実的には困難であろう。

🔻ベイスン

- αグルコシダーゼ阻害薬のエビデンスは限定的であるが，そのなかでも比較的報告が多いのが，アカルボースである。The STOP-NIDDM[16]では耐糖能異常者へのアカルボース投与で大血管合併症を減らしたと結論しているが，本来は糖尿病進展予防を検討した研究である（一次アウトカムは糖尿病進展抑制）。したがって，大血管合併症を減らせるかどうかについては仮説生成

的であり，検証された仮説ではない．また2型糖尿病に対するアカルボースは，心血管イベントを減らすものの，心血管死亡を減らさないことが小規模ランダム化比較試験7研究のメタ分析で示されている[17]．
・本症例では耐糖能異常ではなく，すでに2型糖尿病を発症し，その罹病歴も長いこと，後述するように厳格な血糖コントロールが不要なこと，そもそも使用されている薬剤がアカルボースではなく，ボグリボースであることを踏まえると，投与継続メリットはほとんどない．

▶キネダック

・キネダックは添付文書上「本剤の投与の対象となる患者の糖化ヘモグロビンは，HbA1c（NGSP値）7.0％以上を目安とする」となっている．また「投与中は経過を十分に観察し，12週間投与して効果が認められない場合には他の適切な治療に切り換えること」とされている．さらに糖尿病性多発神経障害の治療にアルドース還元酵素阻害薬とプラセボとの間には統計的に有意な差は認めないとするランダム化比較試験32研究のシステマティックレビューも報告[18]されており，キネダックは積極的に中止すべき薬剤といえる．
・なお，糖尿病性末梢神経障害の治療においてはサインバルタ（デュロキセチン）も考慮できる．デュロキセチンには糖尿病性末梢神経障害に対する疼痛[19]のみならず，慢性腰痛に対する効果[20]や，変形性膝関節症による疼痛への効果[21]についても，ランダム化比較試験で示されている．転倒リスクなどを考慮すると悩ましいところであるが，前述したジソペインの代替としても検討の余地がある．糖尿病性末梢神経障害に対する保険適用上の問題もない．用量依存的な効果は認められていないので，投与する場合は40mg/日で十分である．

▶ハルシオン

・不眠症に対して用いられている薬剤である．転倒リスクなどを考慮すれば投与中止を考慮したい薬剤ではあるが，ハルシオンの投与中止難易度は不眠に対する患者の関心度に依存する．ハルシオンは薬物相互作用が比較的多く，可能であればブロチゾラムやゾルピデムなどへの代替や減量を検討したい．

≫ヨーデル

・便秘に対する対症的な薬物治療であり，便秘そのものを改善しない限り，投

与を中止することは難しい。

🔖レベミル注
- 糖尿病罹病歴，年齢を考慮すると，HbA1c 5.7%は低すぎる印象である。ベイスンを中止すべきことは先にも述べたが，インスリンの投与量も変更する必要性があるかもしれない。これまでに報告されている文献から本症例において，HbA1cのコントロールは7~8%前後で問題ない[22-24]。
- なお，低血糖は心血管疾患[25]や認知症[26]のリスクファクターであるばかりか，死亡そのものを増加させる[27]。ブドウ糖で低血糖を回避しながらHbA1cを6%台にコントロールするというような治療はもはや正当化されない。

▶▶テンポラルパップ・モーラステープ・ボルタレンゲル・ジクロフェナクナトリウムクリーム・ビーソフテンローション
- 外用NSAIDsで疼痛がコントロールできるようであれば，ジソペインは中止したいところである。モーラステープは光線過敏症に注意したい。

🔖点滴（ポタコールR輸液，アデラビン9号，ATP注，強力ネオミノファーゲンシー）
- 下肢筋力維持に対する実効性があるのか疑わしい印象である。少なくとも，アデラビン9号，ATP注，強力ネオミノファーゲンシーは中止を検討したい。

処方の再設計の提案

処方せんに関して薬剤師の視点から処方の再設計を試み，疼痛管理に関しては，以下を推奨した。
- ジソペインを継続する場合⇒セルベックス中止，PPI追加
- キネダックの代替としてサインバルタを開始する場合⇒ジソペイン，セルベックス中止
- アデラビン9号，ATP注，強力ネオミノファーゲンシーに関しては患者の同意が得られれば中止を検討するよう提案した。
- グラケーの継続使用に関しては，骨粗鬆症の再評価を推奨した。

また，検討の結果処方されていた19薬剤のうち以下の再設計を提案した。

中止：4薬剤（メバロチン，ベイスン，キネダック，デアノサート）
中止を考慮：1薬剤（カルナクリン）
減量：4薬剤（インスリン，ハルシオン，デトルシトール，イルベタン）
継続：10薬剤

再設計後の処方せん

〈再設計の処方せん〉

クリニックA（内科）	
① イルベタン錠100mg（イルベサルタン）	1回1錠
② デトルシトールカプセル2mg（酒石酸トルテロジン）	1回1Cap
③ ジャヌビア錠50mg（シタグリプチンリン酸塩水和物）	1回1錠
	1日1回　朝食後
④ ハルシオン錠0.25mg（トリアゾラム）	1回1錠
⑤ ヨーデルS糖衣錠80mg（センナエキス）	1回2錠
	1日1回　就寝前
⑥ ジクロフェナクナトリウムクリーム（ジクロフェナクナトリウム）	
	1日2回　腰部
⑦ ビーソフテンローション（ヘパリン類似物質）	
	1日1回　体

※点滴内容を，生理食塩水100mL＋アデラビン9号2mLとした。

本症例における処方の再設計のポイント

- 低血糖を頻回に来していることから，血糖降下薬の整理が最重要と考えた。本患者のような罹患期間が長く，高齢の糖尿病患者における治療の目標設定を考えた場合，前述のとおり厳密な血糖コントロールは不要であり，低血糖発作と顕著な高血糖を抑えることが最大の目標になる。インスリン，ベイスンをいったん中止し，ジャヌビア50mg1日1回を開始した。数日間，自宅血糖測定を続けてもらい，早めにフォローし軌道修正することになった。
- また，マルトース入りの補液が投与されていた（肝で分解されグリコーゲンとして蓄積されるので，即時的な血糖上昇はあまりないかもしれないが，長期経過で糖尿病が悪化することはあり得る）。点滴そのものの意味合いは乏しく医学的には中止が望ましいが，長らく点滴で通院されている場合，無理に中止してしまうのはなかなか難しい。患者の理解を得ながら徐々に中止する方針とした。
- 腰痛はあるが内服するほどではないとのことで，相談のうえでジソペイン，ノイロトロピンは中止してみることになった。胃粘膜保護薬であるセルベックスも中止することになった。
- 失禁の原因として糖尿病性神経因性膀胱の可能性があり，抗コリン作用をもつデトルシトールは効果が乏しく，むしろ逆効果の可能性を考え，漸減しつつ反応をみていく方針となった。
- 起立性低血圧についてイルベタン漸減，生活指導などを行った。
- メバロチン，デアノサート，カルナクリン，キネダックは提案どおり中止することにした。
- ハルシオン，ヨーデル，外用薬は強い希望があり継続することになった。

1日薬価の比較（平成26年度改訂版薬価にて算出）

初回処方		再設計後の処方	
薬剤名	1日薬価（円）	薬剤名	1日薬価（円）
メバロチン錠10mg	42.4	イルベタン錠100mg	111.9
イルベタン錠100mg	111.9	デトルシトールカプセル2mg	114.5
デトルシトールカプセル4mg	193.3	ジャヌビア錠50mg	136.5
ジソペイン錠75mg	49	ハルシオン錠0.25mg	13.8
デアノサート錠12mg	18.9	ヨーデルS糖衣錠80mg	13.6
カルナクリン錠50mg	62.1	ジクロフェナクナトリウムクリーム	5.00/g
セルベックスカプセル50mg	28.2	ビーソフテンローション	9.00/g

グラケーカプセル15mg	93		
ノイロトロピン錠4単位	93.3		
ベイスン錠0.2mg	105		
キネダック錠50mg	336.3		
ハルシオン錠0.25mg	13.8		
ヨーデルS糖衣錠80mg	13.6		
レベミル注イノレット	192.1		
テンポラルパップ	38.6（※）		
モーラステープ	26.2		
ボルタレンゲル	7.40/g		
ジクロフェナクナトリウムクリーム	5.00/g		
ビーソフテンローション	9.00/g		
	1439.1		404.3

※テンポラルパップは販売中止に伴い平成26年度薬価改定から削除されているため25年度の薬価で算出した。

処方変更　効果と変化のフォローアップ

- 血糖コントロールは，半年ほど経過した時点でジャヌビア50mgを1日1回のみでHbA1c 8.0％前後となり，低血糖発作は生じなくなった。
- 腰痛，しびれも自制内で，特にサインバルタ（デュロキセチン）などの追加はリスク・ベネフィットを考慮したうえで使用せず経過している。
- 降圧薬については，ときどきの高血圧があり，その度に本人が非常に不安がるのでイルベタンを元の100mg1日1回に戻した。しかし，生活指導にて症状は改善し，転倒はしなくなっている。
- デトルシトールを中止しても自覚症状はそれほど変わらない。現時点では弛緩性膀胱による溢流性尿失禁はみられず，このまま様子をみている。

【参考文献】

1) Nakamura H, et al. Primary prevention of cardiovascular disease with pravastatin in Japan（MEGA Study）：a prospective randomised controlled trial. Lancet（London, England）. 2006；368（9542）：1155-1163.
2) Savarese G, et al. Benefits of statins in elderly subjects without established cardiovascular disease：a meta-analysis. J Am Coll Cardiol. 2013；62（22）：2090-2099.
3) Kutner JS, et al. Safety and benefit of discontinuing statin therapy in the setting of advanced, life-limiting illness：a randomized clinical trial. JAMA Intern Med. 2015；175

(5)：691-700.
4) Qi K, et al. Older peoples' attitudes regarding polypharmacy, statin use and willingness to have statins deprescribed in Australia. Int J Clin Pharm. 2015；37（5）：949-957.
5) Farrell B, et al. What are priorities for deprescribing for elderly patients？Capturing the voice of practitioners：a modified delphi process. PLoS One. 2015；10（4）：e0122246.
6) Woolcott JC, et al. Meta-analysis of the impact of 9 medication classes on falls in elderly persons. Arch Intern Med. 2009；169（21）：1952-1960.
7) Elgendy IY, et al. Efficacy and safety of angiotensin receptor blockers in older patients：a meta-analysis of randomized trials. Am J Hypertens. 2015；28（5）：576-585.
8) Beckett NS, et al. Treatment of hypertension in patients 80 years of age or older. N Engl J Med. 2008；358（18）：1887-1898.
9) Benetos A, et al. Polypharmacy in the Aging Patient：Management of Hypertension in Octogenarians. JAMA. 2015；314（2）：170-180.
10) Paul KJ, et al. Anticholinergic medications and risk of community-acquired pneumonia in elderly adults：a population-based case-control study. J Am Geriatr Soc. 2015；63（3）：476-485.
11) Gray SL, et al. Cumulative use of strong anticholinergics and incident dementia：a prospective cohort study. JAMA Intern Med. 2015；175（3）：401-407.
12) Adrion C, et al. Efficacy and safety of betahistine treatment in patients with Meniere's disease：primary results of a long term, multicentre, double blind, randomised, placebo controlled, dose defining trial（BEMED trial）. BMJ. 2016；352：h6816.
13) 池園哲郎, 他. めまい及び随伴症状に対するカリジノゲナーゼとアデノシン三リン酸二ナトリウムの治療効果比較. Equilib Res. 2010；69（1）：16-26. doi：10.3757/jser.69.16.
14) 猪初男, 他. メニエール病に対するカルナクリンの薬効検定：二重盲検による効果判定. 耳鼻咽喉科臨床. 1974；67（4）：391-406. doi：10.5631/jibirin.67.391.
15) Cockayne S, et al. Vitamin K and the prevention of fractures：systematic review and meta-analysis of randomized controlled trials. Arch Intern Med. 2006；166（12）：1256-1261.
16) Chiasson J-L, et al. Acarbose treatment and the risk of cardiovascular disease and hypertension in patients with impaired glucose tolerance：the STOP-NIDDM trial. JAMA. 2003；290（4）：486-494.
17) Hanefeld M, et al. Acarbose reduces the risk for myocardial infarction in type 2 diabetic patients：meta-analysis of seven long-term studies. Eur Heart J. 2004；25（1）：10-16.
18) Chalk C, et al. Aldose reductase inhibitors for the treatment of diabetic polyneuropathy. Cochrane database Syst Rev. 2007；（4）：CD004572.
19) Yasuda H, et al. Superiority of duloxetine to placebo in improving diabetic neuropathic pain：Results of a randomized controlled trial in Japan. J Diabetes Investig. 2011；2（2）：132-139.

20) Skljarevski V, et al. Efficacy and safety of duloxetine in patients with chronic low back pain. Spine (Phila Pa 1976). 2010 ; 35 (13) : E578-E585.
21) Abou-Raya S, et al. Duloxetine for the management of pain in older adults with knee osteoarthritis : randomised placebo-controlled trial. Age Ageing. 2012 ; 41 (5) : 646-652.
22) Yau CK, et al. Glycosylated hemoglobin and functional decline in community-dwelling nursing home-eligible elderly adults with diabetes mellitus. J Am Geriatr Soc. 2012 ; 60 (7) : 1215-1221.
23) Chiang H-H, et al. All-cause mortality in patients with type 2 diabetes in association with achieved hemoglobin A (1c), systolic blood pressure, and low-density lipoprotein cholesterol levels. PLoS One. 2014 ; 9 (10) : e109501.
24) Currie CJ, et al. Survival as a function of HbA (1c) in people with type 2 diabetes : a retrospective cohort study. Lancet (London, England). 2010 ; 375 (9713) : 481-489.
25) Goto A, et al. Severe hypoglycaemia and cardiovascular disease : systematic review and meta-analysis with bias analysis. BMJ. 2013 ; 347 : f4533.
26) Whitmer RA, et al. Hypoglycemic episodes and risk of dementia in older patients with type 2 diabetes mellitus. JAMA. 2009 ; 301 (15) : 1565-1572.
27) Hsu P-F, et al. Association of clinical symptomatic hypoglycemia with cardiovascular events and total mortality in type 2 diabetes : a nationwide population-based study. Diabetes Care. 2013 ; 36 (4) : 894-900.

(北　和也，青島周一)

在宅療養中の認知症の老夫婦に介入した症例

レベル ★★★

　老夫婦の二人暮らし。妻はA整形外科医院，B内科医院，C総合病院に通院していたが，自宅で夜間に転倒し，骨折にて入院。退院後はA整形外科医が往診することになった。A整形外科医が往診した際，2人分の薬がPTPや箱のまま複数の白いビニール袋の中に混在しているのを発見した。A整形外科医がZ薬局に薬剤訪問管理指導を依頼した。Z薬局の薬剤師が訪問し整理した際，夫婦は複数の医療機関（4医療機関・6診療科），複数の薬局（3薬局）を利用しており，薬の自己管理が全くできていない状況であった。

患者（妻）が自宅で所持していた薬剤

最初の処方せん（妻）

A整形外科医院（Z薬局）	B内科医院（X薬局）	X薬局（OTC・薬局製剤）
① エディロールカプセル0.75μg 　（エルデカルシトール） 　　　　　　　1回1Cap 　　　　　1日1回　朝食後	① ジャヌビア錠50mg 　（シタグリプチンリン酸塩水和物） 　　　　　　　1日2錠	① コタローしゃく薬甘草湯 　エキス細粒2.5g 　（芍薬甘草湯エキス） 　　　　　1日3回　毎食前
② カルスロット錠10mg 　（マニジピン塩酸塩） 　　　　　　　1回1錠 　　　　　1日1回　朝食後	② アマリール錠1mg 　（グリメピリド）　1回2錠 　　　　　1日1回　朝食後	② つくしA・M配合散1.3g 　（カンゾウ末配合剤） 　　　　　1日3回　毎食後
③ セレコックス錠100mg 　（セレコキシブ）　1回1錠	③ アリナミンF糖衣錠25mg 　（フルスルチアミン）1回1錠	［頓用］ ③ 陀羅尼助　　1回15粒 　　　　　　　　便秘時
④ ガスロンN・OD錠2mg 　（イルソグラジンマレイン酸塩） 　　　　　　　1回1錠 　　　　　1日2回　朝夕食後	④ メリスロン錠6mg 　（ベタヒスチンメシル酸塩） 　　　　　　　1回1錠 　　　　　1日3回　毎食後	
⑤ レンドルミン錠0.25mg 　（ブロチゾラム）　1回1錠 　　　　　1日1回　就寝前	⑤ パリエット錠10mg 　（ラベプラゾールナトリウム） 　　　　　　　1回1錠 　　　　　1日1回　夕食後	

[頓用]
⑥ カロナール錠 200mg
 （アセトアミノフェン）
   1回2錠
   疼痛時
⑦ モーラステープ 20mg
 （ケトプロフェン）
   28枚（1枚×2カ所）
   1日1回　14日分

⑥ マグミット錠 330mg
 （酸化マグネシウム）
   1回1錠
   1日2回　朝夕食後
⑦ ロキソニンテープ 100mg
 （ロキソプロフェンナトリウム水和物）
   28枚（1枚×2カ所）
   1日1回　14日分

C総合病院　耳鼻科（Y薬局）	C総合病院　皮膚科（Y薬局）
① メリスロン錠 12mg （ベタヒスチンメシル酸塩） 　1回1錠 ② アデホスコーワ顆粒 1g （アデノシン三リン酸二ナトリウム水和物） 　1日3回　毎食後	① アレロック錠 5mg （オロパタジン塩酸塩） 　1回1錠 　1日2回　朝夕食後 ② リンデロンVGローション （ベタメタゾン吉草酸エステル・ゲンタマイシン硫酸塩） ③ ドボネックス軟膏 （カルシポトリオール） 　＋ 　ボアラ軟膏 （デキサメタゾン吉草酸エステル）

病歴と症状（妻）

〈患者情報〉

患　者　84歳，女性。身長152cm，体重50kg，中肉中背。
副作用・アレルギー歴　なし。
嗜好品　薬剤師が訪問時にも，甘いものが食卓に置いてあるのをよく見かける。
生活状況　日中寝たきりで家内では歩行器を用いて移動。外出時は車椅子にて移動。週に3回リハビリデイサービスに通っている。

〈既往歴〉

・骨粗鬆症
・慢性腰痛
・変形性膝関節症

- 腰椎圧迫骨折
- 不眠症
- 高血圧症
- 2型糖尿病
- めまい
- 慢性胃炎
- 再発性逆流性食道炎
- 便秘症
- アレルギー性皮膚炎

〈現病歴〉
- 自宅で夜間に転倒し，右手首骨折，第4腰椎圧迫骨折をした。転倒の数日前より感冒症状があり体調を崩していたとのこと（食欲もなかった）。

検査値（妻）

血液検査の結果（介入時）を確認できた。
WBC 5,800/μL，RBC 385×10^4/μL，Hb 12.2g/dL，Ht 36.1％，PLT 22.0×10^4/μL，TP 7.0g/dL，AST 28U/L，ALT 18U/L，γ-GTP 48U/L，CK 103U/L，UA 3.8mg/dL，BUN 13.2mg/dL，CRE 0.46mg/dL，eGFR 93.9mL/min/1.73m^2，Na 146mEq/L，K 2.7mEq/L，Cl 110mEq/L，Ca 8.5mg/dL，Mg 2.0mg/dL，BS 90mg/dL，HbA1c 6.4％，TG 59mg/dL，HDL-Cho 74mg/dL，LDL-Cho 144mg/dL

　体表面積1.45m^2，未補正推算糸球体濾過量（eGFR）78.59mL/min，CCr 71.86mL/minで，腎機能は保たれていた。高齢者のため，低血糖の出現に配慮しながら，シックデイの血糖降下薬の服用についての指導も重要である。
　血清K値が低値であり，低カリウム血症を来す薬剤はインスリン，利尿薬（ループ利尿薬，サイアザイドなど），甘草などの漢方，ペニシリン系の抗菌薬。そして，Mgが不足しているとKの吸収を妨げるため，Mgのチェックも必要である。
　また，利尿薬およびCa製剤，ビタミンD製剤によって薬剤性高カルシウム血症がないかどうかのチェック（Ca正常値：8.4〜10.2mg/dL）。高カルシウム血症の症状は多彩で，多尿多飲，食欲不振，嘔気，便秘，全身倦怠感の症状を呈することがある。マグミットなどの服用による高マグネシウム血症のチェック（Mg正常値：1.8〜2.4mg/dL）は定期的なモニタリングが不可欠である。倦怠感，傾眠，筋力低下，起立性低血圧，徐脈性不整脈などの症状があり，電解質異常はふらつ

き転倒の原因となりえる。本症例はともに正常値であった。

処方薬剤の問題把握

保険薬局薬剤師による問題の把握

- 妻は元看護師だったという自負もあった。お薬手帳は夫婦ともに3冊ずつ所有していたが，期限が切れたものも含めて夫婦の薬剤は交じり合った状態で大量に発見された。にもかかわらず，レンドルミンとブロチゾラムM錠「EMEC」のみが数錠しかなかったことより，自身のレンドルミンの過剰服薬が転倒の原因の一つとして考えられた。
- また，聞き取りにて夫のブロチゾラムM錠「EMEC」を同成分（後発品）と知らず，レンドルミンを服薬しても眠れない場合に，違うものであれば大丈夫との自己判断で，夫のブロチゾラムを加薬していたことも明らかとなった。
- 依存性も危惧されるBZ系薬は，老年医学会ガイドラインにおいても認知機能低下や日中の倦怠感，転倒骨折のリスクであると指摘されており，可能な限り使用を控え，特に長時間作用型は使用すべきでないとされている。また，超短時間型や短時間型は健忘のリスクがあり，これもまた使用を控えるよう注意喚起されている薬剤である。
- A整形外科医は血圧コントロールを内科医に任せたい意向があった。ただ，Z薬剤師が電話にて確認したところ，B内科医は訪問診療をしていないとのことだった。そこで，ケアマネジャーがケアカンファレンスを行い，夫の主治医であるD内科医が夫婦ともに訪問診療を行うこととなった。
- めまいについては総合病院の耳鼻科での処方もあり，B内科医の処方と重複処方されていた。病院耳鼻科にてMRIなどの画像検査で器質的疾患は否定されているとのこと。今後はD内科医より処方されることとなったとケアマネジャーより連絡があった。薬剤によるふらつき症状の可能性もあり，処方カスケードの可能性も疑われる。
- 低カリウム血症の原因として，芍薬甘草湯は原因薬となりえる。また，高血圧であるにもかかわらず，つくしAM配合散には炭酸水素Naが1.8g（1日量）含有されていることから食塩相当量1.3g（1日量）含有していることをD内科医・X薬局に報告した。

- また貼付剤も重複していた。NSAIDs含有貼付剤であってもアスピリン喘息のある患者には注意が必要である。経皮的に60〜70％が吸収されると言われており，ロキソニンテープ100mgであれば1枚で，ロキソニン錠（60mg）1錠に相当する。特に腎機能障害を有する患者や，すでにNSAIDsを服用している患者には注意が必要である。

処方解析と処方監査

1）医師の治療方針

A整形外科医からの診療情報提供書とケアマネジャーのアセスメントシートにて訪問前に情報を得ていた。

2）処方されている各薬剤の検討

▶カルスロット

- Ca拮抗薬であるが，そのなかでもT_{max}が3.6時間と血中濃度の立ち上がりが早く，半減期が7.3時間と比較的短い。特徴として抗パーキンソン作用がありパーキンソン症状に注意が必要な薬剤である。したがって，84歳と高齢でもあり，半減期が長いものに変更することが望ましい。本剤およびレンドルミンは，主として薬物代謝酵素CYP3A4で代謝されるため，代謝拮抗を起こし，両薬剤の効果が増強されることも懸念される。そこで，CYP3A4阻害薬との併用でも相互作用が比較的少ないとされているアムロジンへの変更を検討してもよい。また，本症例においては血圧が高い状態が続いており，ARB（AT1受容体拮抗薬）などの加薬も検討を勧める。

▶ジャヌビア

- 腎排泄型のDPP-4阻害薬であり，2型糖尿病に適応がある。単剤では低血糖は起こしにくいとされている。本患者は腎機能には問題ないが，100mg/日を1回で服薬している。しかし，筋肉量の少ない高齢者に対して，血清クレアチニン値からeGFRを算出した結果のみで腎機能を評価するのは危険である。高齢者においては腎臓の薬剤代謝排泄能力に影響の少ない，胆汁排泄型のDPP-4阻害薬への変更も検討が必要である。

▶アマリール

- 第3世代のSU薬である。作用時間は6〜12時間，半減期は1.5時間であり，他のSU薬よりも短時間型とされている。今回のふらつき転倒骨折の原因薬の可能性もある。現在は2mg/日分1食後で服用しているが，シックデイのことも考え，分2食前とし一包化から外し，他剤と差別化することが望ましい。低血糖に注意する必要がある。

▶アリナミンＦ糖衣錠

- ビタミンB_1誘導体であるが，糖の含有量が微量とはいえ，糖尿病に糖衣錠というのも気が引ける。
- 食事がとれている入院患者は保険適用から除外されており，まずはOFFにすべき薬剤であると考える。

▶レンドルミン

- GABA受容体作動薬の睡眠薬である。脳の興奮を抑えるGABA（ガンマアミノ酪酸）という神経伝達物質の働きを促すことで脳の活動を休ませ眠りへ導くとされている。BZ系と非BZ系があり，レンドルミンはBZ系の短時間型に分類され，15〜30分で作用が現れ，7〜8時間続く。高齢者では特にBZ系において認知症機能の低下やふらつき・転倒骨折のリスクが増加する薬剤とされている。メラトニン受容体作動薬[※]，オレキシン受容体拮抗薬[※2]に変更することが望ましい（**表1**）。
- しかしながら，BZ系薬剤は急に中止することで離脱症状（不眠，動悸，悪夢など）がみられる場合があり，漸減していく必要がある（連用後の中止は1〜2週毎に3/4錠→1/2錠→1/4錠）。D内科医より患者の要望も理解しながらの処方が望ましい。BZ系を漸減できないケースでは，まず非BZ系への移行を行うことが有用である。$GABA_A$受容体サブユニットには$α_1$，$α_2$，$α_3$，$α_5$があり，その薬理作用は異なる（**表2**）[3]。非BZ系にはマイスリー，アモバン，ルネスタがあり，それぞれで，$GABA_A$受容体のどのサブユニットに効力があるのかが異なることが知られている。マイスリーは，$α_1 \gg α_2$，$α_3$，$α_5$，アモバンは$α_1$，$α_5 > α_2$，$α_3$，ルネスタは$α_2$，$α_3$，$> α_1$，$α_5$であり，依存性・耐性が気になる場合は，ルネスタを選択することとなる[4]。ルネスタは入眠障害，中途覚醒に有効とされ，依存性持ち越し効果などが認められず長期投与でも耐性を示しにくいと言われている。高齢者では1mgから開

表1

分類	一般名	商品名	t_MAX（時間）	T_{1/2}（時間）
超短時間作用型	ゾルピデム酒石酸塩*	マイスリー	0.7-0.9	1.78-2.30
	トリアゾラム	ハルシオン	1.2	2.9
	ゾピクロン*	アモバン	0.75-1.17	3.66-3.94
	エスゾピクロン*	ルネスタ	成人 1.0-1.5 高齢者 1.0	成人 4.83-5.16 高齢者 6.49-7.59
短時間作用型	エチゾラム	デパス	3.3	6.3
	ブロチゾラム	レンドルミン	1.0-1.5	約7
	リルマザホン塩酸塩	リスミー	(3.0)	(10.5)
	ロルメタゼパム	エバミール ロラメット	1-2	約10
中間作用型	ニメタゼパム	エリミン（発売中止）	2-4	21
	フルニトラゼパム	ロヒプノール サイレース	約1 1-2	約24 約24
	エスタゾラム	ユーロジン	約5	約24
	ニトラゼパム	ベンザリン ネルボン	1.6 約2	27.1 —
長時間作用型	クアゼパム	ドラール	3.24	36.6
	フルラゼパム塩酸塩	タルメート ベノジール	(約1)	5.9
	ハロキサゾラム	ソメリン		
	ラメルテオン	ロゼレム	0.75	0.94
オレキシン受容体拮抗薬	スボレキサント	ベルソムラ	1.5	約10

＊非BZ系睡眠薬

表2

GABA_A受容体サブユニット	薬理作用									
	鎮静	睡眠	抗不安	抗うつ	筋弛緩	抗けいれん	学習・記憶	前向性健忘	依存	耐性
α_1	○	△				○		○	○	
α_2		○	○		○					
α_3		○	○	○						
α_5					○		○			○

臨床上治療目的とされる作用を効果，不都合と考えられる作用を副作用とした。
各サブユニットが作用を有するものを○で示す。
α_4，α_6はBZD，Z-Drugに対する感受性なし。
(Rudolph, U. & Knoflach, U.: *Nature Rev.* 10, 685-697 (2011), Tan, K. R. et al.: *Trends Neurosci.* 34, 188-197 (2011) より)

始し2mgまでとされ，血中濃度のピークが遅延するため，食後の服用は避けることとされている．高齢者ではピークが1時間で半減期は7時間程度とされている．

※ メラトニン受容体作動薬：メラトニンは，体内時計の調節に関係し，睡眠と覚醒のリズムを調節する働きのあるホルモンである．メラトニン受容体作動薬は，脳内時計を介することによって，睡眠と覚醒のリズムを整え，睡眠を促す．
※2 オレキシン受容体拮抗薬：オレキシンは，起きている状態を保ち，安定化させる（覚醒を維持する）脳内物質である．オレキシン受容体拮抗薬はこのオレキシンの作用を弱めることで眠りを促す．

❥アレロック
・第二世代・三環系抗ヒスタミン薬であり皮膚科から処方されている．比較的眠気の副作用もあり，PETによる脳内H_1受容体占有率がアレロックでは15％である．比較的眠気が少なく，車機械の運転への禁止・注意の記載のないアレグラ（第二世代ジフェニルメタン系抗ヒスタミン薬）のH_1受容体占有率は2％である．ふらつきの原因の可能性はあり，変更が望ましい．

❥メリスロン
・ヒスタミン類似作用があるため，抗ヒスタミン薬と作用が相反する可能性がある．抗ヒスタミン薬の効果を期待するためにも，中止が望ましい．

❥アマリール・ジャヌビア
・アマリールを増量後3カ月間でHbA1cが7.8％から6.4％と急激に下降している．低血糖によって転倒した可能性もあると考えられる．アマリールが追加された後から，横になっていることが多く，間食も増えたとのこと．

処方の再設計の提案（妻）

Z薬剤師とX薬剤師は，D内科医に診療同行し，重複していためまいに対する処方を内科で一本化．最近回転性のめまいはなく，ふらつきのみであることを伝えた．A整形外科における降圧薬と睡眠薬も内科より処方，外用は当該科で処方することと取り決めた．C総合病院皮膚科にはアレルギー性皮膚炎に対して処方されている抗アレルギー薬により日中傾眠傾向があることを報告し，代用薬への変更の検討をお願いした．したがって，C総合病院耳鼻科は診療中

止。X薬局からのOTC・漢方は中止となった。

- そのうえで，転倒・骨折の原因となったふらつきやめまいを招く可能性のある薬剤として，降圧薬，血糖降下薬，抗アレルギー薬，睡眠薬があることを再報告し，提案した。
- 高齢であり，シックデイは突然起こる可能性もあり，腎臓の薬剤代謝排泄能力に影響の少ない胆汁排泄型のDPP-4阻害薬へ変更した。アマリールは食前で，分1から分2とし，一包化されてしまわないように他剤と差別化し，食事をしないときや食欲がないときは休薬するように，訪問薬剤指導時には薬剤師から何度も確認することとした。
- 訪問看護，訪問薬剤指導，デイサービスでの血圧測定にて最近は140〜160/90〜100 mm/Hgであり，収縮期血圧が150 mm/Hg以上のことも多くみられたことを伝えた。
- BZ系の睡眠薬の依存状態になっていることが危惧されるため，まずは，非BZ系の薬剤を検討していただくようにお願いした。

上記の検討の結果，処方されていた22薬剤（36個/日内服・4外用剤）の所持薬を，15薬剤（18〜20個/日内服・3外用剤）へ再設計した。

> 中止：6薬剤（アリナミンF，メリスロン，ロキソニンテープ，OTC医薬品3薬剤すべて）
> 変更：5薬剤（カルスロット，レンドルミン，ジャヌビア，アマリール【用法】，アレロック）
> 継続：10薬剤

こうしたケアマネジャーを交えた医療と介護福祉の連携のなかで，薬剤師が診療同行も行い現場の状況を伝えたことにより，以下の再設計がなされた。

再設計後の処方せん

〈妻・1回目の再設計の処方せん〉

A整形外科（Z薬局）	D内科（X薬局）	X薬局（OTC・薬局製剤）
① エディロールカプセル0.75μg （エルデカルシトール） 　　　　　　　1回1Cap 　　1日1回　朝食後 ② セレコックス錠100mg （セレコキシブ）　1回1錠 ③ ガスロンN・OD錠2mg （イルソグラジンマレイン酸塩） 　　　　　　　1回1錠 　1日2回　朝夕食後 　　　　　　各14日分 ［頓用］ ④ カロナール錠200mg （アセトアミノフェン） 　1回2錠　20回分 　　　　　　疼痛時 ⑤ モーラステープ20mg （ケトプロフェン） 　28枚（1枚×2カ所） 　1日1回　14日分	① トラゼンタ錠5mg （リナグリプチン）　1回1錠 　　1日1回　朝食後 ② アマリール錠1mg （グリメピリド）　1回1錠 　　1日2回　朝夕食前 ③ アデホスコーワ顆粒10％ （アデノシン三リン酸二ナトリウム水和物）　1回1g 　　1日3回　毎食後 ④ パリエット錠10mg （ラベプラゾールナトリウム） 　　　　　　　1回1錠 　　1日1回　夕食後 ⑤ マグミット錠330mg （酸化マグネシウム） 　　　　　　　1回1錠 　　1日2回　朝夕食後 ⑥ ミカムロ配合錠AP （テルミサルタン・アムロジピンベシル酸塩配合剤） 　　　　　　　1回1錠 　　1日1回　朝食後 ⑦ ルネスタ錠2mg （エスゾピクロン）　1回1錠 　　1日1回　就寝前 　　　　　　各14日分	すべて休薬

C総合病院　耳鼻科（Y薬局）	C総合病院　皮膚科（Y薬局）
受診終了内科にて減量し処方継続	① アレグラ錠60mg 　（フェキソフェナジン塩酸塩） 　　　　　　　　　　1回1錠 　　　　　1日2回　朝夕食後 ② リンデロンVGローション 　（ベタメタゾン吉草酸エステル・ゲンタマイシン硫酸塩） ③ ドボネックス軟膏 　（カルシポトリオール） 　＋ 　ボアラ軟膏 　（デキサメタゾン吉草酸エステル）

　食事療法とつくしAM配合散と芍薬甘草湯を中止したことで，K値が改善（Na 138mEq/L，K 3.9mEq/L，Cl 98mEq/L）。塩分制限食と降圧薬の変更により血圧も安定（136〜140mmHg/75〜85mmHg）した。

　アマリールは食前に服薬し他剤と差別化，シックデイには服薬しないように指導した。

　再設計後，ふらつきやめまいはない。夫の睡眠薬を服薬することはなくなった様子。ルネスタに変更してから，苦みはあるとのことだが，事前より説明していたこともあり，うがいにて自制内で，睡眠もとれているとのこと。鎮痛薬の過量服薬も防止できており，痛みのコントロールも問題なし。

再設計後の処方せん

〈妻・2回目の再設計の処方せん（4週後）〉

A整形外科医院（Z薬局）	D内科医院（X薬局）	C総合病院　皮膚科（Y薬局）
① エディロールカプセル0.75μg 　（エルデカルシトール） 　　　　　　　　　　1回1Cap 　　　　　1日1回　朝食後 ② セレコックス錠100mg 　（セレコキシブ）　　1回1錠	① トラゼンタ錠5mg 　（リナグリプチン）　1回1錠 　　　　　1日1回　朝食後 ② アマリール錠1mg 　（グリメピリド）　　1回1錠 　　　　　1日2回　朝夕食前	① アレグラ錠60mg 　（フェキソフェナジン塩酸塩） 　　　　　　　　　　1回1錠 　　　　　1日2回　朝夕食後 ② リンデロンVGローション 　（ベタメタゾン吉草酸エステル・ゲンタマイシン硫酸塩）

```
③ ガスロンN・OD錠 2mg          ③ パリエット錠 10mg           ③ ドボネックス軟膏
　（イルソグラジンマレイン酸塩）　   （ラベプラゾールナトリウム）　    （カルシポトリオール）
　　　　　　　　　1回1錠　　　　　　　　　　　　　　1回1錠　　　　＋
　　　　　1日2回　朝夕食後　　　　　　　　　1日1回　夕食後　　　　ボアラ軟膏
　　　　　　　　　各14日分　　　　　　　　　　　　　　　　　　　　　（デキサメタゾン吉草酸エステル）
[頓用]                           ④ マグミット錠 330mg
④ カロナール錠 200mg               （酸化マグネシウム）
　（アセトアミノフェン）　　　　　　　　　　　　　　　　1回1錠
　　　　　　　　　1回2錠　　　　　　　　　　1日2回　朝夕食後
　　　　　20回分　疼痛時           ⑤ ミカムロ配合錠AP
⑤ モーラステープ 20mg               （テルミサルタン・アムロジピン
　（ケトプロフェン）　　　　　　　　　　　ベシル酸塩配合剤）　1回1錠
　　　　　28枚（1枚×2カ所）                1日1回　朝食後
　　　　　1日1回　14日分          ⑥ ベルソムラ錠 15mg
                                   （スボレキサント）　1回1錠
                                            1日1回　就寝前
                                 [頓用]
                                 ⑦ ルネスタ錠 1mg
                                   （エスゾピクロン）　1回1錠
                                            20回分　不眠時
```

　より転倒リスクを低減するために，BZ受容体に作用するルネスタを半量頓服にし，オレキシン受容体作動薬であるベルソムラを定期服用の睡眠導入薬に変更。現在，この処方で睡眠コントロールもでき，ルネスタ1mgを飲まなくても睡眠がとれることもあるとのことであった。めまいの訴えもなくなったため，アデホスコーワ顆粒10％も不要となった。

　2回目の再設計の結果，22薬剤（36個/日内服・4外用剤）の所持薬が，15薬剤（15～18個/日内服・3外用剤）の処方となった。

中止：7薬剤（アリナミンF，メリスロン，アデホスコーワ，ロキソニンテープ，OTC医薬品3薬剤）
減量：1薬剤（ルネスタ）
変更：5薬剤（カルスロット，レンドルミン，ジャヌビア，アマリール【用法】，アレロック）
追加：1薬剤（ベルソムラ）
継続：9薬剤

患者（夫）が自宅で所持していた薬剤

最初の処方せん（夫）

A整形外科医院（Z薬局）	D内科医院（X薬局）	C総合病院　泌尿器科（Y薬局）
① セレコックス錠100mg 　（セレコキシブ）　1回1錠 ② ガスロンN・OD錠2mg 　（イルソグラジンマレイン酸塩） 　　　　　　　　1回1錠 　　1日2回　朝夕食後	① アリセプト錠5mg 　（ドネペジル塩酸塩） 　　　　　　　　1回1錠 　　1日1回　朝食後 ② マグミット錠330mg 　（酸化マグネシウム） 　　　　　　　　1回1錠 　　1日2回　朝夕食後 ③ ブロチゾラムM錠 　「EMEC」0.25mg 　（ブロチゾラム）　1回1錠 　　1日1回　就寝前 ④ ラキソベロン内用液10mg 　（ピコスルファートナトリウム 　水和物） 　　便秘時10滴　就寝前	① ステーブラ錠0.1mg 　（イミダフェナシン） 　　　　　　　　1回1錠 ② オダイン錠125mg 　（フルタミド）　1回1錠 　　1日2回　朝夕食後

病歴と症状（夫）

〈患者情報〉

患　者　89歳，男性。身長150cm，体重46kg。
副作用・アレルギー歴　なし。
嗜好品　なし。
生活状況　Z薬局の薬剤師が妻の訪問時に薬を整理したところ，夫の認知機能低下も深刻で全く管理できておらず，妻も自分の服薬管理のことで精一杯の状況であった。また，転倒が原因と考えられるケガが数カ所あり，A整形外科医が処置。以後，Z薬局が妻の訪問指導時に夫の服薬管理とコンプライアンスの確認を行っている。

〈既往歴〉

・前立腺がん術後
・変形性膝関節症

- アルツハイマー型認知症
- 便秘症

検査値（夫）

TP 6.3g/dL, CPK 93IU/L, AST 17IU/L, ALT 30IU/L, UA 1.7mg/dL, BUN 25.4mg/dL, Na 138mEq/L, K 3.3mEq/L, Cl 99mEq/L, CRE 0.61mg/dL→eGFR 91.8mL/min/1.73m^2（未補正eGFR 73.3mL/min　CCr 53.4mL/min）, BS 110mg/dL, HbA1c：6.0%, TG 127mg/dL, HDL-Cho 61mg/dL, LDL-Cho 109mg/dL

処方の再設計の提案（夫）

睡眠薬のみBZ系薬剤から非BZ系薬剤への変更を依頼した。

A整形外科（Z薬局）	D内科（X薬局）	C総合病院　泌尿器科（Y薬局）
① セレコックス錠100mg （セレコキシブ）　　1回1錠 ② ガスロンN・OD錠2mg （イルソグラジンマレイン酸塩） 　　1回1錠 　　1日2回　朝夕食後	① アリセプト錠5mg （ドネペジル塩酸塩）　1回1錠 　　1日1回　朝食後 ② マグミット錠330mg （酸化マグネシウム） 　　1回1錠 　　1日2回　朝夕食後 ③ ルネスタ錠1mg （エスゾピクロン）　1回1錠 　　不眠時就寝前　20回分 ④ ラキソベロン内用液10mL （ピコスルファートナトリウム水和物） 　　便秘時10滴　就寝前	① ステーブラ錠0.1mg （イミダフェナシン） 　　1回1錠 ② オダイン錠125mg （フルタミド）　　1回1錠 　　1日2回　朝夕食後

本症例における処方の再設計のポイント

ケアマネジャーに相談，後日ケアカンファレンスを開き，軸となる内科的な管理を夫の主治医D内科医にて一本化し訪問診療することになった。A整形外科の処方薬はZ薬局が調剤，D内科とC総合病院の処方薬はX薬局が調剤し，妻にはZ薬局が居宅療養管理指導料を，夫にはX薬局が居宅療養管理指導料を算定することになった。経済的には裕福であり，サービスの充実を希望されている。各々のお薬手帳を1冊ずつにすることで服薬コンプライアンスも良好となった。高齢であり，アドヒアランスまでは困難であるが，継続的な服薬管理を2つの薬局で協働しながら進めていきたい。

結果，夫婦の診療医療機関は4医療機関→3医療機関（6診療科→4診療科）へ，薬局も3薬局→2薬局へとまとめられた。また，妻の定期内服薬は22薬剤（36個/日内服・4外用剤）から，15薬剤（15〜18個/日内服・3外用剤）に減量できた。

複数の医療機関と複数の薬局を利用していたことにより，ポリファーマシーとなった。これが誘因となり，ふらつき転倒骨折を起こした。原因薬剤は，降圧薬，血糖降下薬，抗アレルギー薬，睡眠導入薬が考えられたが，第一にBZ系薬剤の過剰服薬が問題であったと考え，非BZ系薬剤に変更。いずれはベルソムラのみでの管理，非BZ系薬剤も漸減し離脱できることを目指している。

単に「認知機能低下，転倒のリスクがあるからやめなさい」というのは簡単である。それだけではなく，患者の不眠に対する不安に薬剤師として寄り添い，離脱を手助けしていくことも薬剤師の役割であると考えている。

【参考文献】

1) 日本老年医学会他．高齢者の安全な薬物療法ガイドライン 2015. http://www.jpn-geriat-soc.or.jp/info/topics/pdf/20150401_01_01.pdf
2) Billioti de Gage S, et al. Benzodiazepine use and risk of Alzheimer's disease：case-control study. BMJ. 2014；349：g5205
3) Rudolph, U. & Knoflach, U.：Nature Rev., 10, 685-697（2011）, Tan, K. R. et al.：Trends Neurosci., 34, 188-197（2011）
4) Nutt DJ, et al. Searching for perfect sleep：the continuing evolution of $GABA_A$ receptor modulators as hypnotics. J Psychopharmacol. 2010；24（11）：1601-1612.

（西山順博，保井洋平）

memo

レベル ★★★

薬剤により惹起された転倒の症例

患者が持参した処方せん

〈最初の処方せん〉

A内科医院	B整形外科クリニック
① セレスタミン配合錠 （ベタメタゾン・d-クロルフェニラミンマレイン酸塩配合剤）　　　　　1回1錠	① ノルスパンテープ5mg （ブプレノルフィン）　　　　　1枚 　　　　　毎週日曜貼り替え
② アイトロール錠20mg （一硝酸イソソルビド）　　　　1回1錠 　　　　　1日2回　朝夕食後	② リリカカプセル25mg （プレガバリン）　　　　　1回1Cap 　　　　　1日1回　夕食後
③ アダラートCR錠20mg （ニフェジピン）　　　　　1回1錠	③ エディロールカプセル0.75μg （エルデカルシトール）　　　1回1Cap 　　　　　1日1回　朝食後
④ テオドール錠100mg （テオフィリン）　　　　　1回1錠 　　　　　1日1回　朝食後	
C診療所	D総合病院　整形外科
① 酸化マグネシウム錠330mg （酸化マグネシウム）　　　　1回1錠	〔頓用〕 ① カロナール錠200mg （アセトアミノフェン）　　　1回2錠
② セルベックスカプセル50mg （テプレノン）　　　　　1回1Cap 　　　　　1日3回　毎食後	
③ プロテカジン錠10mg （ラフチジン）　　　　　1回1錠 　　　　　1日2回　朝夕食後	
④ ポラキス錠2mg （オキシブチニン塩酸塩）　　　1回1錠 　　　　　1日3回　毎食後	

病歴と症状

〈患者情報〉

患　者　83歳，女性。身長152cm，体重40kg。
家族歴　特記事項なし。
アレルギー歴　青魚で蕁麻疹。
嗜好歴　喫煙・飲酒なし。
生活状況　娘と二人暮らし。夫は5年前に他界，要介護1。
健康食品・OTC薬　なし。

〈既往歴〉

- 気管支喘息（20代）。最近発作はまったくない。
- 高血圧（40歳頃）
- 狭心症（52歳）
- 胃潰瘍，慢性胃炎（70歳代）
- 慢性蕁麻疹（76歳頃）

〈現病歴〉

- 3カ月前に尻餅をついて腰椎圧迫骨折を受傷。当初1カ月ほどD総合病院の整形外科に入院したが，経過中から腰痛と下肢のしびれが悪化し，腰部脊柱管狭窄症も合併していると言われた。腰痛が遷延していたが，現在はノルスパン貼付・リリカ内服で疼痛はほとんど訴えない状態まで改善している。
- ようやく歩けるようになって自宅退院したが，1カ月前に今度は自宅玄関前で転倒。B整形外科クリニックを受診し右大腿骨頸部骨折の診断をうけ，再度D総合病院整形外科に紹介入院となった。観血的整復固定術を施行され，リハビリによって徐々にADLが改善しつつある。
- 退院後にいつもどおり薬局へ来局した。以前からふらつきがあるようで，リハビリはしているが，今回の短期間での入退院で足腰が弱っていると感じている。また，この1〜2カ月間食欲があまりないことを自覚している。

検査値

外来時の検査結果を持参している。
WBC 6,200μL，RBC 350×10^4/μL，Hb 10.0g/dL，Ht 30.8%，PLT 35.2×10^4/μL，MCV 88.0fL，MCH 28.6pg，MCHC 32.5%，Tp 6.1g/dL，Alb 3.6g/dL，T-Bil 0.37mg/dL，γ-GTP 15U/L，AST（GOT）16U/L，ALT

(GPT) 15 U/L, CK 12 U/L, BUN 17.2 mg/dL, CRE 0.69 mg/dL, eGFRcr 60.5 mL/min/1.73 m^2, Na 143 mEq/L, K 3.7 mEq/L, Cl 106 mEq/L, Ca 9.2 mEq/L

処方薬剤の問題把握

〈保険薬局薬剤師による問題の把握〉

- 3カ月という短期間に立て続けに2回ほど転倒しており，骨折の背景に転倒を惹起しやすい薬剤の存在があるのではないかと推察した．具体的には，ポラキスやセレスタミンなどの抗コリン作用のある薬剤による易転倒性に加えて，ノルスパンやリリカなどの薬剤によるふらつきが関与しているのではないかと考えられる．
- 高齢者の食欲低下の原因は多岐にわたるが，薬剤が関与している可能性も一度は考えてみる必要がある．今回の処方のなかで気になるものとしては，テオフィリン製剤による中毒やビタミンD製剤による高カルシウム血症，ノルスパンによる薬剤性の食欲低下などがあげられる．
- セレスタミン配合錠の長期内服はステロイド長期使用と同等と考える必要があり，長期使用によるステロイド過剰に加えて，急な中断の際には副腎不全が危惧される．

処方解析と処方監査

1）医師の治療方針の推察

A内科医院：高血圧に対してアダラートCR，狭心症に対してアイトロールを内服している．過去に心臓カテーテル検査は未施行，詳細は不明であるが，以前はワーファリンを内服していたようだが数年前にやめている．心筋梗塞や脳梗塞の既往もない．普段の血圧は120～130/60～70 mmHg程度で安定しており，少なくとも最近数年は狭心症様の症状を自覚したことはないと言う．硝酸剤が漫然と処方継続されている可能性がある．

気管支喘息については以前，吸入薬を処方してもらったことがある．吸入薬は現在使用しておらずテオドール100 mg/日での治療のみ．最近は特に大きな発作はなく喘息での入院歴はなし．慢性蕁麻疹に対してセレスタミンが処方され，約2年間服用している．最近，蕁麻疹はまったく出ていない．処方内容は

1年以上変化していない状況で，評価がないまま漫然と処方されている可能性がある．

B整形外科クリニック：82歳頃から変形性腰椎症による慢性腰痛で通院していた．NSAIDsを服用していた時期もあったが，胃潰瘍や気管支喘息の既往があることを医師に伝えたところ，1年前にノルスパンが開始となった．腰椎圧迫骨折の退院後からD総合病院の逆紹介で再度通院を再開し，リリカもこの時点から追加処方されていた．

C診療所：70歳代に胃潰瘍・慢性胃炎に対して，プロテカジン（H₂ブロッカー）とセルベックス（胃粘膜保護薬）を処方されている．心窩部痛やむかつきなどの症状は時折ある様子．便秘症に酸化マグネシウムが処方されている．また最近，夜間頻尿が目立つようになり，80歳頃から過活動膀胱の診断でポラキスを処方されており，夜間それで起きることはなくなった．

D総合病院整形外科：今回の腰椎圧迫骨折・右大腿骨頸部骨折で入院となっている．腰椎圧迫骨折は経過中に脊柱管狭窄症を合併し，リリカ内服が追加となった．右大腿骨頸部骨折については，手術後は順調にリハビリを行い退院された．疼痛があるときにカロナールを服用している．

2）処方されている各薬剤の検討

▶セレスタミン配合錠

- 副腎ホルモン合剤（1錠あたりベタメタゾン0.25 mg，d-クロルフェニラミン酸塩2 mg）であり，プレドニゾロン換算で1日2.5 mgとなる．本患者は2錠/日を内服しており，プレドニゾロン換算で5 mg/日を内服していることになる．高用量ステロイド投与とまでは言えないが，長期使用は糖尿病や易感染性，消化器副作用などのステロイド合併症を来す．特に本例では転倒・骨折があり，ステロイド性骨粗鬆症が複数回の骨折と関連した可能性がある．過去の文献では，7.5 mg/日以上のプレドニゾロン内服で有意に股関節骨折や椎体骨骨折が増えると報告されている[1]．

- また，ステロイド長期投与中の患者では，手術侵襲などによるストレスによって，相対的な副腎不全に陥いる可能性も十分考えられる．教科書的には20 mg/日を3週間以上継続すると副腎抑制が現れると言われ，非適応疾患への漫然投与は厳に慎むべきである．本例は慢性蕁麻疹・気管支喘息の症例で，長期漫然使用は適応外になる．STOPP criteriaでも吸入ステロイドを使用しない状態での喘息患者に対する全身性ステロイド投与は避けるべきとされ

ている[2]。

- d-クロルフェニラミンは第一世代抗ヒスタミン薬であり，高齢者に対する長期投与が転倒リスクになることが指摘され，前記STOPP criteriaにも採用されている[2]。抗コリン作用の影響で，せん妄の原因にもなったり，認知機能低下を引き起こしたりする。今回は他にポラキスも内服しており，抗コリン作用のある薬剤との作用重複も問題になる。高齢者では，皮膚乾燥によるそう痒感に対して抗ヒスタミン薬が処方され，頻尿に対して抗コリン薬が処方されるという状況は，よくある薬剤重複のパターンである。

アイトロール

- 硝酸剤は全身および冠動脈の血管拡張によって心筋酸素需要を減らし，狭心症患者では運動耐容能を増やしたり狭心症症状を軽減したりするという効果が期待されている。狭心症発作時の硝酸剤使用は適正と言えるが，耐性ができやすいことが問題であり，本例のような長期投与による効果は十分証明されているとは言えないのが現状である。長期予防についての第一選択薬は，労作性狭心症に対してはβ遮断薬，冠攣縮性狭心症に対してはCa拮抗薬である[3, 4]。
- また，そもそも本患者の狭心症の診断が正しかったのかについても疑問が残る。症状が数十年出ていないなかでの長期漫然処方は不要であり，硝酸剤の副作用として，起立性低血圧が出現する可能性や，大動脈弁狭窄症や右心不全患者での使用には特に注意が必要である。

アダラートCR

- 収縮期血圧130mmHg前後で血圧コントロールは良好に経過しており，基本的には変更の必要性はない。ただ，本患者は便秘に対して酸化マグネシウムを内服していることを考えると，RAS阻害薬や利尿薬に変更を考慮してもよいかもしれない。便秘症患者に対するCa拮抗薬はSTOPP criteriaにも記載されていた[2]が，2015年版ver.2では削除されている。

テオドール

- 気管支喘息に対するテオフィリン製剤による単剤治療は推奨されていない[2]。気管支喘息に対する治療の第一選択は吸入ステロイド剤であり，これらの効果が十分得られないような場合に投与を検討してもよい[5]が，近年は吸入ス

テロイド剤と長時間作用型 β_2 刺激薬吸入との併用のほうが一般的である。
・血中濃度のピーク値と中毒症状は関連すると言われ，10～20mg/L程度を治療域とするのが一般的だが，5mg/L以下でも気管支拡張効果や抗炎症効果があるとも報告され[6]，吸入ステロイド剤使用下では5～10mg/L程度でもよいのではないかと言われている[7]。血中濃度モニターは一度安定すれば6～12カ月ごとに行うのが一般的だが，高齢者では特に中毒症状が出やすいので状態に応じてモニターすることが重要である。本例では喘息発作がしばらく出ていないこと，食欲低下などの症状の原因になっている可能性があることなどを考慮して中止を提案する。

ノルスパン

・徐々に使用が拡大されている非オピオイド系鎮痛薬である。本症例では，喘息や消化性潰瘍の既往があることからNSAIDsは使用しにくいだろう。当初の痛みの程度や経過によって異なるが，NSAIDsより先に，まずは高用量のアセトアミノフェンを試してみるのも有用かもしれない[8]。
・ノルスパンは慢性的な変形性関節症に対する対症療法であり，今回のような骨折関連の疼痛であれば時間経過とともに自然と症状が治まってきている可能性があること，長期使用による有害事象（食欲低下や転倒のリスク）などを考慮すると，漸減を考慮すべきである。慢性疼痛に対するオピオイド製剤の長期使用の害は多数報告されている[9]。

リリカ

・腰部脊柱管狭窄症における諸症状への効果の検証は不十分であること，中枢神経系に対する副作用があり，転倒や認知機能低下の原因になり得るため，継続については十分な検討が必要である（※詳細解説は抗精神病薬の項目を参照）。

エディロール

・骨粗鬆症患者に対するビタミンD_3製剤使用は各種ガイドラインでも推奨されている[10]。特に本症例は長期ステロイド使用患者であり，3カ月以上の継続使用ではビタミンDとカルシウム製剤の使用が強く推奨されている[11]。ビタミンD_3製剤による転倒予防効果も検証されているが，一定の見解は得ていないのが現状である[12,13]。

》酸化マグネシウム

- 本例では使用に関して特に注意すべき点はないが，ブプレノルフィン（ノルスパン）による副作用の可能性もあり，prescribing cascade（処方カスケード）によって処方が生じた可能性はないかを考慮する必要がある。

～セルベックス，プロテカジン

- わが国でよくみられる胃薬の重複である。そもそも本症例では，なぜこれらの薬剤内服が必要なのかをよく聴取する必要がある。「たくさん薬を飲んでいるから」などの安易な理由もよく見受けられる。本症例では消化性潰瘍と慢性胃炎の既往があるが，長期使用の適応は原則ない状態であり，NSAIDsやアスピリンの長期投与が必要でない場合には内服不要であることも多い。

》ポラキス

- 本剤は過活動性膀胱などによる夜間頻尿に効果のある薬剤である。夜間頻尿に関する効果はランダム化比較試験でも証明されている[14]が，高齢者への投与では，抗コリン作用によるめまいやふらつき，認知機能低下のリスクがあり処方への注意喚起がなされている[2]。

処方の再設計の提案

患者の主訴である足腰が弱った，食欲低下に対し原因詮索を行う必要があると考えられた。今回は主に副作用が出ている可能性のある薬剤や，潜在的に不適切な薬剤について処方提案を行うこととし，以下を考案・提案した。

- 足腰が弱った＝ふらつきや転倒などとの関連を考慮し，転倒やふらつきに関連した薬剤への介入を提案する。具体的にはポラキスやセレスタミン配合錠は抗コリン作用があり，直接ふらつき・転倒のリスクになっている可能性が考えられた。
- 同様にリリカ，ノルスパンも症状の原因になっている可能性が考えられ，疼痛が安定しているようであれば適宜漸減が可能ではないかと考えた。
- 食欲低下の原因となりうるテオドールのテオフィリン血中濃度の確認を提案。また喘息発作がなくいったん中止も検討した。
- セレスタミン配合錠に関しては，長期使用に伴う続発性副腎不全の疑いもあるため，精査をお願いすることが必要だろうと考えた。

実際の検査結果

- テオフィリンの血中濃度は8.5μg/mLであった。呼吸機能検査も施行され，正常。最近の喘息症状もまったくないことが明らかになった。
- 午前中採血のコルチゾール・副腎皮質刺激ホルモン（ACTH）値ともに低値であり，その後ACTH負荷試験，副腎皮質刺激ホルモン放出ホルモン（CRH）負荷試験を実施したが，十分なACTH・コルチゾールの反応が得られなかった。外因性ステロイド投与による続発性副腎機能低下症の診断とされ，本人とも相談のうえ，ヒドロコルチゾン置換療法を行う方針となった。
- ふらつきはノルスパン・リリカ開始後に増えたという自覚があり，本人も最近はあまり飲んでいなかった。ポラキスがないと夜間頻尿がひどくなるとのことで，継続を希望された。

検討の結果，処方されていた11＋（頓用1，外用1）薬剤のうち，以下の再設計を図った。

> 中止：5薬剤（セレスタミン，アイトロール，テオドール，リリカ，プロテカジン）
> 追加：1薬剤（コートリル）
> 今後減量・中止を検討：1薬剤（ノルスパン）

また，今回の処方にあたって医療機関をまとめることを勧め，整形外科はB整形外科クリニックに一本化することになっており，内科系は長年のかかりつけであったC診療所にまとめて処方をお願いすることで患者も合意し，各医療機関同士で診療情報提供書をやり取りしてもらった。

再設計後の処方せん

〈再設計の処方せん〉

C診療所	B整形外科クリニック
① アダラートCR錠 20 mg （ニフェジピン）　　　　　1回1錠 　　　　　　　　1日1回　朝食後	① ノルスパンテープ 5 mg （ブプレノルフィン）　　　　　1枚 　　　　　　　　毎週日曜貼り替え
② 酸化マグネシウム錠 330 mg （酸化マグネシウム）　　　　1回2錠	② エディロールカプセル 0.75 μg （エルデカルシトール）　　1回1Cap 　　　　　　　　1日1回　朝食後
③ セルベックスカプセル 50 mg （テプレノン）　　　　　　　1回1Cap	〔頓用〕
④ ポラキス錠 2 mg （オキシブチニン塩酸塩）　　1回1錠 　　　　　　　　1日3回　毎食後	③ カロナール錠 200 mg （アセトアミノフェン）　　　1回2錠
⑤ コートリル錠 10 mg （ヒドロコルチゾン）　　　　1回1錠 　　　　　　　　1日2回　朝夕食後	

本症例における処方の再設計のポイント

　本人にとって困った症状（ふらつき，足腰の弱さ）や有害事象（転倒・骨折）に関連する薬剤に対する介入を中心に精査を行った。長期ステロイド使用に伴う害を確認するために，続発性副腎不全の精査を行い，続発性副腎不全の診断で長期ステロイド補充が必要な状態となった。さらに，処方医療機関を4カ所から2カ所に減らすことで処方に関する煩雑さを減らすこととした。処方医・処方医療機関が増えるごとに薬剤処方数が増えることは知られている[15]。

1日薬価の比較

初回処方		再設計後の処方	
薬剤名	1日薬価(円)	薬剤名	1日薬価(円)
セレスタミン配合錠	19.8	コートリル錠10mg	14.6
アイトロール錠20mg	29	アダラートCR錠20mg	29.7
アダラートCR錠20mg	29.7	酸化マグネシウム錠330mg	16.8
テオドール錠100mg	11.4	セルベックスカプセル50mg	28.2
酸化マグネシウム錠330mg	16.8	ポラキス錠2mg	91.2
セルベックスカプセル50mg	28.2	ノルスパンテープ5mg	1572.8 (7日分)
プロテカジン錠10mg	70.2	エディロールカプセル0.75μg	99.2
ポラキス錠2mg	91.2		
ノルスパンテープ5mg	1572.8 (7日分)		
リリカカプセル25mg	67.8		
エディロールカプセル0.75μg	99.2		
	688.0		504.4

処方変更　効果と変化のフォローアップ

　薬剤調整後2週間後に来局され，ふらつき症状はだいぶ軽減し，食欲も徐々に出てきて食事量も増えてきたとの報告があった。患者はセレスタミン中止後に蕁麻疹の症状が出ないか心配していたが，特に症状発現なく経過していた。前回来局時は活気がない様子があったが改善が認められ，家族も喜んでいた。

　もともとさまざまな症状を訴えることが多く，手指の関節の痛みを訴えリウマチの検査を行ったが，リウマトイド因子や抗CCP抗体は陰性で炎症反応上昇もなく，診察上は所見が乏しくカロナール服用で疼痛コントロールを行って経過をみている。今後はノルスパンの継続の是非を確認していく。

【参考文献】
1) Van Staa TP, et al. Use of oral corticosteroids and risk of fractures. J Bone Miner Res. 2000；15（6）：993-1000.
2) O'Mahony D, et al. STOPP/START criteria for potentially inappropriate prescribing in older people：version 2. Age Ageing. 2015；44（2）：213-218.
3) Gibbons RJ, et al. ACC/AHA/ACP-ASIM guidelines for the management of patients with chronic stable angina：a report of the American College of Cardiology/American

Heart Association Task Force on Practice Guidelines（Committee on Management of Patients With Chronic Stable Angina）. J Am Coll Cardiol. 1999；33（7）：2092-2197.
4) JCS Joint Working Group. Guidelines for diagnosis and treatment of patients with vasospastic angina（coronary spastic angina）（JCS 2008）：digest version. Circ J. 2010；74（8）：1745-1762. Epub 2010 Jul 17.
5) Evans DJ, et al. A comparison of low-dose inhaled budesonide plus theophylline and high-dose inhaled budesonide for moderate asthma. N Engl J Med. 1997；337（20）：1412-1418.
6) Kidney J, et al. Immunomodulation by theophylline in asthma. Demonstration by withdrawal of therapy. Am J Respir Crit Care Med. 1995；151（6）：1907-1914.
7) Markham A, Faulds D. Theophylline. A review of its potential steroid sparing effects in asthma. Drugs. 1998；56（6）：1081-1091.
8) Machado GC, et al. Efficacy and safety of paracetamol for spinal pain and osteoarthritis：systematic review and meta-analysis of randomised placebo controlled trials. BMJ. 2015；350：h1225.
9) Chou R, et al. The effectiveness and risks of long-term opioid therapy for chronic pain：a systematic review for a National Institutes of Health Pathways to Prevention Workshop. Ann Intern Med. 2015；162（4）：276-286.
10) 折茂　肇, 他. 骨粗鬆症の予防と治療ガイドライン2015年版.（骨粗鬆症の予防と治療ガイドライン作成委員会, 編）. ライフサイエンス出版；2015.
11) Grossman JM, et al. American College of Rheumatology 2010 recommendations for the prevention and treatment of glucocorticoid-induced osteoporosis. Arthritis Care Res（Hoboken）. 2010；62（11）：1515-1526.
12) Sanders KM, et al. Annual high-dose oral vitamin D and falls and fractures in older women：a randomized controlled trial. JAMA. 2010；303（18）：1815-1822.
13) Uusi-Rasi K, et al. Exercise and vitamin D in fall prevention among older women：a randomized clinical trial. JAMA Intern Med. 2015；175（5）：703-711.
14) Johnson TM, et al. Effects of behavioral and drug therapy on nocturia in older incontinent women. J Am Geriatr Soc. 2005；53（5）：846-850.
15) Green JL, et al. Is the number of prescribing physicians an independent risk factor for adverse drug events in an elderly outpatient population? Am J Geriatr Pharmacother. 2007；5（1）：31-39.

（辰己晋平，矢吹　拓）

memo

レベル ★★★

整形外科を受診している認知症高齢者の症例

患者が持参した処方せん

〈最初の処方せん〉

A精神科クリニック	B総合病院整形外科
① アリセプトD錠10mg （ドネペジル塩酸塩）　　　　1回1錠	① ロキソニン錠60mg （ロキソプロフェンナトリウム水和物）　1回1錠
② タケプロンOD錠15mg （ランソプラゾール）　　　　1回1錠 1日1回　朝食後	② セルベックスカプセル50mg （テプレノン）　　　　1回1Cap 1日3回　毎食後
③ ツムラ抑肝散エキス顆粒2.5g （抑肝散エキス）　　　　1回1包 1日3回　毎食前	③ リリカカプセル75mg （プレガバリン）　　　　1回1Cap 1日2回　朝夕食後
④ ビオフェルミン錠剤 （ビフィズス菌製剤）　　　　1回1錠 1日3回　毎食後	
⑤ ジプレキサ錠10mg （オランザピン）　　　　1回1錠	
⑥ バップフォー錠10mg （プロピベリン塩酸塩）　　　　1回1錠 1日1回　就寝前	

病歴と症状

〈患者情報〉

- **患者**：84歳，女性。身長151cm，体重52kg。
- **家族歴**：3人兄妹の2番目，兄弟に認知症はいない。父が胃がん，母が高血圧，脳梗塞。
- **嗜好歴**：飲酒なし，喫煙10本/日を35年間，55歳頃まで。
- **アレルギー歴**：特記事項なし。

生活状況
- 夫とは早くに死別。仕事と子育てを両立させていた。運転が好きで77歳頃まで自動車を運転し山へ行くのが好きだったが，交通事故を起こしたのをきっかけに運転をしなくなり，以降元気がなくなった。徐々に認知症周辺症状が出現し，現在はなんとかデイサービスに週3回通っている。要介護3。長女家族と暮らしている。
- 認知症のため，簡単な会話はできるが，自分の年齢，日付，場所などは答えることができない。トイレまでは歩行可能だが，最近は日中寝ていることが多く，周りに誰もいなくなると居間で寝ていることが多い。また，家族の名前も出なくなってきている。

〈既往歴〉
- 高血圧（68歳）
- 早期胃がん 内視鏡的粘膜切除術（70歳）
- 胃がん再発 噴門部部分切除（71歳）
- アルツハイマー型認知症，過活動膀胱，腰椎圧迫骨折・腰部脊柱管狭窄症（80歳）
- 左大腿骨頸部骨折手術，誤嚥性肺炎（84歳）

〈現病歴〉
- 患者は4年ほど前から認知症で近隣のA精神科クリニックにかかるようになり，処方薬をもらっている。当初はアリセプトを処方開始されていたが，2年ほど前から物取られ妄想が出現し，時折興奮したりしていたため，徐々に服用薬剤が増えてきていた。4カ月前も夜中に大声をあげている時期が続き，ジプレキサを追加処方されたところ，少し静かに寝ているようになった。3カ月前に夜間自宅で転倒し，左大腿骨頸部骨折の診断でB総合病院に入院。手術を行い1カ月ほど入院していた。現在はB総合病院を退院し，外来リハビリテーションを目的に定期的にB総合病院の外来通院をしている。また，A精神科クリニックにも定期通院している。
- B総合病院入院中に，誤嚥性肺炎にかかり抗菌薬治療を受けたが，今回が初めてではなく，以前にも一度誤嚥性肺炎を起こしたことがあった。

今回，B総合病院を受診した際に，主介護者の三女に連れられて薬局に来局された。

検査値

B総合病院入院中の検査結果を持参している。

WBC 6,900/μL, RBC 315×10⁴/μL, Hb 10.2g/dL, Ht 31.3%, PLT 11.5×10⁴/μL, MCV 99.4fL, MCH 32.4pg, MCHC 32.6%, T-Bil 1.52mg/dL, γ-GTP 26U/L, AST (GOT) 31U/L, ALT (GPT) 25U/L, LDH 174U/L, CK 44U/L, BUN 21.3mg/dL, CRE 0.91mg/dL, eGFRcr 44.3mL/min/1.73m², Na 143mEq/L, K 4.5mEq/L, Cl 112mEq/L, TC 140mg/dL, GLU（随時）160mg/dL

処方薬剤の問題把握

〈保険薬局薬剤師による問題の把握〉

- 内服薬は家族が管理していたが，薬剤数が多いため時折内服を拒むこともあり，薬剤が余っていたことがある。
- 認知症症状については，およそ2年前から徘徊・妄想・攻撃性などがひどくなった。4カ月前にジプレキサを処方され，その後，だいぶおとなしくはなったが，日中の傾眠が頻繁にみられるようになり，また夜間不眠であることが多くなった。
- 左大腿骨頸部骨折や誤嚥性肺炎などの一連のエピソードは薬剤性過鎮静が原因で，ふらつきや嚥下機能低下が出現している可能性が考えられる。
- 誤嚥，傾眠などが直接的に患者本人・家族が困っていることではないかと推察される。

処方解析と処方監査

1）医師の治療方針の推察

A精神科クリニック：アルツハイマー型認知症の進行予防としてAChE阻害薬のアリセプトDが処方されており，さらに認知症の周辺症状であるBPSDに対する症状緩和として抑肝散，非定型抗精神病薬であるジプレキサが処方されていると推察した。

B総合病院整形外科：2年ほど前の腰椎圧迫骨折後，NSAIDsとリリカが開始され，その後は常時内服している状態である。今回，転倒骨折する前までは痛みはなかった。左大腿骨頸部骨折術後の疼痛管理に対し内服薬が継続されているが，現在は痛みはほとんどない状態となっている。

2）処方されている各薬剤の検討

≫アリセプトD

- AChE阻害薬であるドネペジルは，アルツハイマー型認知症の進行抑制を目的とし，脳内神経伝達物質アセチルコリンを増加させる薬剤である。ドネペジルの有効性は多くのランダム化比較試験で検証され，主に認知機能スコアと主治医評価による全般スコアの改善傾向は示されているものの，実際のQOLなどには影響しなかったとの報告もある[1]。また，多くの試験が軽度から中等度の認知症患者での効果を検証したものであり，重度の認知症にどの程度効果があるかはわかっていない。本患者はアルツハイマー型認知症と診断されており，人物の見当識障害や日常生活への介助が必要になっている状態からFAST（functional assessment staging of alzheimer's disease）分類[1]で6〜7の高度進行期と判断され，ドネペジルの効果がどの程度期待できるかは疑問が残る。

- さらに，ドネペジルによる有害事象として，軽度ではあるがコリン作動性副作用である下痢・嘔気・嘔吐が20％程度起こると言われている[3]。また，症候性徐脈，失神などのリスクがあることも報告されている[4]。しかしながら，患者家族の認知症症状への思いは強く，症状の安定が得られている現在は継続してもよいだろう。処方継続のメリット・デメリットを提示しつつ，家族と相談して継続の可否を判断する。

≫タケプロン

- 胃がんの根治治療として噴門部胃切除を施行しており，術後の逆流性食道炎が起こりやすい状態かもしれない。まずは患者の自覚症状を確認すべきであろう。重度の症状が続いているようなら，症状緩和目的に使用することは妥当かもしれない。一方，長期に漫然と使用することが，股関節骨折・市中肺炎・クロストリジウム・ディフィシル感染症（CDI）・ビタミンB_{12}欠乏症などを増やすとの報告がある[5]。現在症状があるかをまず患者に確認してみる。

≫抑肝散

- 認知症の周辺症状に対して，ドネペジルとの併用として処方されていると推察されるが，家族によると内服を拒むこともあったという。漢方薬特有の匂いと風味がコンプライアンスを低下させることは問題としてよくあげられる。さらに，漢方薬は単剤で多くの成分を含有しており，すでにポリファーマシ

ーのような状態であることにも注意が必要である。抑肝散のBPSD治療については，システマティックレビューが報告されており，プラセボ群とのランダム化比較試験のメタ解析では，通常ケアと比較して精神症状やADLを有意に改善することが知られている[6]。

❥ビオフェルミン
- 過去に便秘・下痢などの腹部症状に対して処方されていると推測された。現在では，いずれの症状も落ち着いており不要と考えられる。ただ多くの場合，長期内服による害も明らかなものはない。継続してもしなくてもどちらでもよい薬剤とも言える。薬剤が多くなるのを嫌うのであれば止めやすい薬でもある。

≫ジプレキサ
- 本剤は認知症の周辺症状として，攻撃性・易興奮性が出現したために処方されたと考えられる。家族はそれらの症状にかなり困っていたこともあり，内服開始後に安定が得られたため，本剤に対する期待が強い印象を受けた。ただ，本来ジプレキサの処方適応は，統合失調もしくは双極性障害であり，認知症のBPSDに対する適応は承認されていない。これは全世界的にも同様である。
- ジプレキサのような非定型抗精神病薬を長期にわたり使用することは，転倒や錐体外路症状，体重増加や糖尿病などのリスクを増加させる[7]。さらには，非定型抗精神病薬の長期使用は死亡のリスクを上昇させるとの報告もある[8]。
- また，日中の傾眠・過鎮静は本剤との関連があると考えられるため，中止・減量を検討することが望ましいが，過去の経緯や家族の希望も考慮しメリット・デメリットをもう一度検討する。

❥バップフォー
- 本剤は抗コリン薬であり過活動膀胱などによる頻尿治療として処方されているが，抗コリン薬は高齢者においてはせん妄や便秘，口渇などのリスクがあり注意が必要である。さらに本症例では，抗コリン作用により認知機能の悪化を来す可能性があると考えられる。家族の印象としては，内服後も症状の改善がみられず，必要がなければ中止を希望されていたため，内服中止を提案する。

▶ロキソニン

- 高齢者における使用では，腎機能障害に注意が必要である。プロスタグランジンの生成抑制作用などによる腎血流量の低下が作用機序である。そのほか，消化性潰瘍リスクや高血圧などの副作用も報告されている。そもそも疼痛がほぼ改善している状況であり，不必要に継続する必要はないと考えられる。

▶セルベックス

- 本剤のような胃粘膜保護剤はNASIDsによる潰瘍予防などに処方されることが多いが，残念ながら潰瘍予防効果は十分に証明されていない。

▶リリカ

- 前回の腰椎圧迫骨折・腰部脊柱管狭窄症の疼痛管理に対して，入院中に追加となったものである。プレガバリンは帯状疱疹後神経痛を中心に糖尿病性神経障害など，多くの神経障害性疼痛に対する適応が認められつつあるが，腰部脊柱管狭窄症に対するプレガバリンの効果は小規模な日本人の研究で効果あり[9]というものと効果なしというもの[10]があり，十分証明されていないのが現状である。副作用の観点からは長期使用は避けるべきである。本剤による過鎮静によって，今回の転倒の原因になった可能性も含めて，家族の希望を聞きながら，できれば減量を主治医に提案する。

処方の再設計の提案

家族は患者が薬を多く飲むようになってから元気がなくなっていることを心配しており，薬が効きすぎているのではないかと心配していた。本症例は認知症治療に必要な処方薬剤をきっかけに，一連の有害事象を引き起こした可能性が考えられる。今回は主に副作用が出ている可能性のある薬剤や潜在的に不適切な薬剤について処方提案を行うこととし，以下の再設計を考案した。

- アリセプトD，ジプレキサ，バップフォー，リリカの減量：今回転倒していることを考えると，転倒リスクを高める薬剤への介入が必要になってくる。さらにアリセプトは症候性徐脈や失神，ジプレキサは単独で死亡率上昇などが懸念される。
- タケプロン，ビオフェルミン，ロキソニンの中止：それぞれ症状を緩和す

る効果のある対症的な薬剤だが，実際患者が現時点で症状をもっているかが不明。逆流症状や下痢，疼痛などの症状があるかをまずは確認する必要がある。
- 抑肝散：周辺症状に対する臨床効果は徐々に証明されつつあり，今後に期待。今回はジプレキサを減量・中止する方針であり，内服継続を提案する。
- 内服タイミングの検討：拒薬があり服薬アドヒアランスの低下が示唆される。内服タイミングを1日1回就寝前と簡素化することで確実な内服と，残薬の軽減を試みる。

検討の結果，処方されていた9薬剤のうち以下の再設計を図った。

> 中止：4薬剤（ビオフェルミン，セルベックス，ロキソニン，バップフォー）
> 減量：3薬剤（アリセプトD，リリカ，抑肝散エキス）

再設計後の処方せん

A精神科クリニック	B総合病院
① アリセプトD錠5mg （ドネペジル塩酸塩）　　　　1回1錠 ② タケプロンOD錠15mg （ランソプラゾール）　　　　1回1錠 ③ ジプレキサ錠10mg （オランザピン）　　　　　　1回1錠 ④ 抑肝散エキス顆粒2.5g （抑肝散エキス）　　　　　　1回1包 　　　　　　　1日1回　就寝前	① リリカカプセル75mg （プレガバリン）　　　　　　1回1Cap 　　　　　　　1日1回　就寝前

本症例における処方の再設計のポイント

　認知症のBPSDに対する治療では，まずは非薬物療法を試みるように推奨されている[11]。薬物治療は有害事象の危険性が出る可能性があり，可能な限り短期間の使用に努めるよう処方医へ提案していくことが重要である。抗精神病薬に限らず，対症療法とされる薬剤の多くは，症状の緩和を望む患者・

家族にとって重要で優先順位の高い薬剤となり，時にはリスクが軽視されがちである。本症例でも，周辺症状の緩和のために家族が強く希望されたため，最終的には中止・減量することは困難であった。しかしながら，有害事象も多く報告されていることから，今後中止・減量を考慮する必要性もあるため，患者観察に努め，主治医と十分に内服の必要性について協議していく必要がある。また，ポリファーマシーであることや，長期内服が患者のアドヒアランスを低下させ，残薬が増える傾向にあることが示唆される。今回，単純な薬剤中止のみならず内服を「就寝前・1回」に揃えることでアドヒアランス向上を目指した。

薬剤費の負担軽減について，今回の薬剤調整においては変更前後の節約ができた。減額は1日あたり587.4円，1か月あたり17,622円，年間では211,464円となった。

1日薬価の比較

初回処方		再設計後の処方	
薬剤名	1日薬価(円)	薬剤名	1日薬価(円)
アリセプトD錠10mg	598.7	アリセプトD錠5mg	334.7
タケプロンOD錠15mg	89.3	ツムラ抑肝散エキス顆粒	11.8
ツムラ抑肝散エキス顆粒	35.4	タケプロンOD錠15mg	89.3
ビオフェルミン錠剤	16.8	リリカカプセル75mg	128.1
ジプレキサ錠10mg	489.9	ジプレキサ錠10mg	489.9
バップフォー錠10mg	71.5		
ロキソニン錠60mg	52.5		
セルベックスカプセル50mg	30.9		
リリカカプセル75mg	256.2		
	1641.2		1053.8

処方変更　効果と変化のフォローアップ

処方内容は前述の提案どおりとなった。さらに数カ月後には抑肝散が中止となったが，その後も認知症の周辺症状に変化はないと家族は話していた。日中の傾眠はやや改善され，夜間不穏な症状は以前よりも改善された。また薬局へ来た際には，以前よりも会話がスムーズになり，いろいろなことを話してくれるようになった。今後，患者の症状観察に努め，抗精神病薬の必要性についても検討していく。

【参考文献】

1) Fitzpatrick-Lewis D, et al. Treatment for mild cognitive impairment : a systematic review and meta-analysis. CMAJ open. 3 (4) : E419-E427.
2) Reisberg B, et al. Functional Staging of Dementia of the Alzheimer Type. Ann N Y Acad Sci. 1984 ; 435 (1 First Colloqu) : 481-483.
3) Rogers SL, et al. A 24-week, double-blind, placebo-controlled trial of donepezil in patients with Alzheimer's disease. Donepezil Study Group. Neurology. 1998 ; 50 (1) : 136-145.
4) Gill SS, et al. Syncope and its consequences in patients with dementia receiving cholinesterase inhibitors : a population-based cohort study. Arch Intern Med. 2009 ; 169 (9) : 867-873.
5) Johnson DA, Oldfield EC. Reported side effects and complications of long-term proton pump inhibitor use : dissecting the evidence. Clin Gastroenterol Hepatol. 2013 ; 11 (5) : 458-464 ; quiz e37-e38.
6) Matsuda Y, et al. Yokukansan in the treatment of behavioral and psychological symptoms of dementia : a systematic review and meta-analysis of randomized controlled trials. Hum Psychopharmacol. 2013 ; 28 (1) : 80-86.
7) Lieberman JA, et al. Effectiveness of antipsychotic drugs in patients with chronic schizophrenia. N Engl J Med. 2005 ; 353 (12) : 1209-1223.
8) Murray-Thomas T, et al. Risk of mortality (including sudden cardiac death) and major cardiovascular events in atypical and typical antipsychotic users : a study with the general practice research database. Cardiovasc Psychiatry Neurol. 2013 ; 2013 : 247486.
9) Sakai Y, et al. Neuropathic pain in elderly patients with chronic low back painand effects of pregabalin : a preliminary study. Asian Spine J. 2015 ; 9 (2) : 254-262.
10) Kim H-J, et al. Comparative study of the efficacy of limaprost and pregabalin as single agents and in combination for the treatment of lumbar spinal stenosis : a prospective, double blind, randomized controlled non-inferiority trial. Spine J. March 2016.
11) Livingston G, et al. Non-pharmacological interventions for agitation in dementia : systematic review of randomised controlled trials. Br J Psychiatry. 2014 ; 205 (6) : 436-442.

(菅原健一, 矢吹　拓)

memo

レベル ★★★

処方カスケードの11剤を改善して2剤にした症例

患者が持参した処方せん

〈最初の処方せん〉

A病院循環器内科	B病院整形外科	C内科医院
① ノルバスク錠5mg （アムロジピンベシル酸塩） 1回1錠 ② ラシックス錠40mg （フロセミド）　1回1錠 1日1回　朝食後 ③ ザイロリック錠100mg （アロプリノール） 1回1錠 1日1回　昼食後 ④ ベイスン錠0.3mg （ボグリボース） 1回1錠 1日3回　毎食直前	① セレコックス錠100mg （セレコキシブ） 1回1錠 1日2回　朝夕食後 ② オパルモン錠5μg （リマプロスト アルファデクス） 1回1錠 1日3回　毎食後 ③ ツムラ芍薬甘草湯エキス顆粒2.5g （芍薬甘草湯エキス） 1回1包 1日3回　毎食間	① マグラックス錠250mg （酸化マグネシウム） 1回2錠 1日3回　毎食後 ② ツムラ六君子湯エキス顆粒2.5g （六君子湯エキス） 1回1包 1日3回　毎食間 ③ プルゼニド錠12mg （センノシド）　1回2錠 1日1回　就寝前 ④ プリンペラン錠5mg （メトクロプラミド） 1回1錠 1日2回　朝夕食後

病歴と症状

〈患者情報〉

患　者	83歳，女性。身長156cm，体重52kg。
主　訴	食欲低下，悪心，体動困難。
家族歴	特記事項なし。
サプリメント	なし。
嗜好歴	喫煙・飲酒なし。
アレルギー歴	ハウスダスト。
生活状況	・夫とは10年前に死別。旅行が趣味であったが，腰部脊柱管狭窄症

による慢性的な痛みのために最近は旅行に行っていない。
- 高齢者総合機能評価：ADL；ほぼ自立。IADL；買い物は長女と一緒に行く，掃除・洗濯・金銭の管理は自立，外出は長女の車がほとんど，補聴器なし，眼鏡あり，部分入れ歯。認知機能；長谷川簡易知能評価スケール（HDS-R）などでの評価歴はなし。要支援2；主介護者は近所に住む長女夫婦，サービス利用なし。

〈既往歴〉
- 右鼠径ヘルニアで手術歴あり（60歳）
- 糖尿病・高血圧・高尿酸血症を指摘され，A病院循環器科で内服加療開始（75歳）
- 便秘，食欲低下で自宅近くのC内科医院を受診し，その後定期通院（78歳）
- 腰痛・下肢のしびれでB病院整形外科を受診。腰部脊柱管狭窄症と診断（80歳）

〈現病歴〉
- もともと慢性腰痛がありながらも，ADLは自立していた。2カ月前から両下腿浮腫があり，利尿薬をもらっていた。2週間前から徐々に食欲低下，悪心を伴うようになり，ここ数日間はベッド上で寝たきり状態。家族が心配して近医C内科に往診依頼し，D病院へ救急搬送となった。

検査値

WBC 9,200/μL，Hb 12.5g/dL，Plt 43.1×10^4/μL，TP 5.2g/dL，Alb 3.1g/dL，AST 31U/L，ALT 35U/L，LDH 243U/L，ALP 320U/L，BUN 58.3mg/dL，Cre 2.57mg/dL，Na 134mEq/L，K 1.9mEq/L，Cl 105mEq/L，Mg 4.2mg/dL，UA 7.5mg/dL，BS 78mg/dL，BNP 87pg/mL，CRP 0.5mg/dL，HbA1c 5.8%，TSH 0.75μIU/mL

処方薬剤の問題把握

〈病院薬剤師による問題の把握〉
- 合計11種類の薬剤が3カ所の医療機関より処方されていた。食欲不振，体動困難で緊急入院となったため，主治医より薬剤による副作用調査を依頼された。
- 浮腫はCa拮抗薬，漢方製剤，COX-Ⅱ阻害薬が原因となっている可能性

がある。
- 低カリウム血症はループ利尿薬，漢方製剤の甘草による偽性アルドステロン症が原因となっている可能性がある。
- αグルコシダーゼ阻害薬による消化器症状を認め，それに対してC病院から各種胃腸薬が処方されていた可能性がある。
- 腎機能低下時にマグネシウム製剤を内服していたために高マグネシウム血症を認めている。
- 指示どおりの内服では1日9回のタイミングで内服していたことになり，服薬アドヒアランスや患者負担を考えると好ましくない状況と考えられた。

処方解析と処方監査

1) 医師の治療方針の推察

A病院循環器内科：高血圧，糖尿病，高尿酸血症に対してCa拮抗薬，αグルコシダーゼ阻害薬，尿酸排泄促進薬が投与されている。入院2カ月前に下腿浮腫に対して利尿薬が処方されている。

B病院整形外科：腰部脊柱管狭窄症に対してCOX-Ⅱ選択阻害薬，プロスタグランジンE_1製剤が処方されていた。下肢のこむら返りに対して1年前から芍薬甘草湯が追加処方されている。

C内科医院：便秘症，食欲低下などの訴えに対してマグネシウム製剤，漢方，制吐剤などが処方されている。

2) 処方されている各薬剤の検討

➧ノルバスク

- 患者の家庭血圧は120/70mmHg前後を推移していた模様である。Ca拮抗薬の副作用として浮腫，動悸，歯肉腫脹などがある。Ca拮抗薬のなかでも，血管選択性の高いジヒドロピリジン系（DHP系）薬剤が降圧薬として用いられることが多いが，DHP系の薬剤は浮腫を来しやすいと言われている。また内服初期に浮腫を認めずに，長期に内服しているうちに浮腫が出現してくることもあるため注意が必要である[1]。この患者の下腿浮腫の一因にノルバスク内服による薬剤性浮腫の可能性があるため，中止を提案し降圧薬はCa拮抗薬以外の薬剤に変更を検討する。

ラシックス
- 2カ月前からの下腿浮腫に対しての処方であるが，脱水・低カリウム血症を引き起こしていた可能性がある。下腿浮腫の原因が薬剤性であれば，内服の必要性には乏しいため中止を検討する。

ザイロリック
- 尿酸排泄促進薬であり，高尿酸血症の治療薬として広く使われている。家族・患者本人から明らかな痛風発作歴はないとのことであり，無症候性高尿酸血症に対しての処方と考えられた。無症候性高尿酸血症では薬物治療により得られる効果は明確ではないと考えられる[2]。中止を提案する。

ベイスン
- 炭水化物のブドウ糖への分解酵素を阻害して，消化管でのブドウ糖の吸収を遅延させ食事高血糖を治療する薬剤である。この患者の糖尿病罹患歴は10年以上であり，年齢も考慮するとHbA1cは8％前後のコントロールでよいと思われる[3]。HbA1cは5.8％であり，低血糖リスクも高い。ベイスンの毎食前内服はコンプライアンス不良につながっている可能性がある。便秘，腹部膨満感といった症状も認めており中止を検討する。

セレコックス
- 脊柱管狭窄症による慢性腰痛に対して処方されていた。COX-Ⅱ選択的阻害作用により非選択薬と比較し胃腸障害は少ないと考えられている。しかし，他のNSAIDsと同様に下腿浮腫の発生，心血管系イベント上昇の報告がある[4]。この患者は慢性腎不全もあり長期内服は好ましくない。アセトアミノフェン内服への変更を検討する。

オパルモン
- プロスタグランジンE_1製剤であり，腰部脊柱管狭窄症や末梢動脈性疾患の症状に対して使用されることが多い。しかし，腰部脊柱管狭窄症の症状に対しての効果は根拠に乏しいとする報告がある[5]。内服開始後から症状改善に乏しいと本人も言っており，中止を検討とする。

➜芍薬甘草湯
・甘草，芍薬を含有する。骨格筋・平滑筋のいずれかに関与する疼痛に有用であるとされる。長期内服によって甘草による偽性アルドステロン症を来す可能性があり注意が必要である。甘草が1日あたり2.5gを超えると偽性アルドステロン症を起こしやすいと言われている。この症例では7g/日の甘草が含まれていた。浮腫・低カリウム血症を認めており中止を検討する。

➜マグラックス
・慢性腎不全があり，長期内服は高マグネシウム血症のリスクがある。中止を検討する。

➜六君子湯
・甘草を含め，8種類の漢方原料を含有する。胃炎，消化不良，食思不振に対して用いられる。OTCとしても購入可能。食欲低下に対してC内科医院より処方があったが，甘草を含有しており浮腫・低カリウム血症の増悪の一因になっていた可能性があるため中止を検討する。

➜プリンペラン
・胃・十二指腸のドパミンD_2受容体を遮断し胃腸運動亢進作用をもつ。錐体外路症状，薬剤性パーキンソニズム，乳汁分泌，女性化乳房などの副作用あり。ベイスンによる消化器症状に対して処方されていた可能性が高いため中止を検討する。

➜プルゼニド
・主成分のセンナは大腸の腸内細菌に分解され，レノンアンスロンを生成する。レノンアンスロンは，大腸壁を刺激して蠕動運動を亢進する。長期服用によって大腸メラノーシスを来すことがある。長期内服は避けたほうがよい薬である。便秘の副作用を来す薬剤（ノルバスク，ベイスン）を中止することで便秘が改善する可能性があるため中止とし経過をみる。

処方の再設計の提案

処方されている薬がそれぞれ複雑に関与し，薬物有害事象が発生していると推測された．各薬剤の検討をまとめ，下記の提案を行う方針とした．

- 脱水・低カリウム血症を認めるためラシックスは中止を提案する．
- 下肢浮腫の原因と推測されるノルバスク，セレコックス，漢方2種類は中止を提案する．
- ザイロリックに関しては明らかな痛風発作歴はなく，最近の血液検査の結果をみるとほぼ正常値に近いため中止を提案する．
- HbA1cは低値でもあり，消化器症状の原因になっていた可能性が高いためベイスン中止を提案する．
- 消化器系の薬（マグラックス，プリンペラン，プルゼニド）もベイスンによる副作用に対して処方されていた可能性を考慮し一度中止を提案する．
- 脊柱管狭窄症の症状は安定しており，内服根拠に乏しいためオパルモンの中止を提案する．

検討の結果，処方されていた11剤すべての薬を中止する再設計を図った．

再設計後の処方せん

〈再設計の処方せん〉

D病院
① コバシル錠2mg（ペリンドプリルエルブミン）　1回1錠　　　　　　　　　　　　　　　　　　　　　1日1回　朝食後
② カロナール錠500mg（アセトアミノフェン）　1回2錠　　　　　　　　　　　　　　　　　　　　　1日3回　毎食後

入院主治医と病棟で相談を行い，一度すべての内服薬を中止して経過をみるのがよいのではないかと提案した．当初，主治医はすべての薬を中止することにやや抵抗があったが，薬剤師からの詳細な薬剤検討の提示によって薬剤中止を決断した．そして病状安定後，主治医と再度相談し高血圧に対してはCa拮抗薬からACE阻害薬へ変更，腰痛症状に対してはアセトアミノフェンへの変更の提案を検討した．

本症例における処方の再設計のポイント

　本症例は，薬剤性の浮腫に対して利尿薬が追加処方されたために薬剤有害事象が発生し救急搬送となった症例である。また以前より1日9回のタイミングで内服指示が出されていたことも非常に患者・家族の負担になっていた。内服薬の副作用に対する不適切な新規薬剤開始の流れは「処方カスケード」と呼ばれている。本症例も薬剤性浮腫→利尿薬→腎機能低下・低カリウム血症，糖尿病薬による消化器症状→胃腸薬→高マグネシウム血症といった処方カスケードを認めた。このような処方カスケードを防ぐためにも，薬剤師が積極的に処方の必要性について主治医とともに再検討を行っていくことが必要である。薬剤師の介入が薬物有害事象を減らすことは複数の研究で報告されている[6]。

　薬価は約688円/日，約2万円/月，約24万円/年の減額となった。

1日薬価の比較

初回処方		再設計後の処方	
薬剤名	1日薬価(円)	薬剤名	1日薬価(円)
ノルバスク錠5mg	48.7	コバシル錠2mg	64
ラシックス錠40mg	14	カロナール錠500mg	58.8
ザイロリック錠100mg	23.1		
ベイスン錠0.3mg	141.3		
セレコックス錠100mg	137		
オパルモン錠5μg	190.5		
ツムラ芍薬甘草湯エキス顆粒2.5g	54		
マグラックス錠250mg	33.6		
プリンペラン錠5mg	12.8		
ツムラ六君子湯エキス顆粒2.5g	144.75		
プルゼニド錠12mg	11.2		
	810.95		122.8

処方変更　効果と変化のフォローアップ

　入院後すべての内服薬を中止した。補液と電解質補正で経過をみていき，徐々に食欲が改善するとともに，Creは1.03まで低下した。下腿浮腫もほぼ消失し入院21日で自宅退院した。数回D病院外来で経過観察を行い，病状が安定していたためC内科医院に紹介を行った。血圧・血糖値の悪化などはなく，便秘症も安定していると薬剤師にも報告があった。C内科医院とは以前より「顔のみえる関係」ができており，近隣の医院・診療所と開催している病診連携カンファレンスで今回の症例を詳細にフィードバックすることができた。しかしA病院循環器内科とB病院整形外科にはうまくフィードバックすることができずに経過している。このような症例を関係した医療機関とできる限り情報共有し，ポリファーマシーの問題理解を深めていくことが大切である。

【参考文献】

1) Makani H, et al. Peripheral edema associated with calcium channel blockers：incidence and withdrawal rate；a meta-analysis of randomized trials. J Hypertens. 2011；29（7）：1270-1280.
2) Vinik O, et al. Treatment of asymptomatic hyperuricemia for the prevention of gouty arthritis, renal disease, and cardiovascular events：a systematic literature review. J Rheumatol Suppl. 2014；92：70-74.
3) Lipska KJ, et al. Polypharmacy in the Aging Patient：A Review of Glycemic Control in Older Adults With Type 2 Diabetes. JAMA. 2016；315（10）：1034-1045.
4) Whelton A, et al. Cardiorenal effects of celecoxib as compared with the nonsteroidal anti-inflammatory drugs diclofenac and ibuprofen. Kidney Int. 2006；70（8）：1495-1502.
5) Ammendolia C, et al. Nonoperative treatment for lumbar spinal stenosis with neurogenic claudication. Cochrane database Syst Rev. 2013；8：CD010712.
6) Kaboli PJ, et al. Clinical pharmacists and inpatient medical care：a systematic review. Arch Intern Med. 2006；166（9）：955-964.

（山本洋光，吉田英人）

尿道カテーテル留置中の無症候性膿尿を呈する症例

レベル ★★★

患者が処方されている薬剤

〈最初の処方せん〉

クリニックA（内科・皮膚科）

1. **ラシックス錠40mg**
   （フロセミド） 1回1錠

2. **アルダクトンA錠25mg**
   （スピロノラクトン） 1回1錠

3. **ザイロリック錠100mg**
   （アロプリノール） 1回1錠
   1日1回　朝食後

4. **アモバン錠7.5mg**
   （ゾピクロン） 1回1錠

5. **アレジオン錠20mg**
   （エピナスチン塩酸塩） 1回1錠
   1日1回　就寝前

6. **ノルバスク錠5mg**
   （アムロジピンベシル酸塩） 1回1錠
   1日2回　朝夕食後

7. **イノレット30R注**
   （インスリン ヒト）
   朝22単位　昼6単位　夕20単位

8. **ネリゾナユニバーサルクリーム0.1%・10g**
   （ジフルコルトロン吉草酸エステル）
   1日2回　赤いところに

9. **レスタミンコーワクリーム1%・50g**
   （ジフェンヒドラミン）
   1日数回　痒いところ

10. **ヒルドイドソフト軟膏0.3%・50g**
    （ヘパリン類似物質）
    1日数回　体幹

クリニックB（泌尿器科）

1. **タケプロンOD錠30mg**
   （ランソプラゾール） 1回1錠
   1日1回　朝食後

2. **バクタ配合錠**
   （スルファメトキサゾール・トリメトプリム配合剤）
   1回2錠
   1日2回　朝夕食後

3. **ムコスタ錠100mg**
   （レバミピド） 1回1錠
   1日3回　毎食後

病歴と症状

〈患者情報〉

患者 72歳，男性。

生活状況
- 息子と二人暮らしだが，日中息子は仕事のため一人で過ごすことが多い。
- ADLはほぼ自立。要支援1。ヘルパー介入なし（自宅にはあまり入ってほしくはないとのこと）。
- 性格は明るくよく話し，主治医の話はしっかり聞き入れようとするが，高度難聴，左失明，右白内障および軽度の近時記憶障害がある。
- まんじゅうなど甘いものが大好きで，1日中間食している。

〈既往歴〉
- 高血圧症
- 2型糖尿病（40歳代～）
- 慢性腎不全（CKD G4A3）
- 糖尿病性腎症
- 腎性貧血
- 腰部脊柱管狭窄症（50歳代～）
- 神経因性膀胱
- 尿閉（尿道カテーテル使用）（60歳頃～）
- 高尿酸血症
- 不眠症
- 高度難聴
- 両側視力低下

〈現病歴〉
- クリニックA（内科・皮膚科）に月1回のペースで定期通院している。
- クリニックB（泌尿器科）に通院中。60歳頃に腰部脊柱管狭窄症に伴う神経因性膀胱から尿閉となり，以来常時，尿道カテーテルを挿入している。
- X年7月上旬より全身に紅斑が出現し，強いそう痒感を認めていた。粘膜症状は認めていない。
- クリニックAの非常勤皮膚科医により，ステロイド外用剤，アレジオンなど処方にて経過観察されていたが徐々に悪化した。
- 8月に入っても改善が乏しく，T細胞リンパ腫が疑われ，皮膚生検が施行されていた。皮膚生検結果で白血球破砕性血管炎の結果であり，リンパ腫は証明され

なかった。
- 7月中旬よりBUN，Creの著明な上昇もみられ（BUN/Cre…X-1年10月31日には34.7 mg/dL／2.10 mg/dL，X年7月24日には70.1 mg/dL／3.41 mg/dL），好酸球は1,100/μLまで上昇していた。
- クリニックAの非常勤皮膚科医が，クリニックAの主治医内科医師に相談し，精査を行うことになった。お薬手帳を確認したところ2冊もっており，クリニックBでバクタを長期処方されていたことが判明した。
- 長期処方の理由について，クリニックBに電話で確認すると，無症状であるものの尿道カテーテル内の尿混濁が強いため，5月上旬からバクタを処方し続けていたとのこと。

今回，主治医であるクリニックAの内科医師より薬局に問い合わせがあり，現在投与されている薬剤に関して，共同で介入を試みることになった。

処方薬剤の問題把握

〈保険薬局薬剤師による問題把握〉

- 糖尿病罹病歴が30年以上と長く，また尿道カテーテルが留置されており，尿路感染症ハイリスク患者である。
- バクタが継続的に処方されている。
- 高度難聴，両側視力低下，軽度の近時記憶障害があることから，服薬アドヒアランスは不良と推測される。
- 一日中甘いものを間食している生活習慣は，血糖コントロールに影響を及ぼすと思われるが，年齢や本人の意向も重視したい。
- 難治性の全身紅斑は，薬剤に起因している可能性がある。白血球破砕性血管炎，BUN，Creの著明な上昇，好酸球の増加は薬剤性を示唆する。
- 72歳男性で慢性腎不全があることから，ザイロリックの投与について，利尿薬の影響を含め再考が必要であろう。

処方解析と処方監査

1）医師の治療方針の推察

- 糖尿病罹病期間が長く，インスリンにて血糖コントロールがなされている。

- 尿量が確保できないためか，利尿薬が2剤投与されている。ザイロリックは高尿酸血症に用いられていると推察されるが，そもそも尿酸値上昇は，利尿薬投与に起因している可能性がある。
- 尿路感染症予防の目的か，バクタが継続的に処方されている。尿道カテーテル挿入時の抗菌薬予防投与は推奨されない。ムコスタ，ランソプラゾールに関しては処方経緯が不明である。
- 難治性の全身紅斑に対して，アレジオンや外用剤が処方されている。

2) 処方されている各薬剤の検討

ラシックス・アルダクトン

- 腎機能低下による尿量減少が想定される。利尿薬は高尿酸血症を惹起している可能性もあるが，本症例ではラシックス中止で，高カリウム血症を招くおそれもあり注意を要する。また，アルダクトンはバクタとの併用で，アモキシシリン併用時に比べて高カリウム血症による入院[1]，および突然死リスクが増加する[2]ことが報告されている。少なくともアルダクトンとバクタの併用は避けるべきである。

ザイロリック

- 痛風患者におけるアロプリノールの心血管アウトカム予防効果や身体機能に関する改善効果は現段階であまり明確ではない[3,4]。アロプリノールは腎排泄型薬剤であり，本症例のように慢性腎不全では有害事象が発現しやすい。台湾の国民健康保険データベースを用いた解析によれば，アロプリノールの過敏症発症リスクは高齢者，無症候性高尿酸血症を目的とした治療，腎疾患があげられている[5]。
- アロプリノールによる血清尿酸値の低下療法は慢性腎臓病の進展を遅らせる可能性も示唆されているが，現時点では末期腎不全や死亡に関するデータは乏しく[6,7]，本症例ではアロプリノールのベネフィットよりもリスクのほうが高いと思われる。利尿薬を減らすことで，血清尿酸値も低下する可能性があり，本症例では一度中止を検討することを考慮したい。経過をみながら，血清尿酸値の低下療法が必要であれば，肝代謝型薬剤であるフェブリク（フェブキソスタット）への変更も検討したい。

≫アモバン

- 必要性がなければ中止したい薬剤ではあるが、必要性があるから使用されているのであろう。BZ系薬剤（Z-drugを含む）は認知症リスクを高めたとする報告がある[8-10]ものの、その関連性はあまり明確ではないとする報告もある[11, 12]。
- ただ、当然ながら転倒や骨折リスクなどは懸念される。催眠鎮静薬のみならず降圧薬も転倒のリスクファクターであるため注意が必要である[13]。高齢者における催眠鎮静薬の短期的なリスク・ベネフィットを表1にまとめる。
- なお催眠鎮静薬では死亡のリスク上昇を示唆した報告がある[15]が、高齢者に限定した研究ではそのリスクは不明である[16]。以上を踏まえると、患者が効果を十分に実感できているのであれば、積極的な介入をしないのも一つの選択肢であると思われる。

≫アレジオン，ネリゾナ，レスタミン，ヒルドイドソフト

- これら薬剤は全身紅斑と、強いそう痒感に対して処方されている対症的薬剤であり、症状が消失すれば不要な薬剤である。症状の原因究明が急がれるが、白血球破砕性血管炎、BUN、Creの著明な上昇、好酸球上昇所見は薬剤起因が疑われる。被疑薬としてバクタ、ザイロリック、インスリンなどがあげられる。

≫ノルバスク

- 分2投与は保険適用外である。また、やや高用量で処方されている印象もある。降圧薬は転倒のリスクを高める可能性があり[13]本症例では、72歳という年齢や、アドヒアランスの低下も考慮するとノルバスクを減量し、5mgを1日1回投与で経過をみることも選択肢の一つである。ただし、利尿薬（ラシックス、アルダクトン）を減量することで、血圧コントロールが不安定に

ベネフィット	リスク
・総睡眠時間を延長する ▶25.2分［95%信頼区間12.8〜37.8］ ・夜間覚醒回数が減る ▶平均0.63回減少［95%信頼区間0.48〜0.77］	・記憶障害が多い ▶4.78倍［95%信頼区間1.47〜15.47］ ・日中の倦怠感が多い ▶3.82倍［95%信頼区間1.88〜7.80］

表1 高齢者における催眠鎮静薬のリスクベネフィット
(Glass J, et al. Sedative hypnotics in older people with insomnia：meta-analysis of risks and benefits. *BMJ*. 2005；331（7526）：1169. より)

なることも懸念される。まずは利尿薬から処方整理を行い，ノルバスクは経過をみながら調整してもよいだろう。

▶︎イノレット

・糖尿病罹病歴が長く，また高齢であることから，厳格な血糖コントロールは不要である。平均80歳の糖尿病患者（367人，50％でインスリン使用）を対象としたコホート研究では，死亡や機能低下のリスクはHbA1cが7.0〜7.9％に比べて，8.0〜8.9％でも有意に増加しないことが示されている[17]。

・HbA1cのコントロール目標は8.0％前後を達成できていれば，総死亡に与えるインパクトはそれほど大きくはない[18, 19]。したがって，過度の間食制限についても厳格に行う必要性はあまりないかもしれない。

▶︎タケプロン

・PPIには感染症リスク[20-22]，認知症リスク[23]，骨折リスク[24]，慢性腎臓病リスク[25]，急性腎傷害[26]など多岐にわたる有害報告がある。本症例では低用量アスピリンなどを服用しているわけではないので，できる限り投与を中止したい。ただし，症状再燃に関して一定の注意が必要である。健常者を対象とした研究ではPPI中止後，44％で胃酸関連症状が発症していたと報告されている[27]。したがって，本症例においては15mgへの漸減を行い，そのうえで経過をみていくことが推奨される（表2）[28]。なお，本症例では腎機能が低いことからH₂受容体拮抗薬への代替は推奨されない。

▶︎バクタ

・即時中止すべきである。バクタは5月より服用が開始され，皮疹は7月より発

戦略	追跡期間	中止率
患者教育	3カ月	64％
	12カ月	34％
漸減中止	12カ月	58％
突然の中止	6カ月	14％

表2 PPI離脱戦略とPPI中止率
※本症例では軽度の認知機能障害・高度難聴があり，患者教育は困難な印象である。

(Haastrup P, et al. Strategies for discontinuation of proton pump inhibitors：a systematic review. *Fam Pract.* 2014；31（6）：625-630.より)

症している。遅延的な症状発現を考慮すると，皮疹の原因はバクタによる薬剤性過敏症症候群（DIHS）の可能性も考慮したい。この場合，同薬中止後も2週間程度，症状が持続する可能性があり，注意深く経過をみる必要がある。
- 抗菌薬の感染予防効果は一時的なものにすぎず，長期の使用は耐性菌感染のリスクを高めるので行うべきではない[29, 30]。特殊な場合を除き，カテーテル留置に伴う無症候性細菌尿に対しては抗菌薬投与を行うべきではない[31]。
- また，たとえ皮疹の原因でなく，症候性の尿路感染症だとしても，本症例では腎機能低下が予測されるため，バクタの投与量はCCrに応じて減量を考慮すべきである（**表3**）。

ムコスタ
- 処方意図が不明であり，中止を考慮すべき薬剤である。

処方の再設計の提案

本症例では，最優先でバクタを中止すること，また服薬アドヒアランスがかなり低いことを踏まえ，服薬負担に配慮した処方提案を実施した。
- クリニックBより処方されているムコスタ錠は中止，タケプロンは漸減中止を提案した。
- 利尿薬はラシックス錠20mgのみに減量。ザイロリックは中止を提案。
- 尿量や尿酸値の推移をフォローしながら，必要があれば，利尿薬の増量，フェブリクの投与を推奨した。
- 皮疹に対してはステロイド内服を提案した。
- 外用剤処方はレスタミンのみ継続を提案した。これは患者の主観的な症状に配慮するものである。
- アモバンは現時点で優先的に減薬する必要はないと考え，中止提案をしなかった。

CCr（mL/min）	推奨用量
30＜CCr	通常用量
15≦CCr≦30	通常の1/2量
CCr＜15	投与しないことが望ましい

表3　クレアチニンクリアランスに応じたバクタの投与量（バクタ配合錠添付文書より）

- HbA1cが8％前後でコントロールできているのであれば，間食の制限は現時点で積極的に行わなくてもよい旨，情報を添えた．

1. ラシックス錠（フロセミド）20mg　1錠　1日1回朝食後
2. ノルバスク錠（アムロジピン）5mg　1錠　1日1回朝食後
3. アモバン錠（ゾピクロン）7.5mg　1錠　1日1回就寝前
4. タケプロンOD錠（ランソプラゾール）15mg　1錠　1日1回朝食後　（経過をみて投与中止）
5. プレドニゾロン錠（プレドニゾロン）5mg　8錠　1日1回朝食後
6. レスタミンコーワ軟膏（ジフェンヒドラミン）1％　50g　かゆいところ
7. イノレット（ヒトインスリン）30R注 減量を推奨します．

※高尿酸血症治療には必要に応じてフェブリクを推奨します．
※利尿薬減量後は血圧変動，尿量，電解質，尿酸値等に注意してください．
※インスリンによる血糖コントロールはHbA1cで8％前後を推奨します．

再設計後の処方せん

クリニックA（内科・皮膚科）	クリニックB（泌尿器科）
① ノルバスク錠5mg 　（アムロジピンベシル酸塩）　1回2錠	なし
② ラシックス錠40mg 　（フロセミド）　1回1錠	
③ ランソプラゾールOD錠15mg 　（ランソプラゾール）　1回1錠 　　　1日1回　朝食後	
④ プレドニン錠5mg 　（プレドニゾロン）　1回3錠 　　　1日2回　朝夕食後	
⑤ イノレット30R注 　（インスリン ヒト） 　　　朝20単位　夕20単位	
⑥ レスタミンコーワクリーム1％・50g 　（ジフェンヒドラミン） 　　　痒いところ	

本症例における処方の再設計のポイント

●バクタ，ザイロリックを中止，プレドニンを開始

　皮疹の原因であるが，バクタを筆頭被疑薬と考え，泌尿器科医師に電話で中止の旨を連絡した。ST合剤による薬剤過敏性反応は多彩であり，結節性紅斑，多形紅斑（Stevens-Johnson症候群（SJS），中毒性表皮壊死症（TEN）ふくむ），固定薬疹，血管炎のような紫斑，アナフィラキシー，乾癬性紅皮症，爪脱落などを生じる[32]（皮疹は代謝作用に関する遺伝子欠損に基づくという報告がある）。本症例では，粘膜病変，水疱，発熱などは認めずSJSやTENなどの重症薬疹は否定的であるが，多形紅斑の一種であると考えた。高熱，リンパ節腫脹，肝機能障害はなく全身状態は比較的良好でありDIHSも否定的と考えた（念のため原因になりうるバクタに加えザイロリックも中止した）。泌尿器科医によると，ST合剤の処方意図は，尿道カテーテル留置に伴う無症候性細菌尿・膿尿に対するカテーテル関連尿路感染症（CAUTI）予防であり，これまでにも同状況の患者には習慣的に予防的抗菌薬投与をしていたとのことであった。前述のとおり処方意義は乏しいことについて伝え，中止することになった。薬疹治療としてプレドニン（プレドニゾロン）30 mg/日を開始することにした。

●アレジオンを中止，レスタミンコーワ継続

　抗ヒスタミンH_1受容体拮抗薬はⅠ型アレルギーに薬効を示し，Ⅳ型アレルギーには効果は乏しいはずであり，アレジオンは中止した。そう痒感に効果を期待してレスタミンコーワはそのまま使用した。

●アルダクトンを中止，ラシックスを同用量で継続

　利尿薬については，尿量4,000 cc/日と多く，それに合わせて飲水していることがわかった。アルダクトンをいったん中止し，尿量・体重・電解質について慎重に経過観察することにした。しかし腎機能障害があり利尿薬は一気に中止することは困難であろうと考え，ラシックスはいったん同用量で残しておき，体重や尿量をみながらゆっくり漸減することにした。ラシックスはバクタと同様スルホナミドをもつためバクタとの交叉反応で薬疹が出ないか心配したが，スルホナミドをもつ抗菌薬とスルホナミドをもつ非抗菌薬同士の交叉反応は通常ないようである[33]ので安心して継続した。

●ノルバスク2錠分2から分1へ

　降圧薬についてはプレドニン開始，アルダクトン中止など血圧変動に関与する薬剤を複数調整したため，いったん自宅血圧の推移をみてから調整することにした。ただし，1日2回の理由はないため1回にまとめた。

●イノレットは1日3回打ちから2回打ちへ

　前記のとおり，厳密な血糖コントロールは不要であると考えた。視力障害

があり複雑なインスリン量調整は危険と考え，シンプルにしていきたいと考えた。プレドニン開始のためもう少しインスリン量が必要になるかもしれないが，できるだけ1日1回の施注で済むように調整したいと考えた。今後はBOTへの移行も検討する（例えばインスリングラルギン＋肝代謝型のDPP-4阻害薬であるリナグリプチンなど）。

●タケプロンは30mgから15mgへ
　PPIは処方理由がわからず，まずは漸減する方針とした。症状を注意深く経過観察することになった。ムコスタも内服根拠が乏しくいったん中止した。

●アモバンを中止
　薬剤による皮疹である可能性が高いことを説明したところ，よほどインパクトが強かったのか，睡眠薬をもいったん中止を希望された。無理しないように伝えたが，反調性不眠があればすぐに伝えるとのことで中止となった。

1日薬価の比較

初回処方		再設計後の処方	
薬剤名	1日薬価(円)	薬剤名	1日薬価(円)
ラシックス錠40mg	14.0	ノルバスク錠5mg	97.4
アルダクトンA錠25mg	20.7	ラシックス錠40mg	14.0
ザイロリック錠100mg	23.1	ランソプラゾールOD錠15mg	31.5
アモバン錠7.5mg	21.6	プレドニン錠5mg	57.6
アレジオン錠20mg	120.3	イノレット30R注（40単位/日）	256
ノルバスク錠5mg	97.4	レスタミンコーワクリーム	3.05/g
イノレット30R注（48単位/日）	307.2		
ネリゾナユニバーサルクリーム	27.6/g		
レスタミンコーワクリーム	3.05/g		
ヒルドイドソフト軟膏	23.7/g		
タケプロンOD錠30mg	140.3		
バクタ配合錠	271.6		
ムコスタ錠	43.8		
	1114.35		459.55

処方変更　効果と変化のフォローアップ

　プレドニン開始で速やかに紅斑は軽快し，以降漸減を計画した。インスリン量を減量するため予定どおりBOTに移行した（低血糖が起こりにくく，腎機能低下例でも用量調性が不要なDPP-4阻害薬であるトラゼンタ［リナグリプチン］5mg1日1回を追加した）。タケプロンを漸減しても胸焼けや心窩部痛などの症状出現はなかった。中止し，必要に応じた内服をしてもらうことを検討した。尿酸値は10mg/dLまで上昇し，フェブリク（フェブキソスタット）10mgを開始することにした。アモバン中止でも意外に不眠はなく，患者満足度は高かった。

　経過はよかったが，プレドニン漸減中に皮疹が増悪し，糖尿病性ネフローゼの増悪を来し入院となる。また泌尿器科医に無症候性細菌尿に対し，バクタを知らぬ間に投与される（即中止し，泌尿器科医には薬剤師がトレーシングレポートを用いて報告した）など，紆余曲折を経た。経過中にまた処方が複雑になってしまい調整が必要な状況は継続しているが，医師・薬剤師により説明を繰り返すことで，少なくとも患者の服薬アドヒアランスは向上している。

【参考文献】

1) Antoniou T, et al. Trimethoprim-sulfamethoxazole induced hyperkalaemia in elderly patients receiving spironolactone：nested case-control study. BMJ. 2011；343：d5228.
2) Antoniou T, et al. Trimethoprim-sulfamethoxazole and risk of sudden death among patients taking spironolactone. CMAJ. 2015；187（4）：E138-E143.
3) Kim SC, et al. Effects of xanthine oxidase inhibitors on cardiovascular disease in patients with gout：a cohort study. Am J Med. 2015；128（6）：653.e7-e653.e16.
4) Seth R, et al. Allopurinol for chronic gout. Cochrane database Syst Rev. 2014；10：CD006077.
5) Yang C-Y, et al. Allopurinol Use and Risk of Fatal Hypersensitivity Reactions：A Nationwide Population-Based Study in Taiwan. JAMA Intern Med. 2015；175（9）：1550-1557.
6) Bose B, et al. Effects of uric acid-lowering therapy on renal outcomes：a systematic review and meta-analysis. Nephrol Dial Transplant. 2014；29（2）：406-413.
7) Kanji T, et al. Urate lowering therapy to improve renal outcomes in patients with chronic kidney disease：systematic review and meta-analysis. BMC Nephrol. 2015；16：58.
8) Billioti de Gage S, et al. Benzodiazepine use and risk of dementia：prospective population based study. BMJ. 2012；345：e6231.

9) Billioti de Gage S, et al. Benzodiazepine use and risk of Alzheimer's disease : case-control study. BMJ. 2014 ; 349 : g5205.
10) Zhong G, et al. Association between Benzodiazepine Use and Dementia : A Meta-Analysis. PLoS One. 2015 ; 10 (5) : e0127836.
11) Imfeld P, et al. Benzodiazepine Use and Risk of Developing Alzheimer's Disease or Vascular Dementia : A Case-Control Analysis. Drug Saf. 2015 ; 38 (10) : 909-919.
12) Gray SL, et al. Benzodiazepine use and risk of incident dementia or cognitive decline : prospective population based study. BMJ. 2016 ; 352 : i90.
13) Woolcott JC, et al. Meta-analysis of the impact of 9 medication classes on falls in elderly persons. Arch Intern Med. 2009 ; 169 (21) : 1952-1960.
14) Glass J, et al. Sedative hypnotics in older people with insomnia : meta-analysis of risks and benefits. BMJ. 2005 ; 331 (7526) : 1169.
15) Weich S, et al. Effect of anxiolytic and hypnotic drug prescriptions on mortality hazards : retrospective cohort study. BMJ. 2014 ; 348 : g1996.
16) Jaussent I, et al. Hypnotics and mortality in an elderly general population : a 12-year prospective study. BMC Med. 2013 ; 11 : 212.
17) Yau CK, et al. Glycosylated hemoglobin and functional decline in community-dwelling nursing home-eligible elderly adults with diabetes mellitus. J Am Geriatr Soc. 2012 ; 60 (7) : 1215-1221.
18) Chiang H-H, et al. All-cause mortality in patients with type 2 diabetes in association with achieved hemoglobin A (1c), systolic blood pressure, and low-density lipoprotein cholesterol levels. PLoS One. 2014 ; 9 (10) : e109501.
19) Currie CJ, et al. Survival as a function of HbA (1c) in people with type 2 diabetes : a retrospective cohort study. Lancet (London, England). 2010 ; 375 (9713) : 481-489.
20) Lambert AA, et al. Risk of community-acquired pneumonia with outpatient proton-pump inhibitor therapy : a systematic review and meta-analysis. PLoS One. 2015 ; 10 (6) : e0128004.
21) McDonald EG, et al. Continuous Proton Pump Inhibitor Therapy and the Associated Risk of Recurrent Clostridium difficile Infection. JAMA Intern Med. 2015 ; 175 (5) : 784-791. [Epub ahead of print]
22) Chen C-H, et al. Proton pump inhibitor usage and the associated risk of pneumonia in patients with chronic kidney disease. J Microbiol Immunol Infect. 2015 ; 48 (4) : 390-396.
23) Gomm W, et al. Association of Proton Pump Inhibitors With Risk of Dementia : A Pharmacoepidemiological Claims Data Analysis. JAMA Neurol. 2016 ; 73 (4) : 410-416.
24) Khalili H, et al. Use of proton pump inhibitors and risk of hip fracture in relation to dietary and lifestyle factors : a prospective cohort study. BMJ. 2012 ; 344 : e372.
25) Lazarus B, et al. Proton Pump Inhibitor Use and the Risk of Chronic Kidney Disease. JAMA Intern Med. 2016 ; 176 (2) : 238-246.
26) Antoniou T, et al. Proton pump inhibitors and the risk of acute kidney injury in older

patients : a population-based cohort study. CMAJ Open. 3（2）: E166-E171.
27) Lødrup AB, et al. Systematic review : symptoms of rebound acid hypersecretion following proton pump inhibitor treatment. Scand J Gastroenterol. 2013 ; 48（5）: 515-522.
28) Haastrup P, et al. Strategies for discontinuation of proton pump inhibitors : a systematic review. Fam Pract. 2014 ; 31（6）: 625-630.
29) Garibaldi RA, et al. Factors predisposing to bacteriuria during indwelling urethral catheterization. N Engl J Med. 1974 ; 291（5）: 215-219.
30) Warren JW, et al. Cephalexin for susceptible bacteriuria in afebrile, long-term catheterized patients. JAMA. 1982 ; 248（4）: 454-458.
31) Hooton TM, et al. Diagnosis, prevention, and treatment of catheter-associated urinary tract infection in adults : 2009 International Clinical Practice Guidelines from the Infectious Diseases Society of America. Clin Infect Dis. 2010 ; 50（5）: 625-663.
32) John E. Bennett, et al. Mandell, Douglas, and Bennett's Principles and Practice of Infectious Diseases. 8th ed. ; 2015.
33) Strom BL, et al. Absence of cross-reactivity between sulfonamide antibiotics and sulfonamide nonantibiotics. N Engl J Med. 2003 ; 349（17）: 1628-1635.

（北　和也，青島周一）

memo

レベル ★★★

多数の消化器系薬剤を服用している心房細動の症例

患者が持参した処方せん

〈最初の処方せん〉

クリニックA（内科）	
① イルトラ配合錠HD（イルベサルタン・トリクロルメチアジド配合剤）	1回1錠
② オメプラゾール錠20mg（オメプラゾール）	1回1錠
③ ハーフジゴキシンKY錠0.125mg（ジゴキシン）	1回1錠
④ チラーヂンS錠50μg（レボチロキシンナトリウム水和物）	1回1錠
⑤ ワーファリン錠1mg（ワルファリンカリウム）	1回2錠
⑥ アムロジピン錠5mg（アムロジピンベシル酸塩）	1回1錠
⑦ フルイトラン錠1mg（トリクロルメチアジド）	1回1錠
	1日1回　朝食後
⑧ ビビアント錠20mg（バゼドキシフェン酢酸塩）	1回1錠
	1日1回　昼食後
⑨ ウリトス錠0.1mg（イミダフェナシン）	1回1錠
	1日1回　夕食後
⑩ ツムラ釣藤散エキス顆粒2.5g（釣藤散エキス）	1回1包
	1日2回　朝夕食前
⑪ ユビデカレノン錠10mg（ユビデカレノン）	1回1錠
⑫ セレキノン錠100mg（トリメブチンマレイン酸塩）	1回1錠
⑬ セルベックスカプセル50mg（テプレノン）	1回1Cap
	1日3回　毎食後
⑭ ニトロダームTTS 25mg（ニトログリセリン）	
	1日1回　貼付
〔頓用〕	
⑮ ニトロペン舌下錠0.3mg（ニトログリセリン）	1回1錠
	胸痛発作時

⑯ メイラックス錠1mg（ロフラゼプ酸エチル）	1回1錠 不眠時

病歴と症状

〈患者情報〉

患者 87歳，女性。身長150cm，体重42kg。

生活状況
- 家族と同居している。
- ADLはほぼ自立も徐々に足腰は弱ってきている。
- 認知機能はやや低下しているが客観的な評価はされていない。

嗜好歴 喫煙・飲酒なし。

アレルギー歴 なし。

〈既往歴〉
- 慢性心不全，僧帽弁閉鎖不全症
- 慢性心房細動，CHADS$_2$スコア3点（80歳頃〜）
- 冠攣縮性狭心症の疑い（確定診断には至っていない）
- 高血圧症
- 甲状腺機能低下症
- 左肋骨骨折（86歳時）
- 直腸脱（85歳時に手術）

〈現病歴〉
- 70歳頃より高血圧症，80歳頃より慢性心房細動，慢性心不全などでクリニックAに通院中である（月2回定期通院）。
- 半年前に冠攣縮性狭心症疑いで近医にて施行した心臓カテーテル検査では，左前下行枝Seg. 7に軽度狭窄が指摘されている。先日フォローで受診し，循環器内科医からはワルファリンではなくエリキュース2.5mg2錠分2への変更が望ましいと紹介状あり。
- 3年前に胸焼けなどあり逆流性食道炎のGrade-Aと診断されPPIを内服しているが，比較的速やかに症状は消失している。
- 体重軽度の汎収縮期雑音を心尖部に聴取する。両足下腿に圧痕性浮腫あり。
- 左室駆出率50％，拡張能異常なし。
- 86歳時に転倒して左肋骨を骨折している。これまでにも何度か転倒を繰り返している。

今回，主治医であるクリニックAの内科医師より薬局に問い合わせがあり，現在投与されている薬剤に関して，共同で介入を試みることになった。

検査値

- 自宅血圧は120/70 mmHg程度。
- Cre 0.65 mg/dL，GFR 64 mL/min，その他異常なし。
- 過活動膀胱スコア（OAB-SS）7点。

処方薬剤の問題把握

〈保険薬局薬剤師による問題把握〉

- 自宅血圧120/70 mmHgに対して積極的な降圧治療が行われている。
- 現在消化器症状は乏しいにもかかわらずPPIを含む消化器系薬剤が多数処方されている。
- CCrは40 mL/minであり，腎機能はそれほど高くない。

処方解析と処方監査

1）医師の治療方針の推察

慢性心不全，慢性心房細動，高血圧治療に対して予防的薬剤が積極的に投与されている。現在消化器症状がないため，複数処方されている消化器系薬剤の処方意図は不明な部分もある。

2）処方されている各薬剤の検討

🔻**イルトラ配合錠HD，フルイトラン，アムロジピン**

- 自宅血圧は収縮期血圧で130 mmHg未満であるが，降圧薬はイルベサルタンとトリクロルメチアジド，さらにアムロジピンの3剤併用と積極的な治療が行われている。平均血圧が142/80 mmHgの高齢者では，降圧薬で転倒が有意に増加し，特に降圧薬の1日投与量（defined daily dose：DDD）が3を超えると骨折リスクは約1.5倍（相対危険1.48［95％信頼区間1.06～2.08］）増えることが報告されている[1]。本症例では転倒による骨折の既往があるため降圧薬の減量は積極的に考慮したい。

- さらに，収縮期血圧が130mmHg未満の虚弱高齢者において，降圧薬を2剤以上使用していると，死亡リスクが1.78増加（ハザード比1.78［95％信頼区間1.34〜2.37］）とした縦断研究[2]も報告されている。ただ心房細動や，心不全，狭心症の疑いもあり，どの薬剤を優先的に中止すべきかについては悩むところであろう。
- ACE阻害薬やARBは，心房細動再発やうっ血性心不全を重篤な有害事象なしに減らす可能性を示唆したランダム化比較試験11研究のメタ分析[3]が報告されていることから，イルトラ配合錠は継続してもよいかもしれない。
- 狭心症の経過に注意しながら，アムロジピンを減量し，フルイトランは中止とするのが妥当と思われる。

オメプラゾール

- PPIの長期漫然投与にはさまざまなリスクが報告されている。主なものとして，市中肺炎リスク[4]，骨折リスク[5]，認知症リスク[6]，慢性腎臓病リスク[7]，急性腎傷害リスク[8]などがあげられ，低用量アスピリンを併用しているなど，特別な理由がない限り，漫然と使用すべきではない。したがって，本症例では投与中止を検討したいところだが，無症候性の健常者を対象とした研究では，PPIの投与中止後において，44％で胃酸関連症状を経験していたと報告されており，症状再燃の懸念もある[9]。PPIを突然中止するのではなく，漸減中止をすることで，離脱が成功しやすい可能性が示されている[10]ことから，まずはオメプラゾール10mgへの減量が推奨される。なお，本症例では腎機能が低いことからH_2受容体拮抗薬への代替は推奨されない。

ハーフジゴキシン

- 心房細動患者におけるジゴキシンの使用で，死亡リスクの増加を示した研究は複数存在する[11-14]。しかしながら，その多くはランダム化比較試験の事後解析や観察研究に基づくものである。ランダム化比較試験のような内的妥当性の優れた研究で解析すると，そのリスクはあまり明確ではなくなる[15]。ただ年齢を考慮すると，やはりジゴキシン投与で得られるベネフィットは少ないだろう。
- 添付文書上には甲状腺機能低下症のある患者において，「血中濃度が高くなり，作用が増強し，中毒を起こすおそれがある」と記載がある。また本症例では腎機能も低下していることなどを踏まえると，潜在的にジゴキシンによ

る有害反応が発現しやすい可能性がある。できれば投与中止を検討したい。

🔽 チラーヂンS
- 甲状腺機能低下症への対症的薬物治療である。レボチロキシンは基礎代謝の亢進による心負荷により，狭心症などを来す可能性について添付文書にも記載がある。また70歳以上の高齢者ではレボチロキシンの使用で，骨折（手首/前腕，肩/上腕，胸椎，腰椎/骨盤，股関節/大腿骨，下肢/足首）リスクが増えるとした症例対照研究[16]が報告されており，注意が必要である。ただ，現時点で状態が落ち着いているようであれば，薬剤投与中止による症状再燃リスクも懸念される。骨折リスクは用量依存的である可能性が示されているので，経過をみながら減量するなどは考慮できるかもしれない。なお，低T3症候群（Low T3 syndrome）の場合においては，甲状腺機能異常は起きておらず，そもそも本剤の投与は不要である。

≫ ワーファリン
- $CHADS_2$スコアは3点であり，ワルファリンの投与は脳卒中予防に対する有用性が期待できる。むしろ積極的な継続を考慮したい。ワルファリンのネット・クリニカル・ベネフィットは$CHADS_2$スコアで2点以上であることが示されている（図1）[17]。
- なお，抗凝固薬は予防的薬剤の代表的なものであり，長期的な投薬を必要とする。また本症例ではCCrが40 mL/minと腎機能は低く，程度の差はあれ今後も加齢とともに低下が予測される。エリキュースは，少なからず腎機能の影響を受ける薬剤であり，納豆あるいはビタミンK含有食品への嗜好が強くなければ，コストの観点からも積極的な代替根拠は少ないように思える。プロトロンビン時間-国際標準化（PT-INR）測定がワルファリンのデメリットとしてあげられることもあるが，定期的な患者状態の把握は，薬剤有害反応を未然に防ぐことに寄与する可能性も考慮したい。

≫ ビビアント
- 閉経後骨粗鬆症患者を対象とした2重盲検ランダム化比較試験によれば，バゼドキシフェン20 mgは，プラセボに比べて，椎体骨折を42％減らしたが（ハザード比0.58［95％信頼区間0.38〜0.89］），非椎体骨折に対する有用性については不明であった[18]。この研究ではバゼドキシフェン（20 mgと

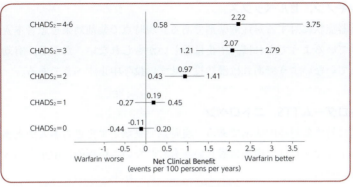

図1 ワルファリンの ネット・クリニカル・ベネフィット
(Singer DE, et al. The net clinical benefit of warfarin anticoagulation in atrial fibrillation. *Ann Intern Med*. 2009；151（5）：297-305.より)

40mg)，プラセボの他に，ラロキシフェンとの比較も行っているが，ラロキシフェンとバゼドキシフェンには大きな差はない印象である。現時点でビビアントは積極的な投与中止を考慮しなくてもよいかもしれない。

ウリトス

・過活動膀胱に用いる対症的薬剤である。現時点で薬剤効果を患者本人が実感できているようであれば，中止は難しいかもしれない。しかしながら，過活動膀胱治療薬のような抗コリン薬の使用で認知症リスクが増加するというコホート研究が報告されている[19]。累積投与量が増加するほど，そのリスク増大が示唆されており，できる限り漫然投与は避けたい。

釣藤散

・高血圧にも用いられる漢方製剤である。現時点で薬剤効果を患者本人が実感できているようであれば，中止は難しいかもしれない。ただし，有効性が得られていないようであれば漫然投与せず，投与中止すべきである。

ユビデカレノン

・いわゆるコエンザイムQ10である。現時点で，ユビデカレノンの心不全や心血管イベントに対する有用性は不明である[20, 21]。年齢なども考慮すれば投与中止を考慮したい。

≫ セレキノン，セルベックス

- 消化器症状に対する対症的薬剤である。現時点で薬剤効果を患者本人が実感できているようであれば，中止は難しいかもしれない。ただし，有効性が得られていないようであれば漫然投与せず，投与中止すべきである。

≫ ニトロダームTTS，ニトロペン

- 胸痛に対する対症的薬剤である。現時点で薬剤効果を患者本人が実感できているようであれば，中止は難しいかもしれない。積極的に中止すべき薬剤ではないだろう。

メイラックス

- 現時点で薬剤効果を患者本人が実感できているようであれば，中止は難しいかもしれないが，BZ系薬剤にはさまざまな有害報告が存在する。本稿でそのすべてを紹介することは避けるが，特に高齢者で問題となるような骨折リスク[22,23]，認知症リスク[24-26]の有意な増加も示唆されている。このうち認知症リスクに関してはリスクを増加させない[27,28]とする報告もあり，現時点では不明である。しかしながら日中の倦怠感や健忘などの有害事象も多く[29]，対症的薬剤であることを踏まえると，できる限り漫然投与は避けたい。
- なおBZ離脱戦略として，医師に対する教育的介入に加え，BZの投与量を2〜3週ごとに10〜25％ずつ減量する介入プログラムで，標準ケアに比べてBZ中止が約3倍多いというクラスターランダム化比較試験が報告されている[30]。

処方の再設計の提案

検討の結果，以下の再設計を図った。

> 中止：ハーフジゴキシン，フルイトラン，ユビデカレノン
> 減量：アムロジピン（5mg→2.5mg），
> 　　　オメプラゾール（20mg→10mg）
> 中止を考慮：ウリトス，セレキノン，セルベックス
> 減量を考慮：チラージンS（50μg→25μg〜37.5μg）
> 　　　　　　メイラックス（1mg→0.5mg［半錠］）

再設計後の処方せん

クリニックA（内科）

① イルトラ配合錠HD（イルベサルタン・トリクロルメチアジド配合剤）　1錠
② オメプラゾール錠10mg（オメプラゾール）　1回1錠
③ チラーヂンS錠25μg（レボチロキシンナトリウム水和物）　1回1錠
④ ワーファリン錠1mg（ワルファリンカリウム）　1回2錠
　　　　　　　　　　　　　　　　　　　　　　　1日1回　朝食後
⑤ ビビアント錠20mg（バゼドキシフェン酢酸塩）　1回1錠
　　　　　　　　　　　　　　　　　　　　　　　1日1回　昼食後
⑥ ニトロダームTTS 25mg（ニトログリセリン）
　　　　　　　　　　　　　　　　　　　　　　　1日1回　貼付
⑦ ニトロペン舌下錠0.3mg（ニトログリセリン）　1回1錠
　　　　　　　　　　　　　　　　　　　　　　　胸痛発作時
⑧ メイラックス錠1mg（ロフラゼプ酸エチル）　1回1錠
　　　　　　　　　　　　　　　　　　　　　　　不眠時

本症例における処方の再設計のポイント

- 転倒を繰り返しており，転倒に関わりそうな処方について整理し，剤数も減らしたいため依頼があった。
- 心房細動を伴う慢性心不全がある患者のdeprescribingであり，慎重な対応が必要になる。心不全の増悪や著明な頻拍を生じないことを確認しつつ，ジゴキシンの減量・中止を行う。問題なければ，フルイトラン，アムロジピンも心不全増悪，著明な血圧上昇，狭心症発作の出現に注意しながら一剤ずつ慎重に減量する。
- 中止により短期間で増悪する可能性がある薬剤に関しては，同時の減量は控えなければならない。ニトログリセリンは症状をみつつ減量するのも一手だが，胸痛リスクをおかしてまで積極的に中止する根拠はない（ただし，狭心症でない非特異的胸痛に対し，ニトログリセリン貼付剤が処方されていることは日常茶飯事である）。
- Low T3症候群に対しなぜかチラーヂンが開始されている症例を目にすることがあるが，これは不適切な使用である。処方根拠をさかのぼって確認すると，漸減・中止しやすい薬剤がはっきりすることもある。この患者に

- ついては不明であったが，甲状腺機能を確認しながら漸減する。
- オメプラゾールは逆流性食道炎の症状出現に注意を払いながら減量する（なお，PPIのdeprescribingにおいて，カナダで開発された高齢者のためのdeprescribingガイドライン[31]は大変参考になる）。メイラックスも漸減したい。ただ，循環動態に関与する薬剤の調節時に，これらを急ぐ必要はない。
- 抗凝固薬は必要であり，ワーファリンは継続する。オメプラゾールとの併用でワーファリンの効果が増強する。減量の際はPT-INRが治療域にあるか適宜確認する（相互作用の危険性が高い薬剤が混ざる場合は，例えばUpToDateのdrug interactionやアプリのEpocratesなどで確認してみる）。
- 転倒・骨折のリスクが非常に高い患者である。ビビアントは中止の根拠がなく，処方変更の緊急性はないが，非椎体骨折を抑制する効果が高いアレンドロネート，リセドロネートへの変更も選択肢である[32]。
- ウリトス，ユビデカレノン，セレキノン，釣藤散，セルベックスは継続の根拠が乏しいため中止した。

1日薬価の比較

初回処方		再設計後の処方	
薬剤名	1日薬価(円)	薬剤名	1日薬価(円)
イルトラ配合錠HD	178.1	イルトラ配合錠HD	178.1
オメプラゾール錠20mg（後発）	65.6	オメプラゾール錠10mg（後発）	31.8
ハーフジゴキシンKY錠0.125mg	9.6	チラーヂンS錠25μg	9.6
チラーヂンS錠50μg	9.6	ワーファリン錠1mg	19.2
ワーファリン錠1mg	19.2	ビビアント錠20mg	109.7
アムロジピン錠5mg（後発）	20.0	ニトロダームTTS25mg	78.4
フルイトラン錠1mg	9.6	ニトロペン舌下錠0.3mg	13.6/錠
ビビアント錠20mg	109.7	メイラックス錠1mg	20.1/錠
ウリトス錠0.1mg	97.9		
ツムラ釣藤散エキス顆粒2.5g	75.5		
ユビデカレノン錠10mg	17.7		
セレキノン錠100mg	45.0		
セルベックスカプセル50mg	28.2		
ニトロダームTTS25mg	78.4		
ニトロペン舌下錠0.3mg	13.6/錠		
メイラックス錠1mg	20.1/錠		
	797.8		460.5

処方変更 効果と変化のフォローアップ

- ハーフジゴキシン，降圧薬を減量したが心不全の増悪はみられない。ただし安静時胸痛を繰り返したため，近医にて精査されたが，冠攣縮性をふくめ狭心症は否定的であった。しかし，相談のうえでニトログリセリンは継続する方針となっている。
- PPIを漸減しても逆流性食道炎の症状は出現せず順調であった。相談のうえで中止および症状に応じ頓用する方針になったが，数週間後に食欲低下・気分不良で受診された際にはすでに逆流性食道炎増悪および出血性胃潰瘍がみられた。もちろんこの方法で常用から頓服へスイッチできる場合も多々あるが，超高齢者は自覚症状が出にくくフォローアップには十分に注意を払う必要がある。

【参考文献】

1) Callisaya ML, et al. Greater daily defined dose of antihypertensive medication increases the risk of falls in older people--a population-based study. J Am Geriatr Soc. 2014；62 (8)：1527-1533.
2) Benetos A, et al. Treatment With Multiple Blood Pressure Medications, Achieved Blood Pressure, and Mortality in Older Nursing Home Residents：The PARTAGE Study. JAMA Intern Med. 2015；175 (6)：989-995.
3) Zhao D, et al. Prevention of atrial fibrillation with renin-angiotensin system inhibitors on essential hypertensive patients：a meta-analysis of randomized controlled trials. J Biomed Res. 2015；29 (6)：475-485.
4) Lambert AA, et al. Risk of community-acquired pneumonia with outpatient proton-pump inhibitor therapy：a systematic review and meta-analysis. PLoS One. 2015；10 (6)：e0128004.
5) Khalili H, et al. Use of proton pump inhibitors and risk of hip fracture in relation to dietary and lifestyle factors：a prospective cohort study. BMJ. 2012；344：e372.
6) Gomm W, et al. Association of Proton Pump Inhibitors With Risk of Dementia：A Pharmacoepidemiological Claims Data Analysis. JAMA Neurol. 2016；73 (4)：410-416.
7) Lazarus B, et al. Proton Pump Inhibitor Use and the Risk of Chronic Kidney Disease. JAMA Intern Med. 2016；176 (2)：238-246.
8) Antoniou T, et al. Proton pump inhibitors and the risk of acute kidney injury in older patients：a population-based cohort study. CMAJ Open. 3 (2)：E166-E171.
9) Lødrup AB, et al. Systematic review：symptoms of rebound acid hypersecretion following proton pump inhibitor treatment. Scand J Gastroenterol. 2013；48 (5)：515-522.

10) Haastrup P, et al. Strategies for discontinuation of proton pump inhibitors : a systematic review. Fam Pract. 2014 ; 31(6) : 625-630.
11) Whitbeck MG, et al. Increased mortality among patients taking digoxin--analysis from the AFFIRM study. Eur Heart J. 2013 ; 34(20) : 1481-1488.
12) Turakhia MP, et al. Increased mortality associated with digoxin in contemporary patients with atrial fibrillation : findings from the TREAT-AF study. J Am Coll Cardiol. 2014 ; 64(7) : 660-668.
13) Freeman J V, et al. Digoxin and risk of death in adults with atrial fibrillation : the ATRIA-CVRN study. Circ Arrhythm Electrophysiol. 2015 ; 8(1) : 49-58.
14) Turakhia MP, et al. Increased mortality associated with digoxin in contemporary patients with atrial fibrillation : findings from the TREAT-AF study. J Am Coll Cardiol. 2014 ; 64(7) : 660-668.
15) Ziff OJ, et al. Safety and efficacy of digoxin : systematic review and meta-analysis of observational and controlled trial data. BMJ. 2015 ; 351 : h4451.
16) Turner MR, et al. Levothyroxine dose and risk of fractures in older adults : nested case-control study. BMJ. 2011 ; 342 : d2238.
17) Singer DE, et al. The net clinical benefit of warfarin anticoagulation in atrial fibrillation. Ann Intern Med. 2009 ; 151(5) : 297-305.
18) Silverman SL, et al. Efficacy of bazedoxifene in reducing new vertebral fracture risk in postmenopausal women with osteoporosis : results from a 3-year, randomized, placebo-, and active-controlled clinical trial. J Bone Miner Res. 2008 ; 23(12) : 1923-1934.
19) Gray SL, et al. Cumulative use of strong anticholinergics and incident dementia : a prospective cohort study. JAMA Intern Med. 2015 ; 175(3) : 401-407. [Epub ahead of print]
20) Madmani ME, et al. Coenzyme Q10 for heart failure. Cochrane database Syst Rev. 2014 ; 6 : CD008684.
21) Flowers N, et al. Co-enzyme Q10 supplementation for the primary prevention of cardiovascular disease. Cochrane database Syst Rev. 2014 ; 12 : CD010405.
22) Zint K, et al. Impact of drug interactions, dosage, and duration of therapy on the risk of hip fracture associated with benzodiazepine use in older adults. Pharmacoepidemiol Drug Saf. 2010 ; 19(12) : 1248-1255.
23) Xing D, et al. Association between use of benzodiazepines and risk of fractures : a meta-analysis. Osteoporos Int. 2014 ; 25(1) : 105-120.
24) Billioti de Gage S, et al. Benzodiazepine use and risk of dementia : prospective population based study. BMJ. 2012 ; 345 : e6231.
25) Billioti de Gage S, et al. Benzodiazepine use and risk of Alzheimer's disease : case-control study. BMJ. 2014 ; 349 : g5205.
26) Zhong G, et al. Association between Benzodiazepine Use and Dementia : A Meta-Analysis. PLoS One. 2015 ; 10(5) : e0127836.
27) Imfeld P, et al. Benzodiazepine Use and Risk of Developing Alzheimer's Disease or

Vascular Dementia : A Case-Control Analysis. Drug Saf. 2015 ; 38 (10) : 909-919.
28) Gray SL, et al. Benzodiazepine use and risk of incident dementia or cognitive decline : prospective population based study. BMJ. 2016 ; 352 : i90.
29) Glass J, et al. Sedative hypnotics in older people with insomnia : meta-analysis of risks and benefits. BMJ. 2005 ; 331 (7526) : 1169.
30) Vicens C, et al. Comparative efficacy of two interventions to discontinue long-term benzodiazepine use : cluster randomised controlled trial in primary care. Br J Psychiatry. 2014 ; 204 (6) : 471-479.
31) Ontario Pharmacy Research Collaboration. Deprescribing guidelines for the elderly. http://www.open-pharmacy-research.ca/research-projects/emerging-services/deprescribing-guidelines.
32) 骨粗鬆症の予防と治療ガイドライン作成委員会. 骨粗鬆症の予防と治療ガイドライン 2015. http://jsbmr.umin.jp/pdf/GL2015.pdf.

(北 和也, 青島周一)

コラム ②
配合剤は本当に"救世主"たるのか？

> *Do not rashly use every new product of which the peripatetic siren signs. Consider what surprising reactions may occur in the laboratory from the careless mixing of unknown substances.*
> "行商人が宣伝する新薬を早まって使おうとするな。まだ知られていない物質が混入し，予想にもしなかった反応が起こることを考えてみるのだ。"
>
> —*Sir William Osler*

　75歳の農家のおばあちゃん。5年前から近医で降圧薬を処方されていた。しっかり者で，通院を開始してからは自分の家で栽培した新鮮な野菜を中心に塩分少なめの食事を心がけていた。しかし，とある日から嘔気が出現し，何度も嘔吐を繰り返すようになった。当院受診し，採血を行ったところ，血清ナトリウム値は116 mEq/Lと低い…。すぐさま入院となり，尿検査や内分泌検査などさまざまな検査を行ったものの，なぜか低ナトリウム血症を起こした原因が特定できない。再度，本人から話を聞いてみたところ最近になって降圧薬が変更されたのとのこと。処方を確認してみると見慣れないある降圧薬の"配合剤"が処方されていた…。

*

　実はこの薬，サイアザイド系利尿薬を含んだ降圧薬の配合剤であり，それに伴い低ナトリウム血症が発現していたのだ。機序としては高齢者になりNaCl保持能が低下しやすくなったところに，尿細管でのNa再吸収能を阻害する利尿薬が加わり発症するとされている。リスク要因としては高齢，女性，小さな体格，少ない食塩摂取量，多飲傾向などが指摘されている。サイアザイド系利尿薬は近年高血圧での使用頻度が増えているのでその副作用について熟知しておく必要がありそうだ。さまざまな電解質異常を来す薬の代表格で，低カリウム血症，高カルシウム血症も有名だが本症にも注意したいところだ。

　さて，ここ数年で次々と新しい配合剤が開発されている。本症例のように見慣れない配合薬がいたるところで出回っており，数が多く開発も早いのでパソコンやスマホを使わないと残念ながら筆者はついていけない。配合剤は2剤以上の薬を1剤にしたもので，複雑な処方を簡単にして服薬アドヒアランスを向上させてくれる。ポリファーマシーの一つの解決策でもあり，特に新しい抗HIV薬の開発においてはまさに"救世主"的な存在となっている。ただ，このような目覚ましい配合剤の開発を手放しで喜べない状況もある。例えば，本症例のように副作用が出たときは原因が特定しづらいときがある。また，病態に応じた微妙な量の調整も難しくなってしまうのだ。新たな配合薬の開発がどんどん進むのは素晴しいことなのだが，そのデメリットも考慮しながら慎重に扱う必要もあるのではないだろうか。

第Ⅲ部

多剤処方における有害事象を理解するための臨床薬理学

1 はじめに

　高齢者におけるポリファーマシーに対処するためには，高齢者において薬物の動態や作用に影響を及ぼす生理的な要因や，薬物有害作用・薬物相互作用に関する基本的な知識を有している必要がある。

　本章ではまず，一般的な高齢者の生理機能の変化について，ポリファーマシーや薬物相互作用との関係も含めて解説する。そして後半では，高齢者において特に注意すべき有害事象について，具体的に，特に薬物相互作用の観点からの解説を試みたい。

2 高齢者における生理機能の変化とその評価

　高齢者における薬物治療を考えるうえで，まず薬物動態に影響を及ぼす生理的な要因について概説したい。薬物の体内動態は，吸収（A；absorption），分布（D；distribution），代謝（M；metabolism），排泄（E；excretion）の4つのプロセスに大別することができ，頭文字をとってADME（アドメ）とも呼ばれる。ADMEの各プロセスもさまざまな生理的機能によって影響を受けるが，高齢者では生理機能そのものに変化が生じている。すなわち，特別な疾病を有していない高齢者であっても，薬物の体内動態は若年健康者と異なっている。高齢者における生理機能の変化と，薬物動態に対する影響を表1に示す。

1）加齢に伴う腎排泄過程の生理的な変化[1-3]

　加齢に伴って，糸球体濾過速度をはじめとする腎臓の生理機能は低下する。腎臓は，肝臓とならんで薬物の消失過程を担う重要な臓器であり，主に水溶性の薬物をそのまま，または代謝を受けて水溶性が増した代謝物を，尿中に排泄している。したがって，特に未変化体（もしくは薬理活性を担う代謝物）が主に尿中に排泄されるような薬物（腎排泄型薬物）では，高齢者においては消失が低下するため，投与量の調整が必要となる。

　個々の要因について詳しくみてみよう。薬物の腎排泄には，糸球体濾過，尿細管分泌，尿細管での再吸収という3つのプロセスが関与している。糸球体濾過速度（GFR）は，一般に加齢に伴って低下する（図1）。これには，単一のネフロンにおける濾過量の低下と，機能する糸球体の絶対数の減少という2つの要因が寄与していると考えられている。なお，加齢に伴って腎血漿流量も

表1 高齢者における生理機能の変化と薬物動態への影響

生理機能の変化	薬物動態への影響
吸収過程	
・胃内pHの上昇 ・消化管運動能の低下 ・胃内容排出速度（GER）の低下 ・消化管有効吸収表面積の低下 ・消化管血流量の低下	絶対的な薬物吸収量の変化はあまりみられない。吸収速度についても顕著な低下はないと考えられる。
分布過程	
・除脂肪体重（lean body mass）の低下 ・体脂肪率の上昇 ・水分含量の低下	**脂溶性薬物の分布容積の上昇 →半減期の延長，最高血中濃度の低下**
・血中アルブミン濃度の低下 ・血中α₁酸性糖蛋白濃度の上昇 （またはほぼ不変）	臨床的に意味のある影響は少ない
代謝過程	
・肝容積（組織重量）の減少	肝代謝能が加齢により軽度低下する一因？
・肝血流量の低下	血流律速型薬物の血中濃度の上昇
・肝代謝能（第Ⅰ相反応）の（軽度）低下 ・抱合代謝能（第Ⅱ相反応）はほぼ不変	臨床的影響はあまり大きくない
排泄過程	
・腎組織重量の減少 ・糸球体濾過速度の低下 ・腎血漿流量の低下 ・尿細管分泌能の低下	**腎排泄型薬物の消失の遅延**

50％低下するが，この低下率はGFRの低下率より大きい。結果的に，腎血漿流量に対するGFRの比（糸球体濾過率）はむしろ軽度上昇する傾向にある。こうした変化は，加齢に伴う腎臓の血管内膜の肥厚，糸球体の硬化，炎症性細胞の浸潤，間質の線維化などと対応していると考えられる。

　GFRの指標としては，クレアチニンクリアランス（Ccr）が最も広く用いられている。クレアチニンは，体内で筋肉中のクレアチンの最終代謝産物として生成される内因性物質であり，糸球体で濾過を受けるが，尿細管における分泌や再吸収をあまり受けないと考えられ，代表的なGFRの指標とされてきた。ただし，クレアチニンも多少は尿細管分泌を受けるため，CcrはGFRを過大評価することがあると言われている。

　尿細管分泌や再吸収は，GFRの低下とおおむね平行して低下すると考えられてきた（intact nephron説）。事実多くの場合，アニオン性薬物（フロセミ

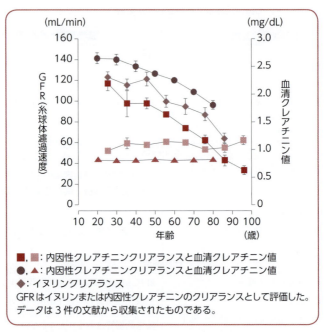

図1 加齢に伴う糸球体濾過速度の低下
(Turnheim K. Drug dosage in the elderly. Is it rational? *Drugs & Aging*. 1998；13(5)：357-379. より)

ドなど）の尿細管分泌は，加齢によるGFRやCcrの低下に伴って低下する。これに対して，カチオン性薬物（シメチジン，ピンドロールなど）の尿細管分泌や腎排泄は，GFRやCcrが低下した高齢者においても比較的維持されているとの報告もある。腎における薬物の尿細管分泌や再吸収にはさまざまなトランスポータが寄与しているため，それぞれの発現量や機能が加齢に伴ってどのように変化するのか，今後の検討が待たれる。

2) 腎機能の定量的な評価

高齢者におけるGFR（またはその指標としてのCcr）を正しく見積もることは，薬物の投与量設定において重要である。若年者であれば，クレアチニンの生成速度はほぼ一定であるため，血清クレアチニン濃度（Scr）を腎機能の指標として用いることができるが，高齢者においては，加齢に伴ってCcrが低下しても，同時に筋肉量も低下し内因性のクレアチンの産生速度も低下しているため，Scrはあまり低下しない（図1）。このため，高齢者においては，式①や式②を用いて年齢や体重，性別の要因を補正し，GFRやCcrを推定することが

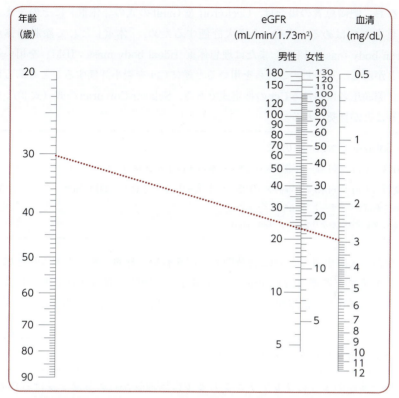

図2 日本人においてCcrからGFRを推定するためのノモグラム

重要となる。図2は式①を計算するためのノモグラム。

・日本腎臓学会の式

男性：eGFR = $194 \times \text{Scr}^{-1.094} \times 年齢^{-0.287}$

女性：eGFR = $194 \times \text{Scr}^{-1.094} \times 年齢^{-0.287} \times 0.739$

Scr：血清クレアチニン（mg/dL）
eGFR：推定GFR（mL/min/1.73m²）

①

・Cockcroft & Gaultの式

男性：Ccr =（140 − 年齢）× 体重／（72 × Scr）

女性：Ccr =（140 − 年齢）× 体重／（72 × Scr）× 0.85

Scr：血清クレアチニン（mg/dL）
Ccr：クレアチニンクリアランス（mL/min）

②

なお，肥満患者の場合は，Cockcroft & Gaultの式の「体重」にそのまま実体重をあてはめるとCcrを過大評価するため，「体重」として除脂肪体重（lean body mass；LBM）または理想体重（ideal body mass；IBM）を用いることがある。しかし，これらを用いると逆にCcrを過小評価することもあるため，肥満患者におけるCcrの推定式である，Salazar-Corcoranの式（式③）[4]を使うことが推奨される。

> ・Salazar-Corcoranの式
> 男性：$Ccr = (137 - 年齢) \times (0.285 \times 体重 + 12.1 \times 身長^2) / 51 \times Scr$
> 女性：$Ccr = (146 - 年齢) \times (0.287 \times 体重 + 9.74 \times 身長^2) / 60 \times Scr$　　　③
> Scr：血清クレアチニン（mg/dL）
> Ccr：クレアチニンクリアランス（mL/min）

　なお，入院患者などでは24時間の蓄尿を行い，尿量（Vu；L/day）と尿中クレアチニン濃度（Ucr；mg/dL）を測定し，同時に血清クレアチニン濃度（Scr；mg/dL）を測定することで，式④により正確なCcrを算出することができる。

> $Ccr = (Ucr \times Vu / Scr) \times 1000 / 1440$　　　④

　また前述のようにクレアチニンも多少は尿細管からの分泌を受けるため，GFRをより正確に見積もるためには，内因性のクレアチニンではなく外から負荷したイヌリンクリアランスなどを用いるのがよい。

3）代謝過程[1-3, 5]

　代謝過程は，腎排泄とならんで薬物の重要な消失経路である。全身からの代謝による薬物の除去は，主に肝臓が担っているが，肝臓の代謝能もまた，加齢に伴い低下する。しかし腎機能の場合と異なり，加齢の影響はそれほど顕著ではない。一般的な肝機能検査値も，健常な高齢者においては若年者とほとんど変化がない（ただし血清アルブミン値は加齢に伴い軽度ながら低下する）。

　肝血流量は，高齢者では若年者と比較して2/3程度にまで低下している。このとき，肝組織の容積も20〜30％低下しているため，肝重量あたりの血流量の低下はそれほど顕著ではない。ただし，肝血流量の変動は，肝臓における抽出率が高い薬物の消失やバイオアベイラビリティに影響を与える可能性がある。事実，加齢に伴うリドカインやプロプラノロールの全身からの消失遅延やバイ

オアベイラビリティの上昇が観測されている。

　肝臓における第Ⅰ相（酸化）代謝を考える場合，最も重要な酵素はシトクロムP450（CYPs）と呼ばれる酵素群である。CYPsを介した第Ⅰ相代謝の代謝能を臨床試験において評価するための薬物として，アンチピリンが広く用いられてきた。これは，アンチピリンは主にCYP3A4，CYP1A2およびCYP2C8/9によって代謝されるが，マイナーな経路も含めると10種類以上のCYP分子種により代謝されるためである。そして，複数の報告において，高齢者ではアンチピリンクリアランスが低下することが確認されている（図3）。しかしながら，喫煙や飲酒，食事，カフェインの摂取などの影響も大きく，加齢に伴う腎機能の低下と比べて，肝代謝には加齢以外の要素が大きく影響する。

　また，特定のCYP分子種によって代謝される薬物を用いた臨床試験の結果も報告されている。例えば，CYP1A2はテオフィリンやカフェインの代謝を主に担っているため，これらの薬物のクリアランスに対する加齢の影響が検討されている。その結果，テオフィリンでは中年と比較して高齢者ではテオフィリンクリアランスがやや低下するとの報告がなされたが，CYP1A2は喫煙により

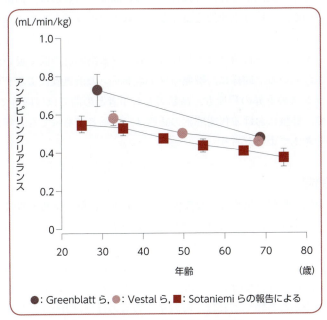

図3 アンチピリンクリアランスに対する加齢の影響
(Turnheim K. Drug dosage in the elderly. Is it rational? *Drugs & Aging*. 1998；13(5)：357-379. より)

誘導されるため，年齢間の喫煙率の差異を考慮すると，この変化を単に加齢によるものととらえることはできないと考えられている．CYP2C9については，イブプロフェンやワルファリンのクリアランスを指標とした検討が行われているが，加齢の影響はほとんどみられていない．これに対してCYP2C19については，加齢に伴いその活性は軽度低下するようである．CYP2D6，CYP3A4などについても検討が行われているが，やはり臨床上有意なクリアランスの低下は認められていない．したがって，CYPsを介した第Ⅰ相代謝に関しては，CYP2C19についてはやや低下する可能性があるものの，他の分子種の活性は加齢によりほとんど変化しないと考えられる．肝代謝能の個人差には，年齢以外の要因のほうが大きな影響を与えていると言えよう．なお，*in vitro*における検討では，加齢に伴う代謝能の低下やCYP分子種発現量の低下は，ほとんどみられていない．

また，第Ⅱ相反応，すなわちアセチル抱合，グルクロン酸抱合，硫酸抱合などの抱合反応は，*in vivo*においても加齢の影響をほとんど受けないと考えられている．

薬物相互作用の観点からは，肝臓における代謝酵素の誘導は，高齢者でも同様に生じるのか，という点が関心事となる．近年のベラパミルやプロパフェノンを用いた検討では，リファンピシン（臨床的に相互作用を引き起こす典型的な酵素誘導剤）による代謝誘導の程度は，若年者と高齢者の間で違いがなかったと報告されている．同様に，喫煙やフェニトインの前処置によるテオフィリンクリアランスの上昇の程度も，高齢者と若年者との間でほぼ同等であった．したがって，肝臓における代謝酵素の誘導は，高齢者であっても若年者と同様に生じると考えてよいだろう．

4） 吸収過程

薬物の消化管吸収を決める主な要因には，薬物の溶解，薬物の胃排泄，吸収部位（おもに小腸上部）における吸収速度，の3つがある．これらのうち，どれが吸収率や吸収速度を決める要因となるかは，薬物の性質によって異なる．例えばイトラコナゾールのような難溶性の塩基性薬物であれば，胃内での溶解が吸収率を決める重要な因子となる．アセトアミノフェンのように溶解も生体膜透過も速やかな薬物であれば，吸収率そのものはほぼ100％となるが，吸収速度は胃排泄速度によって影響を受ける．したがって加齢に伴う生理的変化という観点からみれば，胃内のpHは薬物の溶解に，消化管の運動は胃排泄速度

に，小腸血流量や小腸の有効吸収表面積は吸収部位での吸収速度に，それぞれ影響をもたらすと考えられる．しかし現実には，加齢に伴う生理機能の変化が，治療上の意味があるほどの吸収率や吸収速度の変化をもたらすことはないと考えられている．

これに対して，初回通過効果については，加齢の影響を考慮する必要がある．前節で述べたように，肝臓における抽出率が高くバイオアベイラビリティが低い薬物は，加齢の影響を受けやすく，高齢者では血中濃度が高くなることがある．

消化管吸収過程は薬物相互作用の観点からも重要である．例えばグレープフルーツジュースは消化管上皮に分布する酸化代謝酵素CYP3Aを不可逆的に阻害しそのバイオアベイラビリティを上昇させる．リファンピシンやセントジョーンズワート（セイヨウオトギリソウ．サプリメントとして使用される）は，CYP3Aや，排出輸送担体であるP-glycoprotein（P-糖タンパク質；P-gp）の発現量を増大させ，さまざまな薬物の吸収量を低下させる．したがって，こうした相互作用が高齢者においても若年者と同様に生じるのかは関心事と言える．この点については，CYP3A阻害を介したグレープフルーツジュースとフェロジピンの相互作用（図4）や，P-gpを介したリファンピシンとフェキソフェナジンの相互作用は，高齢者においても若年者と同様に惹起することが確認されている．すなわち，前節で述べた肝臓での場合と同様，消化管吸収過程においても，高齢者では若年者と同様の相互作用が生じると結論づけられるだろう．

5）分布過程

薬物は，全身血中に移行した後，全身の組織に移行する．この分布過程は，薬物投与設計における重要な要素である．組織への移行性を表す指標としては，全身に存在する薬物量を血漿中濃度で除した値である分布容積（volume of distribution；Vd）が用いられ，組織への移行率が高いほど大きな値をとる．

分布容積は，一般に薬物の物理化学的性質（脂溶性やイオン型分率など）と，生体側の要因（血漿タンパク濃度や，体脂肪率などの体の組成）によって決まる．高齢者においては，体重あたりの水分含量の低下と脂肪含量の増加が認められる（表1）．このため高齢者では，脂溶性薬物の体重あたり分布容積が増大し，水溶性薬物では減少する．事実，脂溶性薬物のジアゼパムでは加齢に伴い分布容積が増大し，水溶性薬物のアンチピリンでは加齢に伴い分布容積は減少する（図5）．

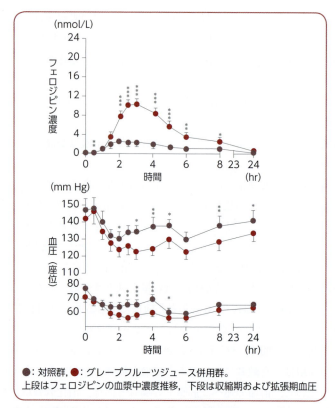

図4 高齢者におけるフェロジピン（5mg単回経口投与）とグレープフルーツジュース（250mL）の相互作用

(Dresser GK, et al. Grapefruit juice–felodipine interaction in the elderly. *Clin Pharmacol Ther.* 2000；68（1）：28-34 より)

　ここで，分布容積がもつ臨床薬学的意味について再確認しておこう。分布容積（Vd）は，全身クリアランス（CL_{tot}）とともに薬物の消失半減期を決める因子であり，その関係は式⑤によって表すことができる。

$$t_{1/2} = 0.693 \times Vd / CL_{tot} \quad \text{⑤}$$

　したがって，たとえクリアランスが変化しなくても，分布容積が大きくなれば半減期は延長し，体内からの消失は遅延する。**図6**には，ジアゼパムの半減期と年齢の関係を示す。なお，分布容積は定常状態（連続投与時）の平均血中濃度には影響を与えない。したがって分布容積の増大は，定常状態における①半減期の延長，②最高血中濃度の低下，③最低血中濃度の上昇──をもたらす

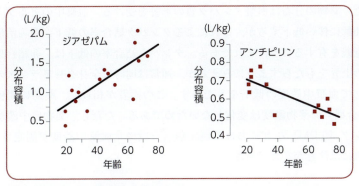

図5　加齢に伴う分布容積の変化の一例
(Klotz U, et al. The effects of age and liver disease on the disposition and elimination of diazepam in adult man. J Clin Invest. 1975；55（2）：347-359.・Greenblatt DJ, et al. Drug therapy：drug disposition in old age. *N Engl J Med*. 1982；306（18）：1081-1088. より)

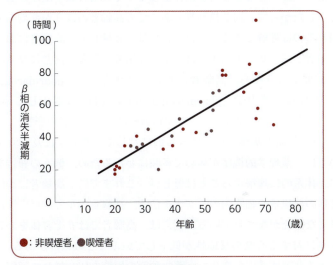

図6　ジアゼパムの半減期と年齢との関係
(Klotz U, et al. The effects of age and liver disease on the disposition and elimination of diazepam in adult man. *J Clin Invest*. 1975；55（2）：347-359. より)

と考えてよい．

　なお，高齢者における薬物動態研究の多くは外国人で行われているが，高齢者における体重そのものや体組成には人種差がある可能性が高い．特にわが国の高齢者では，体重そのものが低いうえに，体脂肪率も外国人高齢者と比較して低いケースが多い．したがって，日本人高齢者に外国人高齢者の薬物動態データを当てはめるときには注意が必要である．

また，薬物の分布は血漿タンパク質の影響を受ける。血漿中のアルブミン濃度は加齢に伴い低下するが，これによるタンパク結合率の低下が薬物治療上重要な意義を有することはまれである。タンパク結合率の低下は，非結合型薬物濃度の上昇をもたらすようにみえるが，通常は同時に全身クリアランスの上昇を介して血漿中濃度の低下をもたらす。この両者が相殺し，薬効に関係する「非結合型」の薬物濃度は変化しないためである。ただし，薬物血中濃度モニタリング（TDM）などにおける測定値（一般に全血漿中濃度が測定される）の解釈には注意が必要である。

6）薬剤感受性（薬力学）

一般に，高齢者では薬剤感受性が亢進していると言われる。しかし，高齢者においては，上述のさまざまな要因によって多くの場合血中濃度が若年者より上昇する。したがって，同じ投与量であっても高齢者のほうが薬効や有害反応が強く現れるのは理解できる。では，投与量を減量して，高齢者における血中濃度を若年者と同じレベルにすれば，薬理作用も若年者と同じになるのだろうか。別の言葉で言うなら，高齢者においては薬物動態（pharmacokinetics；PK）だけではなく薬力学（pharmacodynamics；PD）も変化しているのか，ということである。すでに述べてきた薬物動態に対する加齢の影響については，ADMEという共通の基盤で理解できるのに対して，薬力学に及ぼす加齢の影響については，薬理学的機序が極めて多岐にわたるため，個々の報告を待たねばならず，体系的に理解することは難しい。これまでに，高齢者における各種薬物受容体の発現量や細胞内のシグナル伝達，細胞レベルでの反応性についてはさまざまな研究がなされている。例えば，高齢者ではβ受容体を介したカテコラミン類に対する心筋の反応性が低下しているなどの報告がある。しかし，ヒトにおける薬剤感受性の変化を，薬物動態の影響を切り離して評価するためには，薬物動態と薬理作用を経時的にモニターする，PK/PD臨床試験が必要となる。そして，いくつかのPK/PD臨床試験によって，高齢者においては，薬物動態だけではなく生体側の感受性も変化していることが複数の薬物について確認されている。例えば，BZ系睡眠薬であるトリアゾラムによる精神運動機能の抑制は，男性では高齢者のほうが低濃度で現れることが報告されている（図7）[9]。末梢性薬物の例としては，α遮断薬であるプラゾシンの薬物動態は年齢の影響をほとんど受けないのに対して，降圧効果（収縮期血圧および平均血圧）は高齢者のほうが大きかったと報告されている（図8）[10]。したがって，

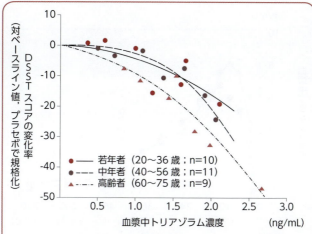

図7　トリアゾラムとDSST低下の関係
(Greenblatt DJ, et al. Age and gender effects on the pharmacokinetics and pharmacodynamics of triazolam, a cytochrome P450 3A substrate. *Clin Pharmacol Ther*. 2004；76（5）：467-479. より)

　薬物によっては，たとえ高齢者における薬物動態学的（PK）変化を考慮して投与量を調節しても，薬力学（PD）にも変化が生じており，依然，薬理作用や有害反応が強く現れる可能性は常に考慮に入れておかなければならない。

3　高齢者における薬物相互作用の捉え方

1）高齢者におけるポリファーマシーのリスク

　ここまでの高齢者における薬物動態や薬力学の変化を踏まえて，高齢者におけるポリファーマシーのリスク（**表2**）を考えてみよう。前述のような生理学的要因から，高齢者においては薬物動態的，薬力学的な変化が生じているため，そもそも単剤の投与であっても若年者と比較して薬効が増強したり，有害事象が惹起する可能性が高い。当然，複数の薬剤を同じように処方した場合も，高齢者のほうが有害事象のリスクは高くなる。加えて，高齢者では加齢に伴って処方される薬剤の数自体が増加する傾向にある[11]ので，有害事象が生じる機会はより多くなる。さらに，薬剤数の増加は，薬物相互作用の機会の増大を招

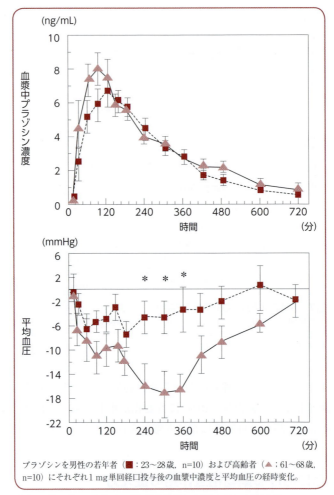

図8 プラゾシン投与後の血漿中濃度と平均血圧の経時変化
(Andros E, et al. The effect of aging on the pharmacokinetics and pharmacodynamics of prazosin. *Eur J Clin Pharmacol*. 1996；50（1-2）：41-46. より)

表2 高齢者におけるポリファーマシーのリスク

- 生理機能の変化に伴う薬物動態の変動（多くの場合，血中濃度上昇）
- 薬剤感受性の変化による薬力学の変動
- 服用薬剤数の増加に伴う有害事象の機会の増大
- 服用薬剤数の増加に伴う薬物相互作用の機会の増大
- 受診施設/医師数の増加に伴う薬物治療管理の難化・不徹底
- 生理機能や薬剤感受性の変化に伴う，個々の薬物相互作用の増強・深刻化

く[12]。使用薬剤数が5剤を超えると薬物相互作用の確率が50%を超え，7剤を超えるとほぼ100%の確率で薬物相互作用がみられる[12]。さらに，高齢者においては一人の処方医からのみ処方を受けている場合と比べて，複数の処方医からの処方を受けている場合のほうが，不適切な薬物の組み合わせを受けるリスクが有意に高いことや，1カ所の薬局で薬を受け取っている場合はそのリスクが低減されることも報告されている[13]。

2) 薬物相互作用のメカニズムとリスク

　薬物相互作用は，2種以上の薬物の併用により，いずれかの薬物の体内動態が変化する「薬物動態学的相互作用」と，体内動態に変化はないが薬効の変動や有害事象の増加が生じる「薬力学的相互作用」に大別することができる。ここでは特に，前者の薬物動態学的相互作用の代表的なメカニズムについて一例を示しながら，高齢者という観点からそのリスクを探ってみたい。

　薬物動態学的相互作用は，ADMEのいずれのプロセスにおいても生じうる。そしてそのメカニズムも多岐にわたる。そのなかでも臨床上最も重要なメカニズムは，薬物代謝酵素の阻害と誘導である。代謝酵素の阻害とは，ある代謝酵素Eで代謝される薬物Sとその酵素を阻害する薬物I_1を併用すると，I_1がEの働きを阻害するため，EによるSの代謝が阻害されて，Sの血中濃度が上昇する，というものである。また，代謝酵素の誘導とは，ある代謝酵素Eで代謝される薬物Sとその酵素の発現量を増やす薬物I_2を併用すると，I_2によりEの量が増加し，Sの代謝が亢進してSの血中濃度が低下する，というものである。

　ここで，薬物代謝酵素の阻害に基づく相互作用の大きさについて考えてみよう。薬物動態学的相互作用の大きさを表す指標としては，Sを単独投与したときと比較して，相互作用によってその曝露強度（血中濃度時間曲線下面積［AUC］により評価）が何倍に上昇するか（AUC比）が用いられる。最も簡略化したモデルでは，AUC比は①阻害薬の阻害強度（Ki），②阻害薬の濃度（I），③阻害を受ける代謝経路が全身からの薬物消失に寄与している割合（fm）──という3つのパラメータにより，式⑥で表すことができる。

$$\text{AUC比} = \frac{1}{\frac{fm}{1+I/Ki}+(1-fm)} \qquad ⑥$$

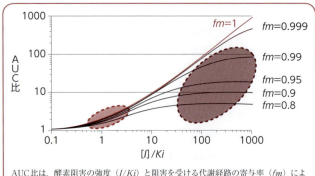

AUC比は，酵素阻害の強度（I/Ki）と阻害を受ける代謝経路の寄与率（fm）によって規定される．中程度の強度の阻害薬（I/Kiが1付近）では，fmよりもI/Kiの影響が大きい（阻害強度依存；図中青色の領域）．これに対して，強い阻害薬（I/Kiが100以上）では，AUC比はほとんどfmによって決まる．

図9　薬物代謝酵素の阻害による相互作用の程度を決定する要因
（大谷壽一．薬物動態を担う機能タンパク質における薬物間相互作用の評価．澤田康文，編．「標準医療薬学　臨床薬物動態学」．医学書院；2009：63-73.より）

　この関係を図に示すと，図9のようになり，以下の2つのことがわかる．第一に，阻害強度が弱～中程度の阻害薬（図中左側の網かけ部分）では，その濃度の上昇に応じてAUC比も増大する（相互作用が強くなる）．例えば，若年者ではAUCが30％上昇する程度のマイナーな薬物相互作用であっても，高齢者で阻害薬の濃度が2倍になれば，AUCの上昇率は60％となる．すなわち，阻害薬の体内動態が加齢に伴う影響を受けやすいようなケースでは，若年者ではあまり問題とならない程度の相互作用も，高齢者では相互作用が顕在化する可能性があることを意味する．第二に，強い阻害薬（図中右側の網かけ部分）では，阻害薬の濃度が上昇してもあまりAUC比に変化はないが，fmが上昇するとAUC比は顕著に増大する．例えば，全身消失が，ある代謝酵素により60％，未変化体としての腎排泄により40％の薬物を考えてみよう（$fm=0.60$）．このとき，強力な阻害薬（$I \gg Ki$）により代謝酵素が完全に阻害されると，AUC比は式⑥より2.5倍となる．ここで，加齢により，肝代謝能には変化がないが，腎排泄能が1/4に低下したと仮定する．単回投与であれば全身の消失能としては70％（$0.6 + 0.4 \times 1/4 = 0.7$）が維持されているので臨床上はそう大きな問題とはならないかもしれない．しかし，このときのfm値は60/70（～0.86）に上昇していることに注意しなければならない．したがって，この状態で同様の相互作用が生じると，AUC比は7.0倍と，相互作用は非常に強くなる．

このように，高齢者においては，阻害薬自体の血中濃度の上昇や，（代謝阻害を受けずにすむために代謝阻害時に予備的に機能するはずの）腎排泄能の低下が，代謝阻害に基づく相互作用のリスクを格段に高めている。

3) 高齢者において問題となる薬物相互作用

高齢者におけるポリファーマシーに伴う有害事象を防ぐためには，高齢者に注意を要する医薬品について把握し，適切な対応をとる必要がある。そのための資料としては，「Beers Criteria日本版」[15]や「高齢者の安全な薬物療法ガイドライン2015」[16]など，有用な日本語資料が出版されている。したがって，単に服用薬剤数を減らすだけではなく，これらの資料を参考にリスクの高い薬剤を吟味して優先的に減らす努力をするべきだろう。一方，薬物相互作用という観点はややもすると見落とされがちだが，これまで述べてきたように，ある薬剤を高齢者に単独で使用する場合のリスクと，複数の薬剤の組み合わせで使用した場合のリスクは必ずしも一致しない。そこでここでは，薬物相互作用という観点から，高齢者への投与に注意が必要な薬剤の組み合わせについて概説してみたい。

Seymourらは，高齢者において注意すべき薬物相互作用として，理論的および経験的背景から，いくつかの組み合わせを例示している（**表3**）[17]。ただし，これらはあくまで例示であり網羅的なものではない。一方，実際の処方データをもとに，高齢者の処方上，問題のある組み合わせのうちどのような組み合わせが高頻度にみられるかをリストアップした研究結果もいくつか報告されている。一例として，ヨーロッパ6カ国1,601名の高齢者処方データを解析した結果を示す。ここでは，スウェーデンの薬物相互作用分類により，クラスD（回避すべき組み合わせ）とクラスC（用量調節を考慮すべき組み合わせ）の組み合わせの出現を解析し，高頻度なものを示している（**表4**）[18]。ただし，これらのなかには治療上一般的に使用されていて，特定の場合に注意が必要となる組み合わせや，カリウム製剤とカリウム保持性利尿薬のように，同時にカリウム排泄型の利尿薬も併用されていて処方全体としてバランスがとれているものを検出している例もあるので注意が必要である。

表3や表4に示されている薬剤の組み合わせは，実際に有害事象のリスクをどの程度上昇させるかについては不明である。そのリスクを定量的に解析するためには，リスクを高めると考えられるそれぞれの組み合わせに関して，疫学的なアプローチが必要となる。**表5**には，実際に高齢者を対象としたコホート

表3 高齢者において注意すべき薬剤の組み合わせの例（Seymourらによる例示）

薬効・有害反応の増強につながる組み合わせ		
薬物A	薬物B	注意すべき相互作用
ACE阻害薬	NSAIDs	高カリウム血症，腎障害
三環系抗うつ薬	代謝酵素阻害薬	三環系抗うつ薬の血中濃度上昇に伴う薬理作用の増強
降圧薬	血管拡張薬（硝酸剤），抗精神病薬，抗うつ薬の一部	起立性低血圧
低用量アスピリン	NSAIDs	消化性潰瘍，一部のNSAIDsでは低用量アスピリンの血栓予防効果の減弱
カルバマゼピン	代謝酵素阻害薬，ベラパミル	カルバマゼピンの血中濃度上昇に伴う薬理作用の増強
経口ステロイド剤	NSAIDs	消化性潰瘍
シクロスポリン	代謝酵素阻害薬	シクロスポリンの血中濃度上昇に伴う薬理作用の増強
ジゴキシン	アミオダロン，ジルチアゼム，ベラパミル	ジゴキシンの血中濃度上昇に伴う薬理作用の増強
ジゴキシン	利尿薬（ループ利尿薬，チアジド利尿薬）	利尿薬による低カリウム血症がジゴキシンの毒性（催不整脈性など）を増強
カリウム保持性利尿薬	ACE阻害薬，カリウム含有サプリメント	高カリウム血症，腎障害
リチウム	NSAIDs，チアジド系利尿薬	リチウムの血中濃度上昇に伴う薬理作用の増強
フェノチアジン類，ブチロフェノン類	抗コリン作用を有する薬剤（抗ヒスタミン薬の一部や三環系抗うつ薬など）	抗コリン作用の増強（便秘，尿閉，口渇，錯乱など）
フェニトイン	代謝酵素阻害薬	フェニトインの血中濃度上昇に伴う薬理作用の増強
（一部の）ニューキノロン類	（一部の）NSAIDs	中枢GABA受容体の過剰抑制による中枢性痙攣の誘発
テオフィリン	代謝酵素阻害薬，一部のニューキノロン類	テオフィリンの血中濃度上昇に伴う薬理作用の増強
ワルファリン	代謝酵素阻害薬	ワルファリンの血中濃度上昇に伴う薬理作用の増強
	NSAIDs	出血

薬効の減弱につながる組み合わせ		
薬物A	薬物B	注意すべき相互作用
抗うつ薬	代謝酵素誘導薬	抗うつ薬の血中濃度低下に伴う薬理作用の減弱
降圧薬（ACE阻害薬，チアジド系利尿薬，β遮断薬など）	NSAIDs	降圧作用に対して拮抗する
Ca拮抗薬	代謝酵素誘導薬	Ca拮抗薬の血中濃度低下に伴う薬理作用の減弱
経口ステロイド剤	代謝酵素誘導薬	経口ステロイド剤の血中濃度低下に伴う薬理作用の減弱
シクロスポリン	代謝酵素誘導薬	シクロスポリンの血中濃度低下に伴う薬理作用の減弱
ジゴキシン	コレスチラミン	ジゴキシンの消化管吸収の低下に伴う薬理作用の減弱
ニューキノロン類	コレスチラミン	ニューキノロン類の消化管吸収の低下に伴う薬理作用の減弱
テオフィリン	代謝酵素誘導薬	テオフィリンの血中濃度低下に伴う薬理作用の減弱
チロキシン	代謝酵素誘導薬	チロキシンの血中濃度低下に伴う薬理作用の減弱
ワルファリン	代謝酵素誘導薬	ワルファリンの血中濃度低下に伴う薬理作用の減弱
	ビタミンK，経口避妊薬	抗凝固作用の減弱

※ここに示されているのはあくまで一例であり，網羅的なものではない．
(Seymour RM, Routledge PA. Important drug-drug interactions in the elderly. *Drugs & Aging*. 1998；12（6）：485-494.より)

研究あるいは症例対照研究によって，特定の有害事象のリスクを高めることが確認されている薬剤の組み合わせを示した[19]。高齢者におけるポリファーマシーに伴う有害事象を回避するためには，表3～5に示したような薬剤の組み合わせについて，そのリスクを十分に吟味する必要があるだろう。とくに，ワルファリンとNSAIDsの組み合わせのように，表3～5の中の複数の表（すなわち複数の観点）で注意が喚起されている薬物の組み合わせには，とくに注意が必要だといえる。

4）有害事象，薬物相互作用の評価

これまで，ポリファーマシーやそれに伴う薬物相互作用の回避について述べてきたが，実際に高齢者においてポリファーマシーや薬物相互作用により有害

表4 高齢者の処方に高頻度にみられた，注意すべき薬剤の組み合わせの例

クラスD（回避すべき組み合わせ）	クラスC（用量調節を考慮すべき組み合わせ）
・臭化イプラトロピウム＋選択的アドレナリンβ_2受容体刺激薬 ・塩化カリウム＋カリウム保持性利尿薬 ・抗血栓薬[※]＋高用量のアスピリンまたはNSAIDs ・抗血栓薬[※]＋低用量のアスピリン ・抗血栓薬[※]＋プロパフェノン，アミオダロンまたはシメチジン ・コデイン（配合剤含む）＋向精神薬 ・メトトレキサート＋アスピリンまたはNSAIDs ・ベラパミル＋β遮断薬 ・ベラパミル＋β遮断点眼薬	・ジギタリス配糖体＋利尿薬 ・利尿薬＋NSAIDs ・フロセミド＋ACE阻害薬 ・ACE阻害薬＋低用量アスピリン ・糖尿病治療薬＋ACE阻害薬 ・ACE阻害薬＋高用量のアスピリンまたはNSAIDs ・β遮断薬＋NSAIDs ・ジギタリス配糖体＋ベラパミル ・利尿薬＋ソタロール ・コデイン（配合剤含む）＋抗うつ薬

[※]ワルファリン，チクロピジンまたはジクマロール（わが国では使用されない）
(Björkman IK, et al. Drug-drug interactions in the elderly. *Ann Pharmacother*. 2002 ; 36（11）：1675-1681. より)

表5 高齢者において，有害事象のリスクを高めるとの疫学的報告がある薬剤の組み合わせ

薬物A	薬物B	結果（オッズ比[95％信頼区間]）
ACE阻害薬	カリウム保持性利尿薬 （対照薬：インダパミド）	高カリウム血症による入院リスクの増大 (20.3 [13.4-30.7])
ACE阻害薬 またはARB	ST合剤[※2] （対照薬：アモキシシリン）	高カリウム血症による入院リスクの増大 (6.7 [7.45-10.0])
睡眠鎮静薬 （アルプラゾラム，ロラゼパム，ゾルピデム）	CYP3A4阻害薬	腰部の骨折による入院リスクの増大 （アルプラゾラム 1.51 [1.34-1.69]，ロラゼパム 1.94 [1.74-2.17]，ゾルピデム 1.71 [1.44-2.03]）
Ca拮抗薬（ベラパミル，ニフェジピン，アムロジピンまたはフェロジピン）	マクロライド系抗菌薬（エリスロマイシン，クラリスロマイシン）	低血圧またはショックによる入院リスクの増大（エリスロマイシン 5.8 [2.3-6.1]，クラリスロマイシン 3.7 [2.3-6.1]）
ジゴキシン	クラリスロマイシン （対照薬：セフロキシム）	ジゴキシン中毒による入院リスクの増大 (11.7 [7.5-18.2])

薬物A	薬物B	結果（オッズ比 [95%信頼区間]）
ジゴキシン	マクロライド系抗菌薬（クラリスロマイシン，エリスロマイシン，アジスロマイシン） （対照薬：セフロキシム）	ジゴキシン中毒による入院リスクの増大 （クラリスロマイシン 14.83 [7.89-27.86]，エリスロマイシン 3.69 [1.72-7.90]，アジスロマイシン 3.71 [1.10-12.52]）
ジゴキシン	クラリスロマイシン （対照薬：セファレキシン）	ジゴキシン中毒による入院リスクの増大 (4.36 [1.28-14.79])
リチウム	ACE阻害薬またはループ利尿薬	リチウム中毒による入院リスクの増大 （ACE阻害薬 1.6 [1.1-1.6]，ループ利尿薬 [1.1-2.7]）
フェニトイン	ST合剤※2 （対照薬：アモキシシリン）	フェニトイン中毒による入院リスクの増大 (2.11 [1.24-3.6])
グリベンクラミド	ST合剤※2 （対照薬：アモキシシリン）	低血糖による入院リスクの増大 (6.6 [4.5-9.7])
グリベンクラミド，グリピジド※1	フルコナゾール，ST合剤※2，レボフロキサシン，クラリスロマイシン （対照薬：セファレキシン）	低血糖による入院または救急外来受診のリスクの増大 （グリベンクラミドとの間で：フルコナゾール 2.20 [1.04-4.68]，ST合剤 2.68 [1.59-4.52]，レボフロキサシン 2.28 [1.61-3.23]，クラリスロマイシン 5.02 [3.35-7.54]）
テオフィリン	シプロフロキサシン（対照薬：レボフロキサシン，ST合剤※2またはセフロキシム）	テオフィリン中毒による入院リスクの増大 (1.86 [1.18-2.93])
ワルファリン	フルコナゾール，ST合剤※2 （対照薬：セファレキシン）	消化管出血による入院リスクの増大 （ST合剤 2.04 [1.38-3.01]，フルコナゾール 2.74 [1.64-4.48]）
ワルファリン	シプロフロキサシン，ST合剤※2	上部消化管出血による入院リスクの増大 （ST合剤 3.84 [2.33-6.33]，シプロフロキサシン 1.94 [1.28-2.95]）
ワルファリン	非選択的またはCOX-2選択的NSAIDs	上部消化管出血による入院リスクの増大 （非選択的NSAIDs 1.9 [1.4-3.7]，セレコキシブ 1.7 [1.2-3.6]）
ワルファリン	非選択的NSAIDs	上部消化管出血による入院リスクの増大 (3.58 [2.31-5.55])（参考：COX-2選択的では 1.71 [0.60-4.84]）

※1：わが国では使用されていない。 ※2：スルファメトキサゾール・トリメトプリム

(Hines LE, Murphy JE. Potentially harmful drug-drug interactions in the elderly: a review. *Am J Geriatr Pharmacother*. 2011; 9 (6): 364-377. より)

事象が発現したと疑われる場合はどのようにしたらよいのだろうか。有害事象がみられたとしても，それが特定の薬剤または特定の薬剤の組み合わせに起因するのか否かを客観的に判断するのは，困難なケースも少なくない。そのような場合には，薬剤または薬物相互作用と有害事象との因果関係の強さを推定するためのスケールを用いるのがよい。薬剤と有害事象との因果関係の評価にはNaranjo ADR probability scale（表6）[20]が，薬物相互作用と有害事象との因果関係の評価にはdrug interaction probability scale（DIPS）（表7）[21]が提唱され，使用されている。いずれも，チェックリスト方式になっているため，表を用いて点数を集計することで，因果関係の強さを定量的に評価することができる。薬剤と有害事象との因果関係を評価するうえで参考にしていただきたい。

表6　Naranjo's ADR probability scale

	設問	はい	いいえ	不明／非該当
1	過去に，この有害反応について"疑問の余地がない"（conclusive）報告があるか	+1	0	0
2	有害事象は，被疑薬が投与された後に出現したものか	+2	−1	0
3	有害反応は，被疑薬を中止した後，もしくは"特異的な"拮抗薬を投与した後に改善したか	+1	0	0
4	被疑薬を再投与したとき，その有害反応は再度発現したか	+2	−1	0
5	その有害反応を自身で引き起こしうるような，代わりの原因（被疑薬以外）があるか	−1	+2	0
6	プラセボを投与したとき，その有害反応は再度発現したか	−1	+1	0
7	薬物は，血液中（またはその他の生体液中）から，毒性濃度として知られている濃度で検出されたか	+1	0	0
8	反応は，投与量を増量したときより強く現れ，もしくは減量したとき弱くなったか	+1	0	0
9	その患者は，過去にその薬物または類薬の'何らかの'曝露により，似たような反応を呈したことがあるか	+1	0	0
10	その有害事象は，何らかの客観的なエビデンスによって確認されたものか	+1	0	0

1〜10の合計点を下の基準に照らして判断する。
判定　スコア≧9：Definite（確定的），8≧スコア≧5：Probable（可能性が高い），4≧スコア≧1：Possible（可能性がある），0≧スコア：Doubtful（ありそうにない）
(Naranjo CA, et al. A method for estimating the probability of adverse drug reactions. *Clin Pharmacol Ther.* 1981；30（2）：239-245. より)

表7 Drug interaction probability scale (DIPS)

	設問	はい	いいえ	不明／非該当
1	過去にヒトにおける当該相互作用の'信頼できる'報告があるか（※1）	+1	−1	0
2	観察された相互作用は薬物Pの既知の相互作用の特徴と一致するか	+1	−1	0
3	観察された相互作用は薬物Oの既知の相互作用の特徴と一致するか	+1	−1	0
4	有害事象は，その相互作用で知られている，または妥当な時間経過（発現や消失）と一致するか	+1	−1	0
5	薬物Oは変更せずに薬物Pを中止した場合に相互作用は緩解したか（※2）	+1	−2	0
6	薬物Oを継続したままで薬物Pを再投与した場合に相互作用は再現したか	+2	−1	0
7	有害事象の原因として妥当なその他の要因はあるか（※3）	−1	+1	0
8	薬物Oの血中濃度や他の体液中から検出された濃度は，想定される相互作用と一致していたか（※4）	+1	0	0
9	相互作用は薬物Oへの影響（8の薬物濃度以外）と一致する客観的エビデンスによって確認されたか（※5）	+1	0	0
10	薬物Pを増量したときに相互作用が増強し，もしくは減量したときに減弱したか	+1	−1	0

表中の「薬物P」とは相互作用を与える薬物（precipitant drug），「薬物O」とは相互作用を受ける薬物（object drug）を表す。

※1）"信頼できる"とは相互作用を裏付けるエビデンスが明確に示されている症例報告（DIPSがpossible以上）や前向き臨床試験のことである。他に症例報告がない場合は「非該当」とし，適切に計画された臨床試験で相互作用のエビデンスがないことが示されている場合には「いいえ」とする。
※2）薬物Oの投与量も変更（減量など）した場合は非該当とし，設問6はとばす。
※3）病態，他の併用薬，アドヒアランス，危険因子（年齢，薬物Oの不適切な投与量など）を考慮し，十分な情報があって，言及に値する他の要因がある場合のみ「いいえ」とし，不確かな，もしくは疑わしい場合は「不明／非該当」とする。
※4）薬物濃度が測定されていない場合，薬力学的相互作用の場合は「非該当」とする。
※5）客観的エビデンスとは生理学的な検査値の変化や薬物Oの薬理作用と一致する有害反応などといった，臨床的エビデンスのことである。薬力学的相互作用はここで評価される

1〜10の合計点を下の基準に照らして判断する。
スコア≧9 ：Highly Probable（非常に可能性が高い）
8≧スコア≧5 ：Probable（可能性が高い）
4≧スコア≧2 ：Possible（可能性がある）
1≧スコア ：Doubtful（ありそうにない）
(Horn JR, et al. Proposal for a new tool to evaluate drug interaction cases. *Ann Pharmacother*. 2007；41（4）：674-680.より)

4 まとめ

　高齢者においては，単に使用される薬剤数が増加するだけではなく，生理的な変化も生じているため，若年者と比較して有害事象や薬物相互作用のリスクは相当に高いと考えるべきである。そのためには，服用薬剤数を減らす努力をするとともに，特に高齢者に対してリスクの高い薬剤や，その組み合わせを理解し避けることが，有害事象を回避することにつながる。また，有害事象が生じた場合には，原因薬剤を速やかに同定して適切な対処を講じる必要があり，その際には薬剤と有害事象との因果関係を定量化できるスケールなども活用するのがよいと思われる。

【引用文献】

1) Turnheim K. Drug dosage in the elderly. Is it rational? Drugs & Aging. 1998；13（5）：357-379.
2) Hämmerlein A, et al. Pharmacokinetic and pharmacodynamic changes in the elderly. Clinical implications. Clin Pharmacokinet. 1998；35（1）：49-64.
3) Cusack BJ. Pharmacokinetics in older persons. Am J Geriatr Pharmacother. 2004；2（4）：274-302.
4) Salazar DE, Corcoran GB. Predicting creatinine clearance and renal drug clearance in obese patients from estimated fat-free body mass. Am J Med. 1988；84（6）：1053-1060.
5) Herrlinger C, Klotz U. Drug metabolism and drug interactions in the elderly. Best Pract Res Clin Gastroenterol. 2001；15（6）：897-918.
6) Dresser GK, et al. Grapefruit juice--felodipine interaction in the elderly. Clin Pharmacol Ther. 2000；68（1）：28-34.
7) Klotz U, et al. The effects of age and liver disease on the disposition and elimination of diazepam in adult man. J Clin Invest. 1975；55（2）：347-359.
8) Greenblatt DJ, et al. Drug therapy：drug disposition in old age. N Engl J Med. 1982；306（18）：1081-1088.
9) Greenblatt DJ, et al. Age and gender effects on the pharmacokinetics and pharmacodynamics of triazolam, a cytochrome P450 3A substrate. Clin Pharmacol Ther. 2004；76（5）：467-479.
10) Andros E, et al. The effect of aging on the pharmacokinetics and pharmacodynamics of prazosin. Eur J Clin Pharmacol. 1996；50（1-2）：41-46.
11) Qato DM, et al. Use of prescription and over-the-counter medications and dietary supplements among older adults in the United States. JAMA. 2008；300（24）：2867-2878.

12) Karas S. The potential for drug interactions. Ann Emerg Med. 1981；10（12）：627-630.
13) Tamblyn RM, et al. Do too many cooks spoil the broth? Multiple physician involvement in medical management of elderly patients and potentially inappropriate drug combinations. CMAJ. 1996；154（8）：1177-1184.
14) 大谷壽一．薬物動態を担う機能タンパク質における薬物間相互作用の評価．澤田康文，編．「標準医療薬学 臨床薬物動態学」．医学書院；2009：63-73.
15) 今井博久，他．高齢患者における不適切な薬剤処方の基準 --Beers Criteria の日本版の開発．日本医師会雑誌．2008；137（1）：84-91.
16) 日本老年医学会，編．高齢者の安全な薬物療法ガイドライン 2015．メジカルビュー社；2015.
17) Seymour RM, Routledge PA. Important drug-drug interactions in the elderly. Drugs & Aging. 1998；12（6）：485-494.
18) Björkman IK, et al. Drug-drug interactions in the elderly. Ann Pharmacother. 2002；36（11）：1675-1681.
19) Hines LE, Murphy JE. Potentially harmful drug-drug interactions in the elderly：a review. Am J Geriatr Pharmacother. 2011；9（6）：364-377.
20) Naranjo CA, et al. A method for estimating the probability of adverse drug reactions. Clin Pharmacol Ther. 1981；30（2）：239-245.
21) Horn JR, et al. Proposal for a new tool to evaluate drug interaction cases. Ann Pharmacother. 2007；41（4）：674-680.

（大谷壽一）

コラム ③
薬剤性QT延長症候群への挑戦

The true polypharmacy is the skillful combination of remedies.
"真のポリファーマシーというものは，
巧みな薬剤の組み合わせ，を意味するものなのだ。"
—*Sir William Osler*

　69歳の女性。不整脈のため5年前から少し遠方の病院に通院していた。ある日のこと，せきと鼻水が出現したので「かぜを引いたのだろう」と思い，その日はかかりつけではない近所のクリニックを受診した。そこでかぜと診断され，ある"せき止め"が処方された。翌日にはせきは治まってきたのだが，なぜかめまいが出現してきた。めまいを繰り返し，玄関で倒れてしまい救急要請となった。救急車内に収容したところで彼女は意識を失い，救急隊員が車内の心電図モニターを見て思わず声を荒げた…。

＊

　何とも緊迫したシチュエーションだ。これが薬剤によるものとはにわかに信じがたい。ただし，そんな重篤な薬剤有害事象の一つに「薬剤性QT延長症候群」がある。QT延長症候群は心筋の再分極を表すQT時間が何らかの要因で伸びることでtorsades de pointes（Tdp）と呼ばれる不整脈を誘発し，めまいや失神，最悪の場合には心室細動を引き起こし死に至る。

　実はこのQT延長を引き起こす薬剤はあらゆる所に潜んでおり，抗不整脈薬，抗菌薬，抗真菌薬，抗精神病薬…と実に多岐にわたる。また，薬剤以外でも電解質異常（低カリウム血症，低マグネシウム血症）や徐脈もQTを延長する原因となるため，これらを副作用としてもつ薬剤も必然的にその原因となってくる。その多くが日常でよく使われているような薬であり，このケースもかかりつけ医から抗不整脈薬を処方されてQT延長のリスクがあった患者に，さらに"せき止め"と称してクラリスロマイシンが処方され，それが誘因となったと考えられた。

　このようなケースで行える対策としては，もちろんリスクとなる薬を避けるのが一番なのだが，もし処方する場合には前もって心電図でQT延長がないか評価しておくことが推奨される（そもそもかぜと診断しているのに抗菌薬を処方していること自体がいただけないが…）。ただ，現実的に忙しい現場ではこんな多様な薬に注意を払い続けるのは限界があるかもしれない。やはり，これには本書のメインテーマでもある医師—薬剤師間の連携が大切になることを改めて強調しておきたい。オスラー先生の言葉を借りるならば，真のポリファーマシーとは医療者間での知恵と巧みから編み出されたような，そんな薬の組み合わせのことを言うのだろう。

第Ⅳ部

ポリファーマシー対策
～対策ツールと実践例～

1 適切な薬剤処方に向けた基準

　ポリファーマシー等の問題をどのように回避し，改善を図っていけばよいだろうか。効果的な対策や方法はあるのだろうか。実際問題として，ポリファーマシー等の問題を解決するのは簡単ではなく一筋縄ではいかない。第Ⅰ部で述べた要因に対して方策を立てればよいが，医師側や患者側における要因がかなりの部分を占めるため，薬剤師が介入するのは容易ではない。そもそも処方権は医師にあって薬剤師にはないためポリファーマシーや不適切な処方を，薬剤師の権限で自由に変えることはできない。ここでは薬剤師の立場から問題解決のための実践的な方法を検討してみたい。

　かなり以前から欧米ではポリファーマシーや不適切な処方に関する対策ツールや基準，指標などが開発され発表されてきた（**図1**）。残念ながら，わが国で独自に開発されたものはない。現在，国内で使用されているものはすべて欧米で開発された対策ツールや基準をヒントに真似て作成したもの，あるいは日本語に訳したものである。本来ならば，わが国の薬剤疫学のデータに基づいた対策ツールや基準を開発すべきであるが，疫学研究の蓄積がなく，またデータベースがないために難しい。しかし，わが国独自でなくてもBeers CriteriaやSTOPP/STARTの内容は，ポリファーマシーや不適切な薬剤処方を効率よく改善させるためのツールとして役立つため，薬剤師として必ず理解しておくべきである。

- **Beers Criteria（⇒日本版Beers Criteria）**
  1991年にMark Beersらが**高齢者に使用することが不適切な可能性**がある薬剤のリストとして発表。その後，何度か改訂が行われ，2015年版が最新。開発の方法論が画期的で，以後の他のツールはこれを模倣している。

- **STOPP/START**
  Screening **T**ool of **O**lder **P**ersons' potentially inappropriate **P**rescriptions
  Screening **T**ool to **A**lert doctors to **R**ight **T**reatment
  　2008年にイギリスとアイルランドの老年医学の薬物療法の専門家らが作成。適切に薬物療法を行うための基準を示したもの。
  　STOPPは**PIMsを系統的に同定するためのツール**で65項目の文章がある。
  　STARTは22の基準からなり，本来使用すべき薬剤が漏れていることをチェックするためのツール。

図1　ポリファーマシーや不適切な処方を防ぐためのツール

Beers Criteriaは，世界で最も有名な適切な処方のためのツールである。Mark H. Beers博士らの研究チームは，介護施設入所者における「不適切な薬剤処方を明確に定義する基準」を開発した。その開発方法は専門家らのコンセンサスにより薬剤を選考するという独創的な手法であった。そして1991年にArch Intern Med誌[1]に発表されたのがBeers Criteriaの最初である。この基準は介護施設入所者を対象者にしたものであったが，1997年の改訂版では日常診療における65歳以上のすべての高齢患者に対象者を拡大した。その後，数年ごとに改訂がなされ，2015年版[2]が最新のものである。現在，世界中でさまざまな類似のツールが作成されているが，それらの基本的なコンセプトはBeers Criteriaから得ている。最近公表になった『高齢者の安全な薬物療法ガイドライン2015』[3]は充実した内容になっているが，これもBeers Criteriaの基本コンセプトを踏襲し，記載されている薬剤も多くが重複している。私がBeers博士との共同研究でBeers Criteriaの日本版を作成したものを本項の終わりに付表として掲載したので現場で活用してほしい[4,5]。70種類程度に薬剤の種類を絞り込んであり，このリストに掲載されていなくても同等の薬効がある薬剤は避けるべき不適切な薬剤として扱ってよい。これまで類似のツール（基準）が数多く作成されてきているが，世界で一番初めに開発されすべてのツールの基礎であり，日本版も最新版も出されている「Beers Criteria」を最初にマスターすべきだろう。

　こうした基準やガイドラインなどの対策ツールを使用する場合に留意すべき点は，「薬剤の選択に惑わされてはいけない」ということである。「ある対策ツールには記載されているが，別の対策ツールには記載されていないので，薬剤の選択に迷いが生じる」という相談を受けることをしばしば経験してきた。しかし，それぞれの基準やガイドラインに掲載されている薬剤を金科玉条に考えてはいけない。後に説明するが，ポリファーマシーや不適切な薬剤処方を検討する際には，薬剤の数でもなければ種類でもなく，その患者が健康を享受できるための「最適な処方は何か，最適な薬物治療は何か」を第一義的に考えるべきである。

　適切な薬剤処方のためのアルゴリズムやガイドラインがたくさん発表されている。それらはほとんど同じ内容と言ってよく，料理本（Cook Book）の乱発といった様相になっている。個性的で複雑な病態をもつ患者を目の前にして，二者択一のYes・Noでアルゴリズムを進むのにはかなり無理がある。**図2**は，潜在的なリスクを避ける目的もあり，そういう意味でBeers Criteriaのイズム

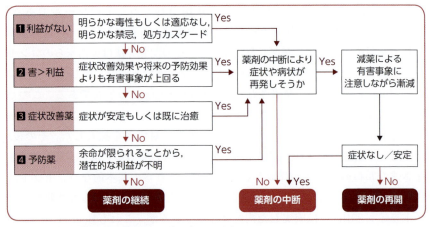

図2 適切な薬剤処方のためのアルゴリズムの一例
(Ian AS, et al. Reducing inappropriate polypharmacy. *JAMA Intern Med*. 2015；175（5）：827-834. より)

が含まれ，比較的使用しやすいアルゴリズムである[6]。薬剤師が担当の患者の処方せんをみて，①薬剤が患者にとって利益がない，②害が利益を上回る，③症状が安定している，④先を見越した薬である——などの視点から，現在服用中の薬剤の継続・中断・再開を考える。わかりやすいアルゴリズムなので，ポリファーマシーの患者の相談に応じて減薬を試みる際には役立つだろう。

　私が活用しているもう1つの対策ツールは，国立病院機構栃木医療センターにおいてポリファーマシー外来で減薬や不適切な処方対策を実践している矢吹医師の減薬チェックリストである（**図3**）。これは実践的で非常に使用しやすい。薬局のカウンターでこのチェックリストを作成し，時間をかけながら減薬する道のりを探るとよい。

2　正解は1つではない：全人格的医療の実践

　ポリファーマシーや不適切な処方に焦点を当てた薬剤師向け研修会を担当している。20種類の薬剤が処方されている症例を提示し，個人およびグループで検討して減薬した結果を発表してもらい，減薬する，または減薬しないポイントを解説する実習を繰り返し行っている。現実の世界と状況設定を同じくし，患者情報は少なく薬局に来た患者から聞き出すことを想定としている。そうすることで，有害事象の有無の判断，臨床検査値の何を必要とするか，どのような臨床推論で患者状態を考えるのかなどの基礎的な力を養う研修会にしている。

> ☐ 現在処方されている薬剤を全てリストアップし，変更についての同意を患者から得る。
> ☐ 現在適応の無い処方薬剤は中止する。
> ☐ 明らかに適応のある薬剤を処方する。
> ☐ 高齢者に有害事象を起こしやすい薬剤はできる限り処方を避ける。
> ☐ 加齢に伴う生理的変化に応じた用量調節を行う。
> ☐ 服用内容はできるだけ単純化する。
> ☐ 服用タイミングは出来れば，1回/日・1回/週などにまとめ，合剤投与も考慮する。
> ☐ 非薬物療法も考慮する。
> ☐ できるだけ処方する医師の数を減らす。
> ☐ 薬物による有害事象を薬物で治療することをできるだけ避ける。

図3　矢吹医師の減薬チェックリスト

　あるとき，受講者の薬剤師から「正解は何剤ですか」という質問がなされた。こういう考え方をすべきではない。研修会で何度も説明してきているが，ある患者のポリファーマシーの処方せんだけをみて検討してはいけない。目の前にいる患者は多様である。複数の疾病と多様な病態をもち，生活習慣や生活環境が異なり，患者本人や家族の意向などを勘案しながら検討することが基本である。したがって，ある処方せんに対する正解が5剤とか7剤というように一義的に決まるものではない。単純に薬剤の数だけに気を取られてはいけない。

　ある患者におけるポリファーマシーや不適切な処方を改善に向けた「正解」，すなわち最適な処方は必ずある。ストライクゾーンは存在し，内角の低めであったり，外角の高めであったりする（図4）。処方の見直しは，たとえ同じ処方せんでも患者ごとに内容は異なり，既往や日常動作，患者の好みや考え方などにより差が出る。

　一般に，薬剤師は患者とよく話すこと，すなわち意思疎通を十分に図ることが不得手である。薬学部におけるトレーニングではほとんど実習しないこともあり，患者−薬剤師間のコミュニケーションは不足している。医師は，疾病の原因を突き止めるため詳細な問診を行い，患者の背景，日常生活や既往を聞き出し，治療計画を立てようとする。看護師は患者の訴えを聞き日常ケアに反映させる。しかし現状では，薬剤師は専ら調剤に従事し，いわゆる対物業務が中心になってしまい，

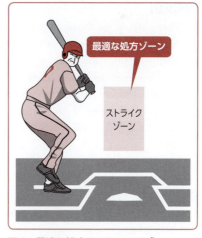

図4　最適な処方のストライクゾーン

また処方された薬効や薬物動態に気を取られ，その患者が何で苦しみ，何を訴え，何が辛いのかなどを聞き出し，寄り添いと思いやりで対応することを忘れてしまう．だからこそ「正解は何剤ですか」という質問が出てしまう．ポリファーマシーや不適切な薬剤処方の改善は「処方薬剤の数」ではなく，その患者が健康を享受できるための「最適な処方は何か，最適な薬物治療は何か」を考え，患者の生き方，ライフスタイル，人格を尊重し幸福な生活を過ごせるように，全人格的医療を実践しなければならない．

3 実践事例

実際問題として，地域医療の現場でポリファーマシー対策を実践することは容易ではない．診療所，病院，薬局，また医師会，薬剤師会，行政などさまざまなステークホルダーが存在し，また複数の職種がかかわる．多くの従事者を巻き込んで共通の理念を共有し，効果的に地域システムを回していく必要があり，そうした調整や連携の作業は困難を極める．しかしながら，ポリファーマシーや不適切な処方を中心とした問題は，薬剤師が率先して行動を起こし，医師や看護師などと連携を深めて解決を図るべきだろう．今後は薬剤師が潜在的な機能を発揮して，ポリファーマシー対策に積極的に関与していくことが期待される．以下に非常に有効と考えられる地域の実践事例を紹介するので，上手に活用してほしい．

【参考文献】

1) Beers MH, et al. Explicit criteria for determining inappropriate medication use in nursing home residents. UCLA Division of Geriatric Medicine. Arch Intern Med. 1991；151（9）：1825-1832.
2) The American Geriatrics Society 2015 Beers Criteria Update Expert Panel. American Geriatrics Society 2015 Updated Beers Criteria for Potentially Inappropriate Medication Use in Older Adults. J Am Geriatr Soc. 2015；63（11）：2227-2246.
3) 日本老年医学会．高齢者の安全な薬物治療ガイドライン2015．メジカルビュー社；2015.
4) 今井博久，他．高齢患者における不適切な薬剤処方の基準—Beers Criteriaの日本版の開発．日医師会誌．2008；137（1）：84-91.
5) 今井博久，他 編集．これだけは気をつけたい 高齢者への薬剤処方．医学書院；2014.
6) Ian AS, et al. Reducing inappropriate polypharmacy. JAMA Intern Med. 2015；175（5）：827-834.

〔今井博久〕

1) 地域のチーム医療（滋賀県：西山順博，保井洋平）

　私たちの地域（滋賀県大津市）では，在宅療養を多職種で協力しあって支援していく地域の構築を目指し，大津市を7つのエリアにわけ，各々の在宅療養サポートチームを結成し活動している。患者情報の共有ツールとして国際生活機能分類（international classification of functioning, disability and health：ICF）を活用した「おうみ在宅療養連携シート」を作成し使用しているが，この連携シートは多職種連携の強力なツールになっている。

　超高齢社会を迎え，地域では病院医療から在宅療養へ中心軸が移動し，キュアよりもケア志向が高まり，疾病治療の支援よりも生活療養の支援が多くなり，多職種連携によるチーム医療が必要とされている。多職種の連携に加えて，各々の専門職が連携するなかで何をすべきかを明らかにすることが重要になる。本稿では在宅医療において薬剤師の役割を紹介する。

　2012年10月，地形的にも南北に長く，各職種の代表が在宅療養関係者会のみでカバーしていくことは困難であった。そこでまず，大津京駅周辺からチーム大津京（小さなモデルチーム）を結成した。また，大津には7つの地域包括支援センターが開設されており，行政も医療と福祉が共同し，事務局を担っていただき，リーダーをケアマネジャーが，サブリーダーを医師，歯科医師，薬剤師が担当することも決定し，ようやく2014年10月に7つのエリアすべてで在宅療養サポートチームが稼働した。

　図5における薬剤師の役割を考えてみる。多職種の連携だけでなく，同職種での連携も強化した（薬剤師においては，薬薬連携，夜間の体制，お薬手帳の一本化，電子化の導入など）。老化や摂食嚥下機能の低下とともに，疾病罹患率は増加してくるものと予想される。これに対して，医師は加薬を重ねていく傾向にある。それこそがポリファーマシーとなっていく。薬剤師は，薬剤の適正使用を呼びかけ減薬することが使命である。

　在宅療養には5つの支援（①医療支援，②介護支援，③生活支援，④生きがい支援，⑤こころの支援）があり，在宅医療は在宅療養のほんの一部にすぎない。「おうみ在宅療養連携シート」は多職種がかかわるために，患者の医療情報（看護の情報），介護福祉の情報を1枚のシートにまとめたものである。「おうみ在宅療養連携シート」は医療職と介護職の鎹（かすがい）の意義がある。今後，この地域で在宅療養にかかわっている多職種連携を充実させることが期待される。

　病院薬剤師・薬局薬剤師は，患者の安心安全の薬物治療に責任をもって実践する機能をもつ必要がある。薬剤師は医療機関が発行する処方せんに従って調剤を行い，薬剤を渡す業務が中心になってしまってはいないだろうか。多職種の連携のなかで，積極的に患者情報の共有化に参加し，薬剤師の専門性を発揮すべきである。かかりつけ薬局の1薬剤師ではなく，"かかりつけ薬剤師"。1人ひとりの患者の在宅での生

第Ⅳ部 ポリファーマシー対策〜対策ツールと実践例〜

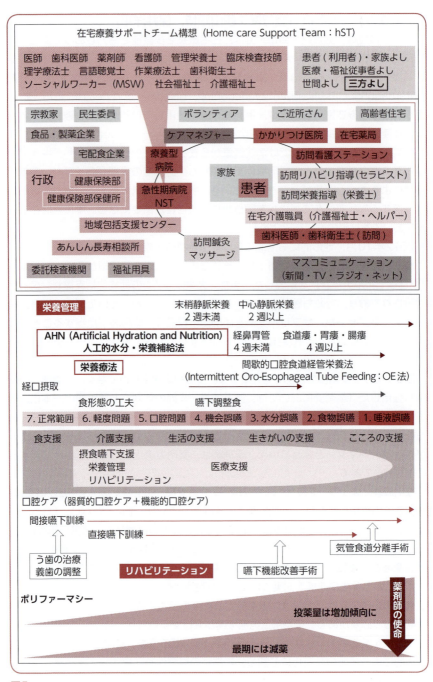

図5

活までを意識した患者へのキュアをサポートするだけでなく，患者をケアできる「かかりつけ薬剤師」になるべきだろう．

　薬剤師として，健康寿命を延伸することに力を注ぐことも必要であるが，"ポリファーマシーバスターズ"や"かかりつけ薬剤師"としての意識は，日常生活に制限のある期間（平均寿命と健康寿命の差）の患者のQOLを向上させることにつながる．超高齢社会を迎えたわが国では，健康寿命を延伸させるとともに，日常生活に制限のある期間（平均寿命－健康寿命）のQOLを向上させることが重要であり，それに向けた活動が評価される．

【参考文献】
- 西山順博．QOLを高める在宅栄養管理．静脈経腸栄養．2014；29（3）：825-831．
- 宮原伸二．「家」でいきる〜在宅療養を支える医療福祉〜．友月書房；2015．
- 西山順博，他．胃瘻を利用した食支援．Monthly Book MEDICAL REHABILITATION．2015：186：
- 西山順博，他．最後まで食べるための在宅NST．静脈経腸栄養．2015；30（5）：1119-1124．
- 厚生労働省．平成26年厚生労働白書（http://www.mhlw.go.jp/wp/hakusyo/kousei/14/）
- 岡山プライマリ・ケア学会．連携シート「むすびの和」（http://www.co-pass.jp/icf.html）
- 大津市医師会ホームページ（http://www.otsu.shiga.med.or.jp/organ）
- 「おうみ在宅療養連携シート」理念こころの平安ホームページ（http://www.otsu.shiga.med.or.jp/kokoro_no_heian/）

2）薬剤師の役割：地域医療連携部・薬剤部から発信〜多剤投薬の適正化に"退院時薬剤情報提供書"を！〜（兵庫県：吉岡睦展）

　宝塚市立病院は2013年に地域医療支援病院に承認され，病院内の地域医療連携部に薬剤師が配置された．まず，薬剤師の積極的な役割として退院支援が必要な高齢患者を対象に，ポリファーマシーや不適切な薬剤による副作用回避を目的に減薬などの処方提案を主治医へ行った．また，病院外での活動としては，地域医療機関へ訪問の際，ポリファーマシーによる問題を相談し，問題解決に向けて徐々にコンセンサスを得るよう働きかけていった．

　著者は宝塚市域における医療・介護・福祉にかかわる多職種交流会「宝塚市地域包括ケアシステム研究会」に世話人として参画し，入院加療から在宅療養の現場で散発する問題を把握したうえで，ポリファーマシーをテーマに取り上げるなど，多職種で問題を共有して対策を立てなければならない機運を高めていった．宝塚市・宝塚市医師会・宝塚市歯科医師会・宝塚市薬剤師会・兵庫県看護協会阪神北支部など多くの職能団体が共催する多職種交流会では，在宅医療を可能な限り円滑に進めるための研究・研修・情報交換を継続して行っている．こうした交流会を通じて，

かかりつけ医と気軽に相談できる関係を作り，紹介患者の薬物療法について本音で話しあえる関係を築くことで減量・中止の了解を得ることができた．副作用の可能性，腎障害のため減量が必要，データの正常化，入院治療薬との相互作用，患者本人・家族が薬剤整理を希望するなどの理由を根拠に減薬が可能になった．また，地域医療機関を訪問した際，宝塚市医師会の先生方から以下のようなご意見をいただいていた．

・慢性疾患が多い高齢患者ではいったん処方した薬を見直す機会を逸していることが多いこと
・薬を処方してほしいと希望する高齢患者が多く，なかなか減らせない現状があること
・入院を機に薬剤整理をしてもらえれば助かること
・削減前提ではなく，持参薬を含めた入院中から退院時の薬剤情報提供を進めてほしいこと

　退院後に再度ポリファーマシー状態にならないための方策として，退院時に医師が記載する"診療情報提供書"とともに"退院時薬剤情報提供書"（持参薬を含めた入院中の薬剤について削減・減量した理由を記載）を主治医の確認を得て紹介元の医院やかかりつけ薬局へフィードバックする運用を試行した（図6）．
　この取組みは，筆者が立ち上げた研究会で宝塚市医師会・宝塚市薬剤師会が共催する「宝塚市薬剤師地域連携研究会」において，病院・保険薬局の薬剤師間で情報共有し，具体的な減薬に関する提案についても合同研修している．さらに，宝塚市内の全7病院が同じフォーマットで退院時に薬剤情報提供ができるよう，「宝塚市7病院地域連携連絡会」で周知し，2016年度より各病院で運用が開始されている．高齢患者に対する医療・介護・福祉の現場には，ポリファーマシーの他，身寄りなし，独居，老老介護，骨折寝たきり，認知症，人材・財源不足など，さまざまな問題が山積している．宝塚市には前述の在宅医療の円滑化を図る「宝塚市地域包括ケアシステム研究会」と医療・介護・福祉のシームレス化を目指し対応の標準化を目指す「宝塚市7病院地域連携連絡会」があり，行政や医師会などと円滑に連携できている．

【参考文献】
・吉岡睦展．地域連携でポリファーマシーを削減．治療．2014；96（12）：1778-1781．
・吉岡睦展，他．地域連携によるポリファーマシーの削減．日病薬師会誌．2015；51（11）：1312-1313．

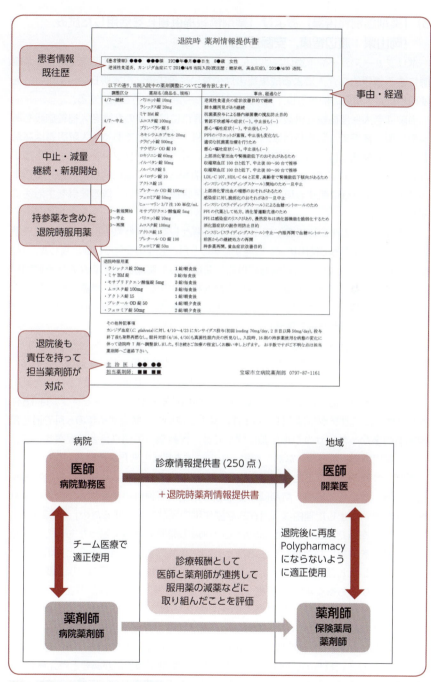

図6　連携に必要な充実した情報共有

3）「薬剤鑑別報告書」および「薬剤情報提供書」を活用した試み
　　（岡山県：渡辺智康，安藤哲信）

　ポリファーマシーや不適切な処方に関する対策ツールや基準などを使用した薬剤師による積極的な介入による成果報告は少ない。そこで，日本版Beers Criteriaを使用した介入研究の例を示し，具体的に対策ツールの使い方を紹介する。

　当院は老人保健施設を併設し，高梁市と真庭市には関連の介護老人福祉施設もある療養型の病院で，診療科目は内科，神経内科，リハビリである。入院患者は高齢者が中心で疾病もほとんどが慢性疾患である。院内でのポリファーマシーや不適切な処方に関する対策で，当院独自の「薬剤鑑別報告書」，「薬剤情報提供書」に日本版Beers Criteriaに関する項目を追加し，入院時から継続した情報提供を主治医に対して行った。

　日本版Beers Criteriaにおいて不適切な薬剤としてあげられている薬剤を対象薬とし，当院入院患者の使用状況を該当する年の5月と翌年の5月で比較調査した。「薬剤鑑別報告書」および「薬剤情報提供書」を使用した薬剤師による介入が不適切な薬剤を減少させることに有効であるか否かを検討した。介入は持参薬鑑別報告および薬剤管理指導，ケアカンファレンスにおいて，医師へ日本版Beers Criteriaに関する情報提供を行う方法で実施した。

　その結果，該当する年の5月での潜在的に不適切な薬剤は70件，使用患者は62名であり，その存在率は31.5％であった。一方，翌年の5月における調査では15件，使用患者は14名であり，その存在率は7.6％であった。変更・中止が多かった薬剤は，ファモチジンおよびニザチジンのH_2受容体拮抗薬であり，ファモチジンは18件から4件に，ニザチジンは7件から1件に減少していた。該当する年の5月で最も使用患者の多かったビサコジル坐薬に関しては，代替薬への切り替えを提案することにより採用中止となった。なお，変更・中止による症状の悪化は認められなかった。

　また，今回の調査にあたっては主治医が薬剤を変更・中止した理由についても調査を実施した。その結果，薬剤師が提示した薬剤情報提供書を使用した介入により医師が変更・中止した理由は「潜在的な副作用の発現を防止するため」が82.7％とほとんどであった。このことはBeers Criteriaの開発の意義に沿ったもので，記載された薬剤を対象にした検討を主治医と行い，高齢患者の医療の安全と質の向上に大きく貢献したと認識している。一方，継続した理由は「副作用の発現が認められないから」が最も多く41.0％であった。次いで「治療上の有益性が潜在的な副作用の危険性を上回り，かつ代替薬がないから」が27.7％，「変更・中止により症状の悪化が懸念されるから」が18.1％であった。漫然投与と考えられる「副作用の発現が認められないから」と「他院からの継続処方で症状が安定しているから」の合計は45.8％であり，これらの薬剤については継続的な薬剤情報提供が必要と考えられた。薬物療法の安全性・有効性の向上や，医療費適正化の観点から，医師と薬剤師が協

図7 日本版Beers Criteriaに関する項目を追加した「薬剤鑑別報告書」と「薬剤情報提供書」

働して不適切な薬剤を減少させる取り組みがより一層求められる。

　Beers Criteriaはこれまで見過ごされてきた，あるいは黙認されてきた高齢患者に対する不適切な薬剤処方を防ぎ，高齢患者の医療の安全と質の向上に大きく寄与する目的でプライマリ・ケアを対象に作成されたリストである。しかしながら，今回のBeers Criteriaを根拠にした薬剤情報提供書を提示し，不適切な薬剤使用に関する薬剤師による積極的な介入により，副作用が発現していない症例や投与量が過剰でない症例においても，潜在的な副作用を防止する目的で薬剤変更や中止が実施できた。すなわち，潜在的に不適切な薬剤の存在率が大幅に減少した。したがって，薬剤師による情報提供を利用した継続的な介入は，潜在的に不適切な薬剤の使用を減少させることに有効であったと考えられた。

【参考文献】
・今井博久，他．高齢患者における不適切な薬剤処方の基準―Beers Criteriaの日本版の開発．日医師会誌．2008；137（1）：84-91．
・今井博久，他 編集．これだけは気をつけたい 高齢者への薬剤処方．医学書院；2014．
・渡辺智康，安藤哲信．Beersリストの活用による高齢者薬物療法の適正化．Clinical Pharmacist．2010；2（4）；362-366

付表1 高齢者において疾患・病態によらず一般に使用を避けることが望ましい薬剤

薬剤（[　]内は代表的な商品名）	重篤度	問題点
精神・神経系		
フルラゼパム［ダルメート］	高	高齢者における半減期がきわめて長く，長期間にわたり鎮静作用を示すため，転倒および骨折の頻度が高くなる。中〜短期作用型BZが望ましい
フルニトラゼパム［サイレース，ロヒプノール］	高	高齢者における半減期がきわめて長く，長期間にわたり鎮静作用を示すため，転倒および骨折の頻度が高くなる。中〜短期作用型BZが望ましい
短期作用型BZ系薬 （一日あたり用量が以下に示す値を超える場合） 　ロラゼパム［ワイパックス］；3mg，アルプラゾラム［コンスタン，ソラナックス］；2mg，トリアゾラム［ハルシオン］；0.25mg，エチゾラム［デパス］；3mg	高	これらの薬剤は，一日あたり用量が一定量を超えないことが望ましい。高齢者では，BZに対する感受性が高くなっているため，比較的低用量でも有効性が得られ，かつ安全であると考えられる
長期作用型BZ系薬 　クロルジアゼポキシド［バランス，コントロール］，ジアゼパム［セルシン，ホリゾン］，クアゼパム［ドラール］，クロラゼプ酸［メンドン］	高	高齢者における半減期が長く，長期間にわたり鎮静作用を示すため，使用することで転倒および骨折の危険が高くなる。BZが必要とされる場合には，中〜短期作用型BZが望ましい
超長期作用型BZ系薬 　ロフラゼプ酸エチル［メイラックス］，フルトプラゼパム［レスタス］，メキサゾラム［メレックス］，ハロキサゾラム［ソメリン］，クロキサゾラム［セパゾン］	高	これらの薬物は長期間にわたり鎮静作用を示すため，転倒および骨折の危険が高くなる。BZが必要とされる場合には，中〜短期作用型BZが望ましい
すべてのバルビツール酸系薬* （痙攣発作コントロールに用いる場合を除く） *フェノバルビタールを除く	高	習慣性が高く，高齢者においてほとんどの鎮静薬または催眠薬よりも多くの副作用を引き起こす
ガバペンチン［ガバペン］	高	眠気，倦怠感，眩暈などにより転倒の危険を増大させるおそれがある
ペンタゾシン［ソセゴン，ペンタジン］	高	他の同種薬剤と比較して，錯乱および幻覚などのCNS副作用の頻度が高い
アンフェタミン類 （メチルフェニデート［リタリン］および摂食障害治療薬を除く）	高	CNS刺激作用のため
アマンタジン［シンメトレル］	高	幻覚・せん妄を来すおそれがある

薬剤（［　　］内は代表的な商品名）	重篤度	問題点
MAO阻害薬：セレギリン［エフピー］	高	CNS刺激作用のため
アミトリプチリン［トリプタノール］	高	抗コリン作用および鎮静作用が強い
ミルナシプラン［トレドミン］	高	特に男性高齢者において，高頻度で尿閉を生じるおそれがある
オランザピン［ジプレキサ］	高	血糖上昇，プロラクチン増加などの危険がある
イソクスプリン［ズファジラン］	高	効果がない
メシル酸ジヒドロエルゴトキシン［ヒデルギン］	低	有効性が明らかにされていない
循環器系		
ジゴキシン［ジゴシン］ （一日あたり0.125 mgを超える場合。ただし心房性不整脈治療時を除く）	高	高齢者における腎クリアランスの低下により，毒性発現の危険が高まるおそれがある
ジソピラミド［リスモダン］	高	すべての抗不整脈薬のなかで最も強力な陰性変力作用を有するため，高齢者において心不全を誘発するおそれがある。また，強力な抗コリン薬でもある
アミオダロン［アンカロン］	高	QT間隔の問題を引き起こし，torsades de pointesを誘発する危険がある。高齢者では有効ではない
ピルシカイニド［サンリズム］	高	より安全性の高い代替薬が存在する
レセルピン［アポプロン］ （一日あたり0.25 mgを超える場合）	高	うつ病，性交不能，鎮静および起立性低血圧を誘発するおそれがある
メチルドパ［アルドメット］	高	高齢者において徐脈およびうつ病の悪化を引き起こすおそれがある
ドキサゾシン［カルデナリン］	低	低血圧，口内乾燥および泌尿器系の問題を引き起こすおそれがある
クロニジン［カタプレス］	高	起立性低血圧およびCNS副作用を引き起こすおそれがある
プラゾシン［ミニプレス］	高	より安全性の高い代替薬が存在する
ジピリダモール短期作用型製剤［ペルサンチン］ （人工心臓弁をもつ患者を除く）	低	起立性低血圧を引き起こすおそれがある
ニフェジピン短期作用型製剤［アダラート］	高	低血圧および便秘を引き起こすおそれがある
ベラパミル［ワソラン］	高	より安全性の高い代替薬が存在する
プロプラノロール［インデラル］	高	より安全性の高い代替薬が存在する

薬剤（[　]内は代表的な商品名）	重篤度	問題点
消化器系		
胃腸鎮痙薬 　臭化プロパンテリン［プロ・バンサイン］，臭化チメピジウム［セスデン］，メチル硫酸N-メチルスコポラミン［ダイピン］	高	強力な抗コリン作用をもち，かつ有効性がはっきりしていない。そのため，これらの薬剤の使用は避けることが望ましい（特に長期投与）
シメチジン［タガメット］	高	錯乱を含むCNS副作用を引き起こすおそれがある
H_2受容体拮抗薬	高	せん妄を来すおそれがある
スルピリド［ドグマチール］	高	錐体外路症状を来すおそれがある。軽症のうつ病に対しては，より安全な代替薬を使用することが望ましい
刺激性下剤の長期投与 （opiateを使用している場合を除く） 　ビサコジル［テレミンソフト］，カスカラサグラダ，ヒマシ油	高	腸機能不全を悪化させるおそれがある
代謝・内分泌系		
クロルプロパミド［アベマイド］	高	高齢者では半減期が延長するため，遷延性の低血糖を引き起こすおそれがある
メチルテストステロン［エナルモン］	高	前立腺肥大および心臓への悪影響のおそれがある
エストロゲン経口製剤（単独使用の場合）	高	これらの薬剤には発がん性（乳がんおよび子宮内膜がん）があり，また高齢の女性において心保護作用を示さないというエビデンスが得られている
血液		
硫酸第一鉄 ［フェロ・グラデュメット］ （一日あたり325mgを超える場合）	低	325mg/日を上回る用量を投与しても吸収量は劇的には増加しないが，便秘の発現率がかなり増加する
チクロピジン［パナルジン］	高	本剤は，凝血予防の点ではアスピリンと同程度であることが示されているが，毒性ははるかに高いと考えられる。また，より安全で有効性が高い代替薬がある

薬剤（[　]内は代表的な商品名）	重篤度	問題点
NSAIDs		
インドメタシン［インテバン］	低	NSAIDsのなかでCNS副作用が最も多い
半減期の長い非COX選択性NSAIDs（最高用量で長期にわたる使用の場合） 　ナプロキセン［ナイキサン］，オキサプロジン［アルボ］，ピロキシカム［バキソ］	高	消化管出血，腎不全，高血圧および心不全を引き起こすおそれがある
抗アレルギー薬		
ジフェンヒドラミン塩酸塩［ベナ，レスタミン］	高	鎮静（および錯乱）状態を引き起こすおそれがあるため，使用を避けることが望ましい。（睡眠薬としては使用すべきでなく，アレルギー反応の治療に使用する際には，できる限り用量を少なくするとともに，きわめて慎重に使用すべきである）
抗コリン作用の強い抗ヒスタミン薬 　dl-クロルフェニラミンマレイン酸塩［アレルギン］，ジフェンヒドラミン塩酸塩［ベナ，レスタミン］，ヒドロキシジン［アタラックス］，シプロヘプタジン［ペリアクチン］，プロメタジン［ヒベルナ，ピレチア］，d-クロルフェニラミンマレイン酸塩［ポララミン］	高	高齢者においてアレルギー反応の治療を行う場合には，抗コリン作用の弱い抗ヒスタミン薬が望ましい

付表2 高齢者における特定の疾患・病態において使用を避けることが望ましい薬剤

疾患・病態	薬剤（[　]内は代表的な商品名）	重篤度	問題点
代謝・内分泌系			
糖尿病	クエチアピン［セロクエル］	高	血糖上昇作用をもつため
肥満	オランザピン［ジプレキサ］	高	食欲を刺激し，体重を増加させるおそれがある
SIADHおよび低ナトリウム血症	フルボキサミン［ルボックス，デプロメール］，パロキセチン［パキシル］，セルトラリン［ジェイゾロフト］	高	SIADHを引き起こす，または悪化させるおそれがある
精神・神経系			
認知障害	バルビツール酸系薬 抗コリン薬 鎮痙薬 筋弛緩薬 CNS刺激薬 　メチルフェニデート［リタリン］ 　メタンフェタミン［ヒロポン］ 　ペモリン［ベタナミン］	高	CNS変調作用のため
認知症	BZ系薬	高	認知機能を低下させるおそれがある
レビー小体型認知症の幻覚・妄想のある高齢者	定型抗精神病薬	高	強力なドパミンD_2受容体遮断作用により，パーキンソン症候群を悪化させるおそれがある
うつ病	BZ系薬の長期使用 交感神経遮断薬： 　メチルドパ［アルドメット］ 　レセルピン［アポプロン］	高	うつ病を引き起こす，または悪化させるおそれがある
パーキンソン病	メトクロプラミド［プリンペラン］ 定型抗精神病薬	高	抗ドパミン作用およびコリン作動性作用のため
痙攣発作またはてんかん	クロルプロマジン［コントミン］	高	発作の閾値を低下させるおそれがある
不眠症	うっ血除去薬 テオフィリン［テオドール］ メチルフェニデート［リタリン］ MAO阻害薬	高	CNS刺激作用のため

疾患・病態	薬剤（[　]内は代表的な商品名）	重篤度	問題点
失神又は転倒の既往	短期作用型～中間型BZ系薬 三環系抗うつ薬，ゾルピデム［マイスリー］	高	運動失調，精神運動機能障害，失神およびさらなる転倒を引き起こすおそれがある
循環器系			
高血圧	ダイエット錠：マジンドール［サノレックス］	高	交感神経様作用による副次的な血圧上昇を起こすおそれがある
虚血性心疾患の既往	トリプタン類： 　スマトリプタン［イミグラン］ 　ゾルミトリプタン［ゾーミッグ］ 　リザトリプタン［マクサルト］ 　エレトリプタン［レルパックス］	高	不整脈・狭心症・心筋梗塞を含む重篤な虚血性心疾患症状が現れることがある
心不全	ジソピラミド［リスモダン］ 高ナトリウム含有薬：ナトリウム，ナトリウム塩	高	陰性変力作用（弱心作用）や体液貯留および心不全の悪化を促進するおそれがある
不整脈	三環系抗うつ薬	高	不整脈誘発作用があり，またQT間隔の変化を引き起こすため
血液			
凝血障害または抗凝固療法治療中	アスピリン，NSAIDs，ジピリダモール［ペルサンチン］，チクロピジン［パナルジン］	高	凝血時間延長，INR値上昇，または血小板凝集阻害を起こし，その結果として出血のおそれが高まる
呼吸器系			
COPD	長期作用型BZ系薬： 　クロルジアゼポキシド［バランス，コントロール］ 　ジアゼパム［セルシン，ホリゾン］ 　クアゼパム［ドラール］ 　クロラゼプ酸［メンドン］ β遮断薬： 　プロプラノロール［インデラル］	高	CNS副作用を生じ，呼吸抑制を起こす，あるいは悪化させるおそれがある

疾患・病態	薬剤（[　]内は代表的な商品名）	重篤度	問題点
消化器系			
胃潰瘍または十二指腸潰瘍	NSAIDs アスピリン（用量によらず）	高	既存の潰瘍の悪化または新たな潰瘍を引き起こすおそれがある
食欲不振および栄養失調	CNS刺激薬 　メチルフェニデート［リタリン］ 　メタンフェタミン［ヒロポン］ 　ペモリン［ベタナミン］	高	食欲抑制作用のため
慢性便秘	抗コリン薬 三環系抗うつ薬： 　イミプラミン［トフラニール］ 　アミトリプチリン［トリプタノール］	高	便秘を悪化させるおそれがある
腎・泌尿器			
腎機能が低下している高齢者	H₂受容体拮抗薬	高	血中濃度が上昇し，精神症状などの副作用を誘発するおそれがある
排尿障害 （膀胱排出閉塞）	抗コリン作用のある抗ヒスタミン薬，胃腸鎮痙薬，筋弛緩薬，オキシブチニン［ポラキス］，抗コリン作用のある抗うつ薬，うっ血除去薬	高	尿流量を低下させ，尿貯留を引き起こすおそれがある
緊張性失禁	α遮断薬： 　ドキサゾシン［カルデナリン］ 　プラゾシン［ミニプレス］ 　テラゾシン［ハイトラシン，バソメット］ 抗コリン薬 三環系抗うつ薬 　イミプラミン［トフラニール］ 　アミトリプチリン［トリプタノール］ 長期作用型BZ系薬	高	頻尿を起こし尿失禁を悪化させるおそれがある
その他			
緑内障	抗コリン薬：オキシトロピウム［テルシガン］，チオトロピウム［スピリーバ］など 抗コリン作用のある抗ヒスタミン薬	高	眼内圧を高め，緑内障症状を悪化させるおそれがある
座位・立位を保持できない高齢者	ビスホスホネート経口製剤	高	食道局所における副作用を防ぐため，服用後少なくとも30分は座位または立位を保つ必要がある

コラム ④
認知症の"お手軽"な介入とは？

One of the first duties of the physician is to educate the masses not to take medicines.

"臨床医が行うべき責務は，薬を飲まないよう大衆を教育することである。"
——Sir William Osler

83歳の男性は近医からの紹介患者で，家族に連れられて外来にやってきた。紹介状には「食欲低下，アルツハイマー型認知症疑い」との記載。2年前から物忘れが強くなり年齢のせいだろうと放置していたが，来院3カ月前から食欲が低下し，全身の痛みも訴えるようになった。整形外科，脳神経外科と多くの医療機関を受診したが原因を特定できず，巡り巡って当院紹介となったようだ。うーむ，これは診断をつけるのは何とも骨が折れそうだ…。

ただ，この後この問題は一瞬で解決した。病歴聴取中に内服について聞いたところ，大きなビニール袋いっぱいの錠剤をガサッと取り出して「これ全部飲んでいます」とのこと。これは…アヤしい…！

*

昨今，認知症患者の増加が話題だ。2025年までには65歳以上の高齢者の5人に1人は認知症と見込まれているだけに，認知症を専門としない医療者であっても，ある程度は対応できなくてはならない時代になってきている。とは言っても，専門としない医療者にとって認知症診療は複雑で，どこから手を付ければよいかわからず困ることも多いのではないだろうか。

認知症診療の第一歩としては，「潜在的に可逆性のある認知症（potentially reversible dementia；PRD）」の検索を，と言われている。PRDの例として正常圧水頭症や神経梅毒などがあるが，これらは認知症全体の約10％も占め，治療法も確立されているのでぜひとも積極的に見つけ出したい。ただ，もしPRDを見つけ治療介入を行ったとしても実際に認知機能が改善したのはたったの0.6％との報告もあり，侵襲的な検査を含めるとどこまでスクリーニングするかについては症例によって意見が分かれるところだろう。

ただし，ここで"薬剤性"となれば話は別だ。認知症を来す薬剤は主に抗コリン作用を有する薬剤が原因となることが多い。このケースも，処方された時期や処方理由が不明な抗ヒスタミン薬，ベンゾジアゼピン系睡眠薬を毎日飲んでいた。これらの原因薬を中止するよう指導しただけで改善したのだった。しかも認知症だけでなく，なぜか食欲低下も体の痛みも一緒に，である。

薬を減らすだけで認知症が治せるのだから専門医でなくても行うことができ，コストも侵襲も少ない。これは最も"お手軽"な認知症介入といえるだろう。認知症と聞いたら，採血や画像検査などと小難しいことを考えるよりも，「まずは薬剤確認」という感覚でもよいのではないだろうか。

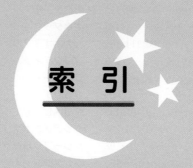

索引

あ

アーチスト 89, 125
アイトロール 166
アダラートCR 106, 114, 166
アデラビン9号 140
アドナ 90
アボルブ 39
アマリール 19, 151, 153
アムロジピン 72, 124, 208
アムロジン 98
アモバン 196
アリセプト 20, 38, 177
アリナミンF糖衣錠 151
アルダクトン 66, 114, 195
アルファロール 65
アレグラ 99
アレジオン 124, 196
アレロック 153
イクセロンパッチ 125
イノレット 197
イルトラ配合錠HD 208
イルベタン 136
インペアード・パフォーマンス 99
ウブレチド 90
ウリトス 211
エディロール 167
エパデール 124
エビプロスタット 39
おうみ在宅療養連携シート 251
オパルモン 187
オメプラール 82
オメプラゾール 209
オルメテック 73

か

ガスコン 56
ガスター 28, 49, 107
ガスモチン 49

カルスロット 150
カルナクリン 138
カロナール 125
キネダック 139
強力ネオミノファーゲンシー 140
グラクティブ 19
グラケー 138
クラリチン 40
グリメピリド 73
クレアチニンクリアランス 221
グレープフルーツジュース 227
クレメジン 90

さ

サアミオン 126
ザイロリック 107, 187, 195
酸化マグネシウム 168
ジアゼパム 228
糸球体濾過速度 220
シグマート 90
ジクロフェナクナトリウムクリーム 140
ジソペイン 137
シトクロムP450 225
ジプレキサ 126, 178
芍薬甘草湯 188
ジャヌビア 150, 153
消化管吸収 226
消失半減期 228
初回通過効果 227
処方カスケード 5, 6
ジルテック 99
腎排泄 220
シンメトレル 56
セルベックス 115, 168, 179, 212
セレキノン 212
セレコックス 187
セレスタミン配合錠 165
セロクエル 39
セロクラール 80

た

退院時薬剤情報提供書 …………… 254
大建中湯 ………………………… 57, 116
代謝 ………………………………… 224
代謝酵素の阻害 …………………… 233
代謝酵素の誘導 …………………… 233
宝塚市7病院地域連携連絡会 …… 254
宝塚市地域包括ケアシステム研究会 …… 253
宝塚市薬剤師地域連携研究会 …… 254
タケプロン ……… 19, 57, 67, 89, 99, 115, 177, 197
多併存疾患 ………………………… 21
チクロピジン ……………………… 116
超高齢社会 ………………………… 2
超高齢社会前後の医療のあり方 ………… 3
釣藤散 ……………………………… 211
チラーヂンS ……………………… 210
デアノサート ……………………… 137
テオドール ………………………… 166
適切なポリファーマシー ………… 4
デトルシトール …………………… 137
デパス …………… 29, 50, 81, 99, 116, 124
テルネリン ………………………… 80
テンポラルパップ ………………… 140
ドグマチール ……………………… 29
トラゼンタ ………………………… 99
トランコロン ……………………… 29
トリアゾラム ……………………… 230

な

ニトロダームTTS ………………… 212
ニトロペン ………………………… 212
ネキシウム ………………………… 115
ネリゾナ …………………………… 196
ノイロトロピン …………………… 138
ノルスパン ………………………… 167
ノルバスク ………………… 89, 186, 196

は

ハーフジゴキシン ………………… 209
バイアスピリン ……………… 56, 89
バクタ ……………………………… 197
バップフォー ………………… 29, 178
ハルシオン ………………………… 139
ハルナール ………………………… 39
パントシン ………………………… 57
ビーソフテンローション ………… 140
ビオフェルミン ……… 29, 57, 116, 123, 178
ビビアント ………………………… 210
肥満患者 …………………………… 224
ヒルドイドソフト ………………… 196
フェロミア …………………… 81, 90
プラゾシン ………………………… 230
プリンペラン ……………………… 188
フルイトラン ……………………… 208
プルゼニド …………………… 58, 188
プレドニン ………………………… 58
ブロチゾラム ……………………… 91
プロテカジン ……………………… 168
分布 ………………………………… 227
分布容積 …………………………… 227
ベイスン …………………… 138, 187
ペルサンチン ……………………… 123
ポタコールR輸液 ………………… 140
ボナロン …………………………… 107
ポラキス …………………………… 168
ポララミン ………………………… 40
ポリファーマシー ………………… 2, 4
ポリファーマシーが生じる要因 ………… 8
ポリファーマシー等の薬剤疫学 ………… 9
ポリファーマシーと不適切な処方と
　有害事象の関係 ………………… 6
ボルタレンゲル …………………… 140

ま

マーズレンS ……………………… 123

マグミット	50	六君子湯	188
マグラックス	90, 99, 107, 188	リリカ	167, 179
ミカルディス	39	レクサプロ	57
ムコスタ	49, 107, 115, 198	レスタミン	196
ムコソルバン	57	レニベース	115
メイラックス	212	レベミル注	140
メインテート	115	レミニール	81
メキシチール	123	レンドルミン	73, 81, 151
メチコバール	50, 79, 124	老年症候群	101
メバロチン	80, 135	ロキソニン	49, 73, 107, 116, 179
メマリー	30, 82	ロヒプノール	57
メリスロン	153		
モービック	66		
モーラステープ	140		
問題のあるポリファーマシー	4		

わ

ワーファリン	18, 58, 67, 115, 210
ワソラン	66
ワルファリン	237

や

薬剤鑑別報告書	256
薬剤情報提供書	256
薬物相互作用	231
薬物代謝酵素の阻害	233
薬物中断による有害事象	5
薬物（剤）有害事象	4, 107
薬物有害反応	4
薬力学	230
ユビデカレノン	211
ユベラN	80
ユリーフ	90
ヨーデル	139
抑肝散	39, 177

アルファベット

adverse drug event	107
ATP注	140
AUC比	233
Beers Criteria	246
Ccr	221
Cockcroft & Gaultの式	224
CYPs	225
Do処方	8
drug interaction probability scale	240
GFR	220
multimorbidity	21
Naranjo ADR probability scale	240
prescribing cascade	108
P-糖タンパク質	227
Salazar-Corcoranの式	224
STOPP/START	246

ら

ラシックス	19, 106, 187, 195
リオレサール	57
リスモダンR	49

解消！ポリファーマシー 上手なくすりの減らし方

定価　本体3,000円（税別）

2016年 8 月31日	発　行
2016年10月31日	第2刷発行
2017年11月20日	第3刷発行
2021年 8 月 5 日	第4刷発行

編　集　　今井　博久　　徳田　安春

発行人　　武田　信

発行所　　株式会社　じ ほ う

　　　　　101-8421　東京都千代田区神田猿楽町1-5-15（猿楽町SSビル）
　　　　　電話　編集　03-3233-6361　販売　03-3233-6333
　　　　　振替　00190-0-900481
　　　　　＜大阪支局＞
　　　　　541-0044　大阪市中央区伏見町2-1-1（三井住友銀行高麗橋ビル）
　　　　　電話　06-6231-7401

©2016　　　　　　　　　　　　組版　㈱明昌堂　　印刷　㈱日本制作センター
Printed in Japan

本書の複写にかかる複製，上映，譲渡，公衆送信（送信可能化を含む）の各権利は株式会社じほうが管理の委託を受けています。

JCOPY ＜出版者著作権管理機構　委託出版物＞

本書の無断複製は著作権法上での例外を除き禁じられています。
複製される場合は，そのつど事前に，出版者著作権管理機構（電話 03-5244-5088，FAX 03-5244-5089，e-mail：info@jcopy.or.jp）の許諾を得てください。

万一落丁，乱丁の場合は，お取替えいたします。
ISBN 978-4-8407-4882-7